U0165121

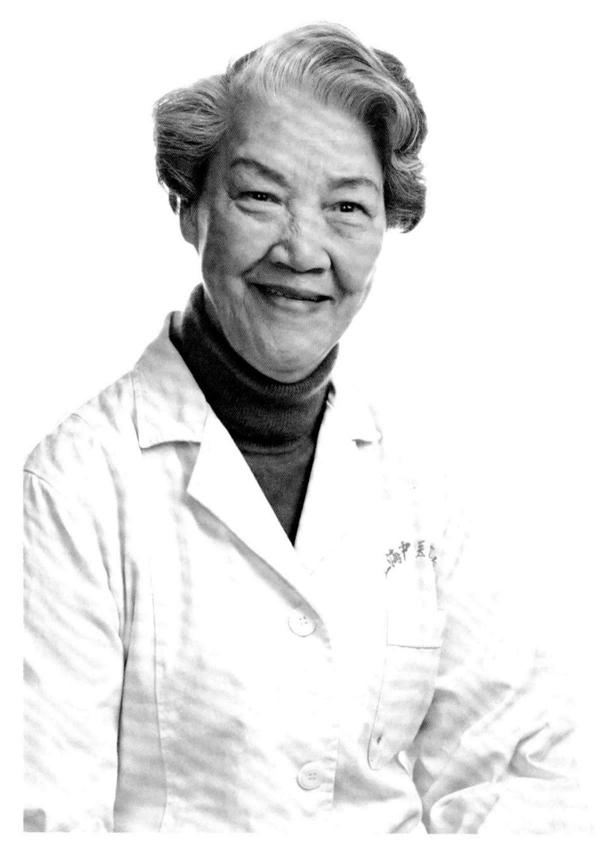

王霞芳近照

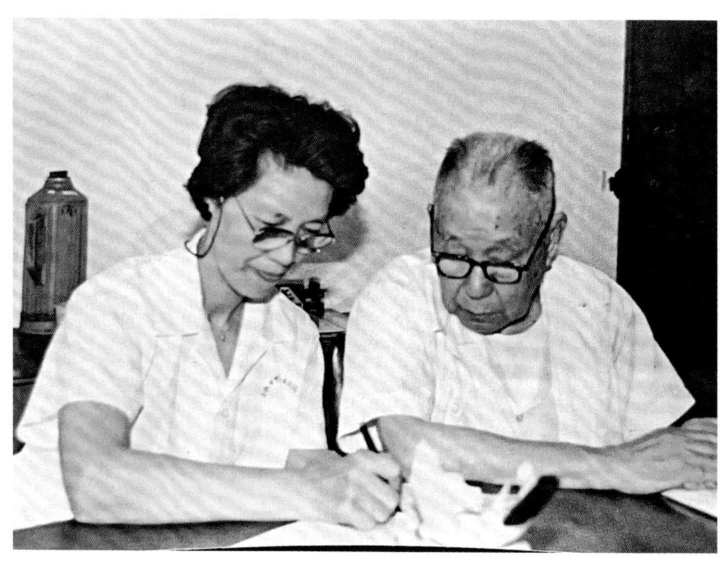

董廷瑶与王霞芳讨论病例

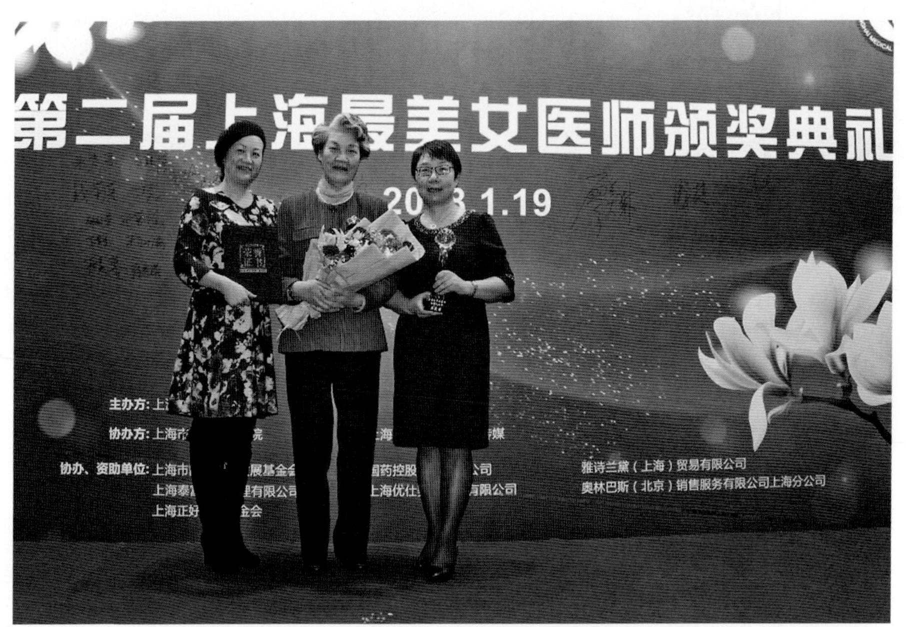

2018 年 1 月 19 日第二届上海最美女医师颁奖典礼
王霞芳荣获首届上海白玉兰医学巾帼成就奖(从左到右依次为林洁、王霞芳、封玉琳)

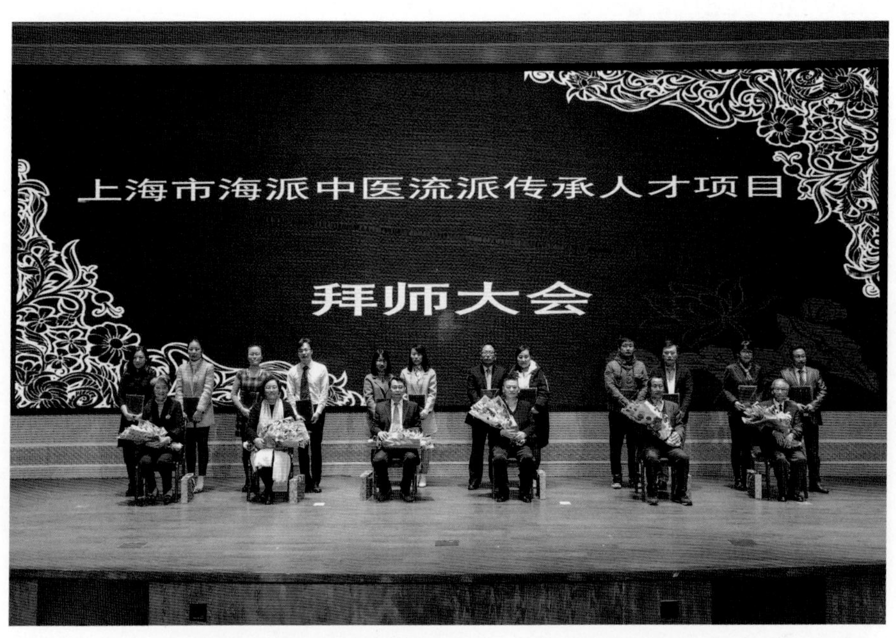

2018 年上海市海派中医流派传承人才培养项目拜师仪式
左一：指导老师王霞芳，学生王树霞、陈雯

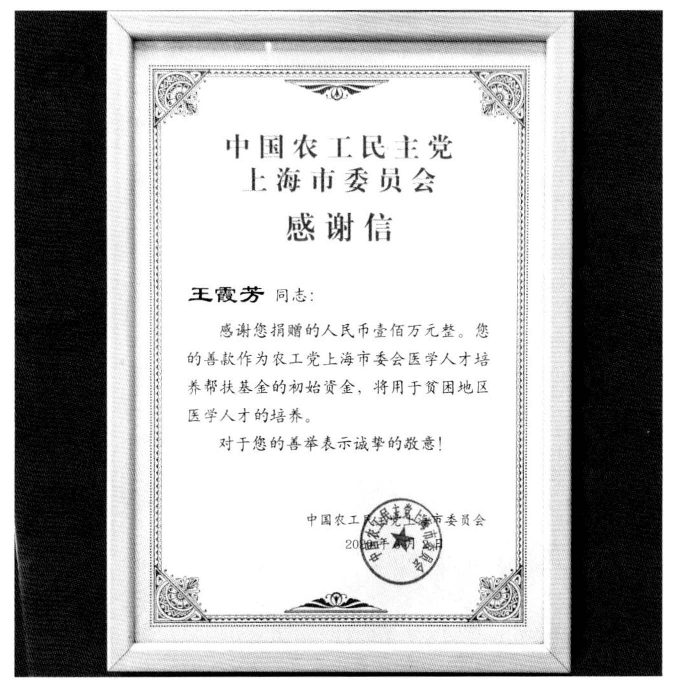

中国农工民主党
上海市委员会
感谢信

王霞芳 同志：

感谢您捐赠的人民币壹佰万元整。您的善款作为农工党上海市委会医学人才培养帮扶基金的初始资金，将用于贫困地区医学人才的培养。

对于您的善举表示诚挚的敬意！

中国农工民主党上海市委员会

2020年 [illegible] 月 [illegible] 日

2020 年，王霞芳捐赠人民币 100 万元，用于贫困地区医学人才的培养

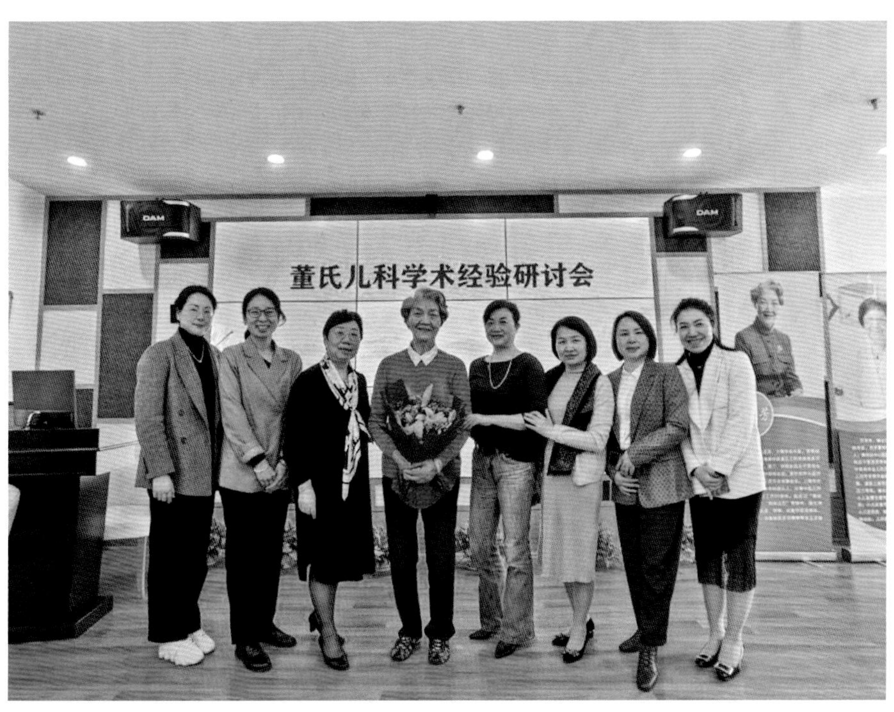

2023 年 4 月“董氏儿科学术经验研讨会”工作室部分成员合影

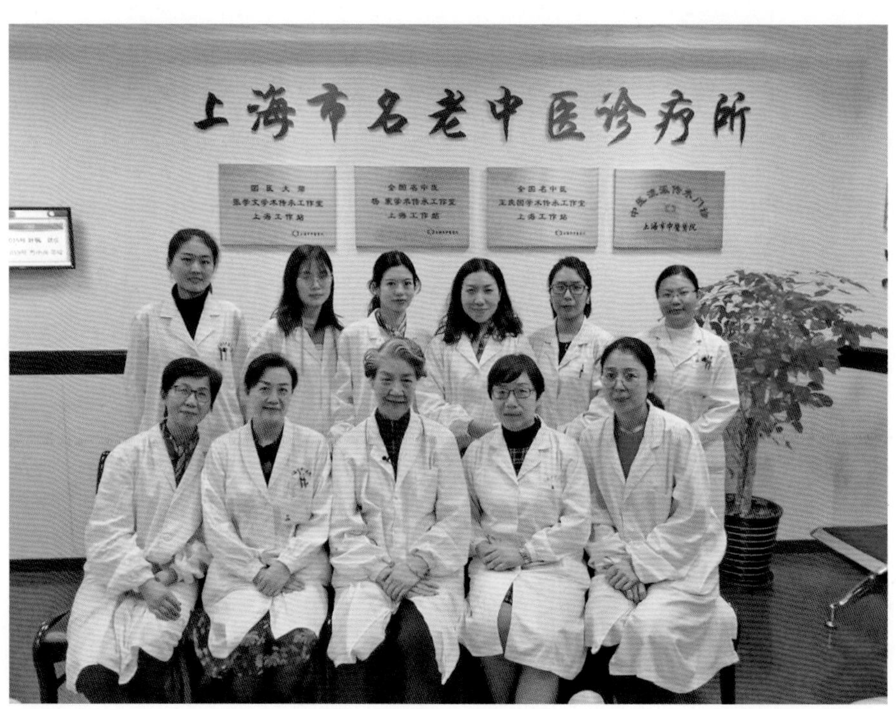

王霞芳与跟诊学习医师合影

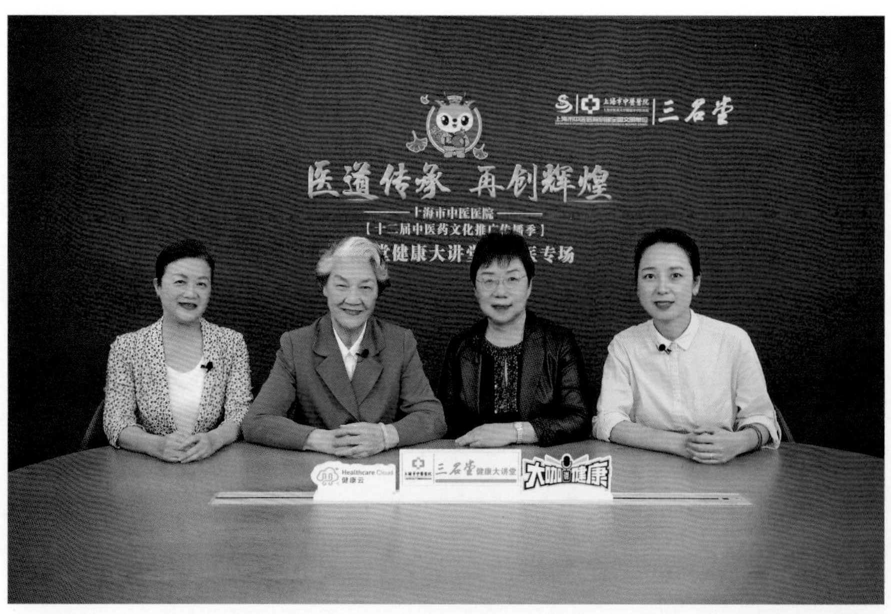

2023 年 10 月王霞芳名中医工作室成员参加科普直播活动

七秩弦歌 杏林芳华

上海市中医医院名医学术传薪系列

霞喻幼道

名中医王霞芳学术传承集

总主编 陆嘉惠 钟力炜

执行总主编 李勇

主编 封玉琳 林洁

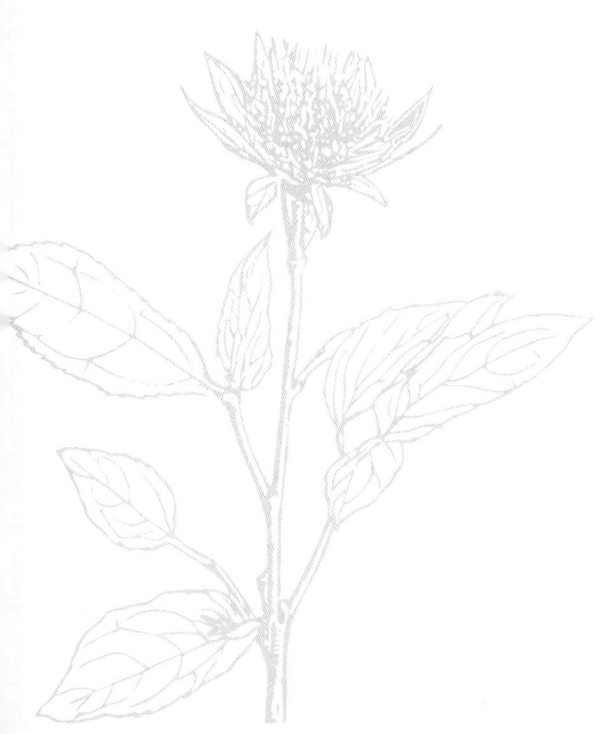

上海科学技术出版社

图书在版编目（CIP）数据

名中医王霞芳学术传承集 / 封玉琳，林洁主编．--上海 ：上海科学技术出版社，2024.6
（七秩弦歌　杏林芳华 ：上海市中医医院名医学术传薪系列）
ISBN 978-7-5478-6571-2

Ⅰ．①名…　Ⅱ．①封…　②林…　Ⅲ．①中医临床一经验一中国一现代　Ⅳ．①R249.7

中国国家版本馆CIP数据核字(2024)第055149号

名中医王霞芳学术传承集
主编　封玉琳　林　洁

上海世纪出版(集团)有限公司
上海科学技术出版社　出版、发行
(上海市闵行区号景路159弄A座9F-10F)
邮政编码 201101　www.sstp.cn
上海雅昌艺术印刷有限公司印刷
开本 787×1092　1/16　印张 13.25　插页 2
字数 210 千字
2024 年 6 月第 1 版　2024 年 6 月第 1 次印刷
ISBN 978-7-5478-6571-2/R・2981
定价：98.00 元

内容提要

本书是“上海市中医医院名医学术传薪系列”丛书之一，介绍了上海市名中医王霞芳的从医之路、学术观点和临证经验。王霞芳是上海市名中医，海派中医董氏儿科第五代传人。本书按病症分类，介绍了肺系、脾系、心肝系、热病、其他疾病等大量医案，阐述王霞芳辨证求因、识病推理施治的要点，选方用药的规律和特色，尤其突出其擅用经方，灵活化裁变通于临床，贯于甘平扶脾中见功夫。

王霞芳在数十年苦研学习、继承实践董氏儿科学术思想和丰富临床经验的过程中，将继承与发扬创新相结合，创用内外合治的诊疗方法，如穴位敷贴、针刺四缝穴；以西医辨病结合中医辨证，善用经方治疗现代常见之小儿神经情志疾病；注重在《内经》天人相应、整体观念、阴阳五行等理论指导下，辨证求因识病、分型分期论治，异病同治或同病异治，彰显了中医药诊治特色。

本书可供中医和中西医结合临床医师、中医院校师生及广大中医爱好者参考阅读。

丛书编委会

学术顾问

施　杞　严世芸　唐汉钧

顾　问

王翘楚　沈丕安　王霞芳　朱松毅　虞坚尔　胡国华
王羲明　顾乃芳　余莉芳　李　雁　苏　晓

总主编

陆嘉惠　钟力炜

执行总主编

李　勇

编　委(以姓氏笔画为序)

叶　茂　孙永宁　苏　晓　李　勇　李　萍　李毅平
吴建春　张树瑛　张雯静　陆嘉惠　陈　栋　陈　静
陈薇薇　宓轶群　封玉琳　赵凡尘　钟力炜　姚　蓁
徐军学　唐　烨　薛　征

编写秘书

钱卉馨

本书编委会

主　审

王霞芳

主　编

封玉琳　林　洁

副主编

王树霞　陈　雯

编委会（以姓氏笔画为序）

丁惠玲　李一凡　李　华　吴　文　吴岚莹　何　媛
汪永红　张　捷　陈伟斌　陈柏陆　林外丽　侍鑫杰
赵寅秋　徐逸珩　郭爱华　盛轶蕾

总 序

杏林芳华，七秩峥嵘；守正创新，再谱华章

杏林芳华，跨越七十载风霜；守正创新，开启新世纪辉煌。上海市中医医院自1954年建院以来，始终秉承传承创新的精神砥砺前行。党的二十大报告明确指出，“促进中医药传承创新发展”。作为一家中医特色鲜明、人文底蕴深厚、名医大家辈出的三级甲等中医综合医院，上海市中医医院集医、教、研于一体，矢志不渝，不断进取，设有上海市名老中医诊疗所，以及上海市中医、中西医结合专家诊疗所等服务平台，聚集了大批沪上及长三角地区高水平的中医药名家，同时致力于海派中医流派传承与研究。全院目前拥有5名全国老中医药专家学术经验继承工作指导老师，4个全国名老中医药专家传承工作室，11名上海市名中医，11个上海市名老中医学术经验研究工作室，1个上海市中药专家传承工作室，4个海派中医流派传承研究总（分）基地，5个上海中医药大学名中医工作室。近年来，医院更是加大人才培养力度，不断涌现如国家中医药管理局青年岐黄学者、上海市领军人才、浦江人才、上海市优秀学科带头人等高层次人才。

中医药源远流长，作为植根于中华文明、汇聚先贤智慧的医学宝库，在历史长河中生生不息、薪火相传。医院立足上海市，辐射长三角，肩负“承前启后，继往开来”的中医药事业发展重任。值此建院七十周

年之际，我们特别呈现"上海市中医医院名医学术传薪"系列丛书，汇集我院历年来获"上海市名中医"殊荣的 11 位中医名家的生平事迹、学术成就与医学贡献，深入剖析这些名中医的成长经历和职业轨迹，展示他们的医德医风和人文情怀，他们在临床实践中勤勉求精，在学术研究中开拓创新，在教育传承中桃李天下。习近平总书记指出，中医药学是"祖先留给我们的宝贵财富"，是"中华民族的瑰宝"，是"打开中华文明宝库的钥匙"，"凝聚着深邃的哲学智慧和中华民族几千年的健康养生理念及其实践经验"；中医药的发展要"遵循中医药发展规律，传承精华，守正创新"。本丛书的编纂出版，正是我们贯彻总书记对中医药重要论述的一次生动实践。

本丛书通过从医掠影、学术探析、方药心得、验案撷英、匠心传承等多个维度，展现名中医们在各自专业领域的精湛医术、从医心得、卓越成就及对中医药传承发展的积极贡献；展现他们坚守传承，继承"青松传承"之志；自强不息，恪守"厚德、博学、传承、创新"的初心。他们的人生阅历、学术成就及文化自信不仅展现了个人的精彩，更折射出中医学这门古老学科的蓬勃生命力和新时代价值。

本丛书不仅是我院历届上海市名中医的成果集锦，也是医院精神财富的重要组成，更是新时代中医文化的时代印记。把中医药这一祖先留给我们的宝贵财富继承好、发展好、利用好，增强民族自信、文化自信、历史自信，相信本丛书的出版将为新一代中医人提供学习的范式、文化的支撑和前进的方向。

承前启后，绘就新篇。我们诚挚地将本丛书献给所有热爱和支持中医药发展事业的朋友们。以匠心传承，向文化致敬，既是对中医药博大精深的文化敬仰，也是对其创新发展前景的坚定信念。希望它的智慧之光能照亮求知之路，激发大家对传统医学的深切热爱，让更多人了解中医药的丰富内涵和独特魅力，让中医文化自信坚实中华优秀传统文化的自信。

凡是过往，皆成序曲；所有未来，力铸华章。愿书中诸位医者“海纳百川，有容乃大”的胸怀，激励更多有志英才，投身于中医药的创新实践之中，共创未来。

丛书编委会

甲辰年正月廿二

自 序
——我的一生

从病人学成中医师

我今年86岁，自幼多病，10岁严重贫血；12岁患肺结核；25岁患慢性肝炎；53岁患肾结石、血尿，至今不愈；又患肥厚性心肌病20余年；75岁患急性白血病，抢救化疗后获重生；80岁时因房颤引发脑梗死，经溶栓康复，即恢复医疗教育工作；2022年年底，85岁的我又感染新冠病毒，高热身痛，经治康复。今年我再度恢复门诊及工作室传教等工作。患了多种重症慢病，包括传染病，每次都能化险为夷，乃是我少年时就立志要学医，学了中医又学西医，当急性病发作时我懂得即刻去西医院检查、诊断、抢救，继之又从中医中药整体观念调治，扶正御邪，使脏腑功能恢复，体检指标复常，而能带病继续工作。“千里之行，始于足下”，业医60年来我能与疾病共存，坚守初心，认真努力学医业医，是因为我由衷地热爱崇敬中华文化伟大瑰宝之一“中医学”，勤学苦练，不畏艰辛，锲而不舍，砥砺前行，终于学成为一名受人尊重的老中医。

从学徒成长为导师

我高中毕业后因结核病未钙化，无法进入高等医学院求学，幸有党中央领导英明决策，号召振兴中医，培育中医药接班人，我才得于1962年考取上海市卫生局主办的名中医带徒班，从此才迈入中医殿堂求学，著名中医儿科泰斗董廷瑶教授任班主任，幸遇名师严格督教下，勤读苦研中医经典理论。1984年被上海市中医门诊部（即现在上海市中医医院石门路院区）党政领导引进，重点培育，正式归队中医儿科，作为恩师董廷瑶的学术经验继承人，带领青年中医紧随董师临诊收集资料，及时总结经验撰文著述。同时被提升为行政领导之一，分管名老中医学术经验传承、中医科研管理工作及学术委员会主任，身兼三职，深感责任重大，唯有兢兢业业，边学苦干，迎难而上，克服病弱学浅之艰辛，用心以管理工作，促进临床专业精益求进，尽力提升中医儿科的特色，开展外治法疗效显著提高，家长带患儿近悦远来，医院声誉遂升，而被评为上海市中医特色小儿厌食专科的学科带头人。

1991 年国家为继承和发展中医药事业，培养中医各科名家的后继者，选出全国首批 500 位著名中医药师配备继承人，我被核准再次拜师董廷瑶。历经 40 余年，潜心苦学，矢志不移，努力整理董师精湛的学术思想和丰富的临床经验；积极撰写论文，汇编成册，出版多部专著，同时选题对董师宝贵经验进行科学研究，探索其机制，验证其疗效，继承发扬传播于中青年后学者，壮大了中医儿科优秀的医家队伍。有志者事竟成，我完成名师学徒的使命，获得了全国“首届高徒奖”。

2005 年后，我有幸当选第三、四批全国老中医药专家学术经验继承工作指导老师，和上海市西学中高级研修班导师，从一名学术经验继承人转为指导老师，更自觉必须督促自己全身心投入教学工作，担起董氏儿科承上启下的重任，悉心传承带教，力求挽回中医儿科人才逐渐萎缩减少的颓势而作贡献；先后为上海市中医、中西医结合儿科界培养了一批高级人才，因认真完成传承教育任务，而被授予第四批全国老中医药专家学术经验继承班的“优秀指导老师奖”。

2011 年起随着“全国名老中医王霞芳传承工作室”和“上海市海派中医董氏儿科学术流派传承总基地”的建设，我虽将达耄耋之年，仍时时担忧中医儿科后继乏人，为培育中医儿科优秀人才，承前启后，坚持继续结对新徒，传教董氏学术经验，发扬名家流派特色，冀望中医儿科的继承发扬具有持续性拓展和创新性进步，发挥中医中药在治疗现代儿童常见病、多发病及疑难病防治方面的优势特色，为现代儿童的健康成长保驾护航。

崇尚医德学成良医

我认为医者必须要树立高尚的医德医风！宅心仁厚，用心做良医。孙思邈曰“凡大医治病，必当安神定志，无欲无求，先发大慈恻隐之心”。尤其我们儿科，儿童是家长们的宝贝，稍有不适全家忧心忡忡，到处就医。我常静思，若能治愈一个患儿，就可以快乐三个家庭，爷爷奶奶、外公外婆、爸爸妈妈阖家幸福，岂不也是积德于世；儿童健康成长又关乎国家的强盛，所谓“少儿强则祖国强”！所以我们面对的是病儿，是家长的宝贝，更是祖国的未来，责任重大！“见彼苦恼，若己有之”，一定要将患儿视为自己的爱儿，有仁心才有仁术。临诊时必须专心致之，认真细致辨证求因，推理论治；具有爱心、细心、耐心，必须微笑地对待患儿，解除他的恐惧，患儿才能配合治疗，获得疗效。所以我们必须要有“幼吾幼以及人之幼”的高尚医德及精湛医术，终生服务于儿童健康。在此与众多同道共勉之！

体会

我的人生自少年起即有理想，更因多病，立志想学成受人尊敬的医师！虽因病弱未入高等学府求学，但矢志不渝、锲而不舍地弯道前行。26岁时幸得机遇，考为名中医学徒，但我既无家传，更无中医药渊源，布衣白纸，从头学起，只有加倍用功背诵经典著作，勤能补拙，不骄不馁，好学力行，才从一知半解到逐渐理解。不仅学到了何为良医，更学到了何为良师。

读经典既要精读熟记，又要理解活用，前者要打好理论基础，培养自学能力；后者要深思冥想，结合临床勤记，再下笔成文，要眼到、口到、心到、手到。《论语》曰“学而不思则罔”。有了资料怎么使用要有思路，思路的形成，必须有多方面的学识荟粹。作为医生，一定要有独立思考的习惯，敏捷的思路，不能墨守成规，要活用古法，创立新规。我每次患重病危症时都能自知，急诊求医，中西医学融汇应用，得能化险为夷，然后自行制定医疗康复计划，西医对症治疗，中医整体顾护调治，扶助正气，兼顾脏腑功能全面恢复，还必须改变与病情不适的生活习惯。病后仍能坚持带教学生和医疗工作，但应逐步减轻，劳逸结合，达到体内低水平的阴阳平衡，使自身能与病共存，带病延年至 86 岁仍能出门诊、当导师，从病人做成医生，我的一生患病治病过程就是一个很好的中西医结合治疗成功的实例。

迄今我体会最深的是“工作着是幸福的”！

上海市名中医 王霞芳

2023 年 8 月

前 言

中医儿科是中医学的重要组成部分，历代医家在长期与疾病的斗争中为中华民族繁衍、儿童健康成长，积累了丰富的理论知识和宝贵的临床经验。董氏儿科历史源远流长，历经七代，具有独特的诊疗体系，是国家级非物质文化遗产之一。第四代传人董廷瑶先生被誉为儿科泰斗，享誉沪上，主张“推理论病，推理论治”，学术思想概括为诊治九诀“明理”“识病”“辨证”“求因”“立法”“选方”“配伍”“适量”“知变”，培养了王霞芳、倪菊秀、董幼祺等多位“董氏”儿科专家，为祖国花朵的成长保驾护航。

社会发展，时代变迁，儿科疾病谱随之变化，如反复呼吸道感染、过敏性疾病、儿童肥胖、抽动障碍、注意缺陷多动障碍等疾病发病增加，如何应用中医理论指导解决当代临床问题，是当前中医儿科面临的主要问题。王霞芳在中医整体观、天人相应等理论指导下，继承和发扬董氏儿科特色经验，对于现代儿科常见病、多发病颇有心得体会，并形成特色经验。

本书主要载录了学生们在跟随王霞芳临诊时所收集的验案，以及临床经验总结，注重体现中医辨证论治特色，有继承有创新，同时增加医论医话部分。尤其是第四篇中医医案是流派传承人学研导师学术经验的捷径，文中重点阐述为何要学习医案，以及如何学习医案，医案是临床医生提升诊疗水平的宝贵资料，阅读时不妨先读此篇，颇有获益。

青年中医儿科医生不必苛求一次通读到底，可先从儿童常见肺系、脾系疾病读起，重在临床应用实践，也可将书置于手边，遇到类似病例时翻阅参考，若书中或有不详或不当之处敬请见谅。本书旨在抛砖引玉，与中医儿科同道共同学习，共同探讨。

感谢本书编写过程中王霞芳工作室成员的辛勤付出，以及为本书提供并整理案例的各位同仁。

编者

2023 年 7 月

目录

第一章

从医掠影篇

王霞芳，1937 年 12 月出生于上海。上海市名中医，享受国务院政府特殊津贴专家。全国名老中医王霞芳传承工作室主任，上海市海派中医董氏儿科流派传承研究总基地负责人，上海中医药大学王霞芳名中医工作室主任，上海市中医特色小儿厌食专科学科带头人，兼任世界中医药学会联合会儿科专业委员会名誉主任委员。因医德高尚、医术精湛被评为上海市三八红旗手，并获上海市女医师协会白玉兰医学巾帼成就奖。

王霞芳自幼嗜素厌荤，形体瘦弱，导致营养不良，体弱多病。10 岁时严重贫血，在校昏厥，辍学回家；12 岁患肺结核，再度休学。1956 年高中毕业，因肺结核空洞未钙化，无法报考大学继续求学，困守在家，虽仍屡次争取报考高校，但肺结核病灶始终未钙化，健康不合格，多次失去求学深造的机会。1961 年上海肝炎大流行，王霞芳不幸又染上了慢性肝炎。父母本受西方教育，所以带她去各西医院求治，但经西医药长期治疗未果，无奈之下，改求中医药及针灸治疗。同时，她自行购买中医药书籍开始自学，试图了解中医药学之奥秘。日久阅读，她渐渐认识到中医学的内涵精深，虽未入门，却已滋生了浓厚兴趣。

1962 年党中央再次强调中医药是祖国的瑰宝，要振兴发扬中医事业，提出“自学与家传相结合”，号召名医子弟，通过师承带徒的形式，跟随父母学习中医药学继承先辈家学，培育中医的接班人、后继者。上海市卫生局立即举办名中医带徒班，公开招生，贯彻师承教育，王霞芳有幸获得静安区内科名医黄曼夷、夏谓英的首肯，收为徒弟，报考卫生局举办的中医带徒班，从此开始正式求学中医之路。上午随师临诊，下午班级集中上课，半工半读，师带徒手把手地传承方式。全班 20 名学员，带教及上课的老师都是静安区各医院的著名中医，博学多才、医术精湛，讲授《内经》《伤寒论》《金匮要略》《温病学》，及中药学、方剂学等。当时董廷瑶任班主任，督学严谨，除了要求对经文熟读背诵外，还经常选题督写游记、散文等，使学生们逐年进步而能熟诵经文、理解经典理论。教学上采用上海中医学院本科班五版教材，每学期考核，前后学习 6 年。实习期间，除门诊随师应诊外，还要出诊及到病房会诊，书写病案，并经老师审批后再交给病家。由于老师严格又悉心教导，加上接触临床实践多，所以到结业时，王霞芳基本已经能熟练地掌握中医的整体观及辨证论治思想，具有一定临床诊治能力，能收到理想的疗效，被病家称为不错的“小医生”，病家的称赞更激发王霞芳学中医学的热情，增强了信心，矢志不渝，终生学习。

王霞芳所在班级有 20 位同学，大多为名医子弟，受家学熏陶，更有师长（父母）晨昏指教，又年轻有为（20 岁左右），记忆力好，学业突飞猛进。而王霞芳年已26岁，患有多种慢性顽疾，体力、脑力均无法与同学相比，记忆力更差。但她酷爱中医学，立志要成为名副其实的中医师，自知不足就下定决心埋头苦学。为克服体弱多病、年龄偏大、记忆力差、经文诵记难等先天不足的劣势，她立志从头学起，笨鸟先飞，比同学加倍苦学，勤读多背，锲而不舍地苦读医学理论，为今后临床实习夯实基础。王霞芳先用笨法，把医典经文和汤头歌诀都摘录在小本子内，带在身边，乘车上学时背诵。晨昏时躲在小阁楼中用心诵读，不懂经义，就死记硬背，读后易忘，唯有多花时间反复读，勤练强记。前后学了4年，学到了基础知识，王霞芳认为读经典既要精读，又要理解活用，前者要打好理论基础，培养自学能力；后者要深思冥想，结合临床勤记，再下笔成文，做到眼到、口到、心到、手到。

1965年，王霞芳开始到上海市静安区中心医院中医各科实习，重点选修儿、外、针、伤科，跟随各科名师，广泛地接触临床。其间，紧随董廷瑶临床学习中医儿科达半年之久，亲见众多危重患儿得以获救，敬佩不已。细看导师应用古籍医典思路，辨证求因选方施治，尤其是熟练而灵活地应用经方，疗效若神，不由茅塞顿开，对医典文意有了进一步的感悟，更增强了对古圣的崇拜和学医崇高理想，回家再读经文以互参对照，获益匪浅。2年的实习，上午随师门诊，下午自己应诊，收获颇丰。因为上海市静安区中心医院的内科和妇科力量不是很强，所以王霞芳就选择上海市第五门诊部的严二陵（内科）和朱小南（妇科）老师，他们都是沪上闻名遐迩、医术精湛的名家，王霞芳有幸得到他们的亲自教诲。一般科室实习时间为1～2个月，但凡是她感兴趣的科室，她就多学1个月。这2年的实习，使她开阔了视野，对外科的疮痈、湿疹、丹毒、瘰疬，伤科的内伤、脑震荡，针灸科的痹证等病的治疗有了一定理解，尤对内科的郁证和妇科的经、带、不孕等病证的理法方药，边学边用，充分掌握，这些经历对她以后数十年行医过程中影响很大，使她深切体会到运用内病外治及综合疗法能取得更好疗效，初次萌生了对中医药剂型改变和内外合治的研究思路。她曾收到许多病家感谢信，也吃到了不少喜蛋，历年被评为先进工作者。

王霞芳从早到晚紧跟导师应诊，竟日不辍，边学边记，专心聆听患者诉述及导师口述，理法方药一丝不苟，及时记录脉案，业余加以整理；随师出诊，遇疑难病例，先自揣摩思考，再录老师脉案加以对照，复诊时观察疗效，找出自己与老师的差距和不足，存疑。再利用节假日登门访师，诚恳问疑，请求解惑，每能恍然醒悟而开窍，事半功倍地获得真知。王霞芳深感有名师点化，学有所成，暗自庆幸，感恩之情油然而生，终生难忘矢志以恒。当老师忙碌或外出时，有病家要求她代诊，她抓住机会，很热诚地为其认真诊治，争取多临诊，多看病，增进知识，积累经验。

1978 年王霞芳考入上海电视大学医学专业，系统地学习了西医知识 4 年。1983 年考入上海市卫生局、上海市中医文献馆举办的中医研究班，这个研究班是为加强培育已从事临床 10 年以上的中年医生，能进一步参透经义，探奥解密，提升中医理论及诊治水准。王霞芳经考试优秀再次获得进修学习机会，至此正式拜当代中医儿科泰斗董廷瑶为师，从此归队专攻中医儿科。

1991 年国家为抢救民族瑰宝——对数千年传承下来、保障中华民族人民健康繁衍有重大贡献的中医药给予扶持，培养中医各科名家的后继者，发扬名家流派特色，提出为全国首批 500 位著名中医药师配备继承人，核准王霞芳作为董氏儿科的学术继承人，入选第一批全国名老中医继承班，再度正式拜师，紧随董廷瑶教授临诊研习深造，全面继承董氏儿科精湛宝贵的学术。王霞芳跟随董廷瑶习医 40 余年，一代泰斗亲自面授提点，无私地将他 80 年辛勤耕耘、不断琢磨而形成的学术思想和宝贵的临床经验传授于她，王霞芳万分珍惜这得来不易的学习机会，在理论上刻苦学研，尽得真传，在临诊时精心为患儿诊治，全面继承了董师家学渊源丰富的学术理论和临床经验，不负老师的期望，终于学成为一代名医。

王霞芳行医 50 余年，在漫漫业医路上，一贯以《内经》的“天人相应”“整体观”“阴阳五行”等经典理论指导临床，望、闻、问、切辨证为要，治病必求其因；熟谙掌握伤寒、金匮及温病学等病机及理法方药，擅用经方治疗现代儿科常见病及疑难顽症，遣方用药自成规律，均有出处；崇尚钱乙《小儿药证直诀》、李东垣《脾胃论》的学术理论，将董氏儿科顾护脾胃的临床经验传承发扬光大；尤其在肺系、脾系病症的诊治上创用了多种内外合治的治则，取得佳效，有所创新。按患儿体质及病因病机，常以脾肺同治，辨证分三期施治，形成“肺脾同病，治肺为先，健脾为要”和“分证分期，内外兼治”等学术观点。成功创建了小儿厌食专科，被评为上海市中医特色小儿厌食专科的学科带头人，从而在中医儿科界有较高知名度。

王霞芳专心研习恩师的特色经验，同时团结带领科内 5 位医师全面继承整理了董师系列经验方，及时总结疗效，从中选题设计董氏独创的“指压法治疗婴儿吐乳症的疗效观察及机制研究”课题，获得科研成果奖；又为解决厌食患儿因中药苦而拒服，从董氏治疳方中，筛选药物，组成新方，并进行剂型改革，创制出“董氏开胃散”外敷穴位，价廉、简便、安全，取得佳效，改变给药途径可免服苦药，患儿乐意接受，家长欣慰，近悦远来，享誉沪上。前后设计完成科研课题 7 项，分别获国家中医药管理局及上海市科学技术委员会、上海市卫生局科技进步奖三等奖。同时将董氏临床确有实效的宝贵经验、资料总结编写成册，主编出版了董廷瑶《幼科撷要》《中国百年百名中医临床家董廷瑶》《董廷瑶验案》《海派中医董氏儿科》《中华中医昆仑·董廷瑶卷》《中国中医独特疗法大全》等多部专著，参编其他医著20余部，使董氏儿科的宝贵学术精华能以文字形式流传于后世，王霞芳也因在继承董氏儿科学术理论上的杰出贡献而荣获"高徒奖"。

2005年后，王霞芳当选第三、第四批全国老中医药专家学术经验继承工作指导老师和上海市西学中高级研修班导师，她更全身心投入教学工作，悉心传承带教，从一名学术经验继承人成功转变为指导带教引领者，担起了董氏儿科承上启下的重任，先后为上海市中医、中西医结合儿科界培养了一批又一批高级人才，因出色完成传承教育任务，而荣获第四批全国老中医药专家学术经验继承班的"优秀指导老师奖"。

上海市中医医院成立了王霞芳名中医工作室，培养了一批高级人才，在上海市具有较高的学术影响。并获批成立上海中医药大学名中医王霞芳工作室，王霞芳被聘为客座教授；担任世界中医药联合会儿科分会名誉会长；是第一批全国名老中医董廷瑶学术经验的继承人，结业后获得"高徒奖"；又是第三、第四批全国老中医药专家学术经验继承工作指导老师，荣获"优秀指导老师奖"，从学徒到导师，潜心苦学，悉心传教，全身心地投入传承重任；同时被评为"上海市名中医"；2011年获批建设全国名老中医王霞芳传承工作室；2012年成为上海市董氏儿科流派建设总基地的学科带头人。

王霞芳不仅专注中医药事业的继承与发展，还立志做一名有温度、有情怀、有崇高人道主义精神的人文医家，每当遇到需要帮助的学生和有志青年，她都非常愿意帮助他们实现梦想，能够帮助学生常常使她感到乐在其中。这也是使她一直秉承董氏之"幼吾幼以及人之幼"作为座右铭，执着追求，始终不改济世救人之初心。20年前王霞芳就决定百年之后捐献遗体，用于医学院学生的学习研究。2005年王霞芳资助多名困难初中生，每学期各1 500元，直到大学毕业。2008年捐献7万元，用于帮助先天性耳聋患儿复聪，获首届晨报慈善爱心特别奖和"晨报慈善爱心大使"荣誉称号。2015年为红十字人道救助事业"爱心行动"捐款1万元。自2004年起，每年向上海市慈善基金会捐赠，共计10余万元。从2018年11月起，每月汇款3 000元帮助一位17岁起高位截瘫的残疾人士，他具有翻译特长，以翻译电影剧本及英文著作艰难维生，鼓励支持他继续坚持走自学英文成才之路。平时，从报刊及电视台中看到有患者因为经济困难拒绝手术或拒绝继续治疗，经常问询取得患者资料，多次亲自送现金给患者本人，以尽绵薄之力。2020 年王霞芳作为农工党党员又捐赠 100 万元作为专项扶贫帮困基金，用于扶助考取医学院校的边远山区贫困学生。热心公益，使王霞芳感到非常愉悦充实，并常怀感恩之心。

2011 年起随着“全国名老中医王霞芳传承工作室”和“海派中医董氏儿科学术流派传承基地”的建设，王霞芳虽已至耄耋之年，仍时时担忧中医儿科后继乏人，悉心带教好学生，希望他们继承而有所进步、有所创新，成为发扬中医儿科理论和临床经验的新生力量。她常说学习使人在心理上保持内敛吸收状态，每有感悟新知，思维不停脑力就不易衰退。通过不断学习，使人精神境界不断提升。每天接待病儿家长，乃至亲朋好友的咨询各种病情电话，她总是耐心回答，尽力沟通，细心指导护养治疗方式，乐此不疲。她觉得自己老有所学，老有所为，老有所乐，一片善心能使家长们增进科学健康养护知识，服务于儿童健康，学能致用，对社会尚有贡献，不但不觉得累，而且深深体会“工作着是幸福的”。

为培育中医儿科人才，承前启后，在 86 岁耄耋之年尚继续结对新徒，传授董氏学术经验，发扬名家流派特色，冀望中医儿科的继承具有持续性拓展和创新进步后劲，发挥中医中药在调理儿童常见病、多发病的防治方面的重要作用，为现代儿童的健康成长保驾护航。

第二章

学术探析篇

王霞芳在诊治病症时每每强调“百病以胃气为本”的观点，皆与董廷瑶一脉相承。在学习继承实践董氏儿科学术思想和临床经验的过程中，王霞芳将继承与发扬创新相结合，不断设计科研课题研究董氏儿科的理论经验，创用内外合治的诊疗特色。同时由于现代社会经济生活快速发展中又出现了许多新问题、时代病，王霞芳在董氏理论的基础上，以经方治疗现代常见之小儿神经情志疾病，形成了鲜明的诊疗特色。

一、崇尚经典，擅用经方

王霞芳熟谙“四大经典”以及《小儿药证直诀》《幼幼集成》《脾胃论》等，深入探讨与研究。临床以八纲辨证（结合气血）、六经辨证、卫气营血辨证、脏腑辨证等理论为指导，推崇医圣张仲景、钱乙、李东垣之经验方药，常用桂枝汤、柴胡剂、五苓散、泻心汤、承气汤、百合地黄汤、导赤散、泻白散、异功散、补中益气汤等经典方剂。她治学严谨，勤求古训，精心钻研，擅将古圣中医理论与现代疾病谱有机结合，指导临床辨证求因识病和推理论治，既继承前贤经验，又勇于创新，取得理想疗效，显示了中医药在儿科临床应用之特色。

王霞芳强调“治病必求于本”，提出治病应求“体质之本”和“病因之本”。认为小儿易患疾病与其生理因素密切相关。小儿脏腑娇嫩，成而未壮，易感外邪或内伤饮食，故以肺脾两脏疾病为多见，往往外邪直犯脾肺，或脾病及肺，或肺病及脾，都会出现呼吸道和消化道病症交叉。诊治时应先察患儿素体脾胃之厚薄（体质），继之探求病因病机，处方遣药尤须注意运脾养胃保津，扶正祛病御邪。王霞芳指出，疾病的发生必有其因，病因不明治必失误，病因不同则治则方药迥异。总结出对呼吸道疾病的治则，采用“治肺为先，脾肺同治，健脾善后”的分证分期治疗法则，尤其强调益气健脾善后的重要性，强调“脾肺同治，健脾为要，预防复发”，也体现了中医治未病的宗旨。

儿科鼻祖钱乙提出小儿“五脏六腑，成而未全，全而未壮”“脏腑柔弱，易虚易实，易寒易热”的生理、病理特点。王霞芳在儿科临床上时时顾及小儿的生理特点，崇尚李东垣“脾胃内伤，百病由生”的论点，认为小儿稚阴稚阳之体，脾常不足，病则每多损及脾胃。同时小儿脏气清灵，随拨随应，强调治病应时时顾护脾胃，用药贵在清灵，贵在平和，切忌峻药过剂，毋犯胃气，免伐生生之气。

王霞芳崇尚仲景学说，临床擅用经方治疗小儿疾病，尤其对桂枝汤的应用最为得心应手，通常都以桂枝汤治疗风寒表虚证、外感后体虚盗汗低热不退、反复呼吸道感染等病症，更继承董氏经验，创用于营卫不和脾胃失调的小儿厌食症、神经系统疾病及儿科诸多杂病。如用桂枝汤加味治疗小儿夜啼、遗尿、多发性抽动症、多动综合征、病毒性心肌炎等；用柴胡剂治疗外感发热、往来寒热、久热不清、淋巴结炎、腮腺炎及尿路感染等，均取得了显著的临床疗效。

二、内外合治，推崇手法

对小儿厌食、呕吐、嗳气、胃脘痛、腹痛腹泻等消化系统疾病，王霞芳针对不同病因分别采用内服外治法综合治疗，取得佳效，深受患儿家长的推崇。她总结多年临床经验，观察到湿食里滞型厌食在临床上最为常见，治拟运脾燥湿、消导化滞。从董氏验方筛选化裁制成"消疳理脾糖浆"治疗小儿厌食症，疗效虽著，但药味太苦，患儿依从性差。为解决患儿拒服苦药，再次将方药精简，并改变给药途径，创制出"开胃散"外敷穴位，避免患儿服药痛苦，临床疗效大为提高，显示出中医药外治法的特色优势。对于那些厌食日久，呈现形体瘦弱、偏矮的患儿，采用针刺四缝穴，以通畅百脉，调整三焦气机，理脾苏胃，增进食欲。经过多年临床反复实践，取得佳效，家长口口相传，患儿近悦远来，享誉沪上，使上海市中医医院儿科被评为上海市中医小儿厌食特色专科，王霞芳也成为该专科的学术带头人。

王霞芳继承运用董廷瑶首创的独特"董氏指压法"，作为治疗婴幼儿吐乳症，扩展治疗胃食管反流、功能性呕吐等胃肠病症的首选外治法，为儿科临床提供了又一独特疗法，无须服药，简便安全，无创伤性，能及时止吐，保障了婴幼儿营养的供给，加速其健康成长，深受患儿家长赞誉。王霞芳提示，当西医儿科排除了消化系统、颅脑器质性和感染性病变后，诊断为婴幼儿功能性呕吐时，而中医辨证属于气机逆调，胃失和降上逆所致的呕吐乳食，均可先用"董氏指压法"治疗，能使脾胃气机得以通畅，胃气自降，则呕吐得愈。

三、培土生金，调补脾肺

反复呼吸道感染、支气管炎及哮喘，是目前儿科最常见而又难以速愈之顽疾。王霞芳指出，病属本虚标实、肺脾同病。哮喘反复发作，常与肺脾阳虚、痰饮内伏有关，对此类患儿应当首先分清标本缓急，分期治疗，"发作时，急则治其标，化痰止咳，通络平喘；缓解期，缓则治其本，益气清肺，健脾杜痰，防其复发；静止期，调补正气，培土生金，补肾纳气以固本”。又指出“肾为先天元精之本，脾为后天生化之源，故调养脾胃、益气补肺、滋肾纳气是治本大法”。

王霞芳指出小儿稚阴稚阳，脏腑娇嫩，形气未充，肺脾本虚，反复咳喘终将导致肺脾俱虚，痰浊内伏，咳喘迁延难愈。正所谓“邪之所凑，其气必虚”。临床注重益气清肺健脾杜痰辨治咳喘病儿，正是顺应中医培土生金之意，同时体现了治小儿病用药首重顾扶脾胃的观点。临床上常用苓桂术甘汤、星附六君子汤、金水六君煎治疗迁延难愈的小儿咳喘，每每获效甚显。

苓桂术甘汤为《伤寒论》名方之一。王霞芳临床宗《金匮要略》“病痰饮者，当以温药和之”，尝用此方培土生金以杜生痰之源，治疗咳喘。此方既温化痰饮，又健脾化痰，止咳平喘，为标本兼治之方。在咳喘的缓解期，常配合二陈汤、三子养亲汤、六君子类方，共奏扶脾土、祛痰饮、平咳喘之效，实为临床佳方。

星附六君子汤中党参、白术、茯苓、甘草益脾安中，陈皮、半夏燥湿化痰。其中王霞芳习用橘络加强化痰通络之功，用胆南星、竹节白附子增强蠲痰祛饮之效。数药配伍，使痰蠲脾健胃和，土健肺金得补，清肃之令得复，通过通调水道之功，使水湿得运，痰浊渐化，咳喘转平，迁延之病得以向愈。

四、三期分型，治疗厌食

王霞芳指出，当今社会经济发达，物质丰富，家长期望爱儿加速生长，却未掌握正确的喂养知识，一味投以乳糖饮类、肥甘厚味之品，甚至盲目喂以营养保健品，殊不知“饮食自倍，肠胃乃伤”，导致孩子难以消化吸收，营养过剩，食滞于中，饱胀而不思食。所以现代小儿厌食症的发生，大多因为喂养不当，过度喂食，不定时定量或偏食，导致消化功能受损而致厌食。也有少数患儿因先天禀赋不足，脾胃本虚，加之后天调护失宜，饮食失节，也常导致脾胃运化失司而厌食。病变中心在脾胃，病机是脾运胃纳失常。

基于上述病因，王霞芳提示当今小儿厌食症以湿食里滞型为多，提出三期分治，重在治本的治则。初期当以消为用，消导里滞而不伐胃气；里滞渐消，胃口渐开；中期则消补兼施，当健脾助运，芳香开胃则食增；后期当益气健脾，补肾促长。三期分治中尤当注意，无论补或消，皆须处处顾护胃气，做到“消不伐胃，补不呆胃，消补皆以运以化为要”。王霞芳治疗小儿厌食症，已不局限于单纯的治愈疾病，提出作为儿科医生的最终目标是促进儿童健康生长发育。故三期分治的宗旨乃为治当以“调理脾胃”为王道。

五、继承先贤，发扬光大

王霞芳认为中医学乃实践科学，方药乃治病之工具，欲遣药以愈疾，全赖理论指导。她推崇董氏儿科临床诊治九诀：首要“明理”，继之“识病”“辨证”，随之“求因”，“立法”而“选方”，精心“配伍”，“适量”用药，在诊治全过程中尚须“知变”，盖病变法亦随之而变也。选方时必须在临床实践中运用前贤经验方药，观察疗效加以总结，予以检验，方能积累自身经验，所谓“千方易得，一效难求”。选方治病尚须因人、因时、因地、因病灵活运用，方能曲尽中医治病之妙。《伤寒论》《金匮要略》诸方，配伍严谨，方简效宏，当可效仿而用之，组方用药避免杂乱，配伍不当，反令掣肘。

王霞芳在中医药研究的过程中，将继承、发扬、创新相结合，如指压法本由董老首创，经她继承发扬后，再经10余年的临床实践，进而规范化循证医学由四家医院儿科协同研究，总结疗效达91.25%。并多次书面总结指压法的具体操作流程，在上海市乃至全国推广应用，作为婴幼儿吐乳症、胃食管反流、功能性呕吐等疾病的首选外治方法。王霞芳研究的课题“董廷瑶老中医诊治婴儿吐乳(火丁按压法)专长的临床及机制探讨”获得国家中医药管理局中医药科技进步奖三等奖。

“董氏开胃散”外敷治疗厌食症也是由董氏消疳方衍变而来的。王霞芳认为厌食症主要由湿食里滞、脾胃运化失司所致，遂从董氏消疳系列验方中挑选出有效的方药，进行临床验证，获得确切的疗效后，定为治疗厌食症的协定方。由于药味太苦，患儿难以接受，王霞芳进一步精选，减少药味，同时进行剂型改革，制成粉剂外敷穴位治疗厌食症，经临床观察，疗效接近内服协定方相差无几，能使患儿乐意接受并完成治疗。

第三章

心得集锦篇

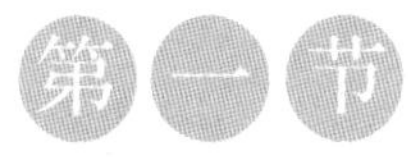

第一节 脾系疾病

一、厌食

小儿厌食是指较长时期食欲不振，见食不贪，甚而厌恶进食、拒食，为小儿消化道常见病症。各年龄段儿童均可发病，以1～6岁小儿多见。此病常发生于其他疾病过程中或病后，一般属脾胃轻症。但夏季暑湿当令之时，症状加重。初期患儿并无其他明显不适，预后良好。但若病程拖延日久，长期进食量不足，导致营养吸收障碍，不足以供应幼儿生长发育之需求，终致小儿营养不良（疳证）、贫血、佝偻病等疾病，甚则出现生长发育迟缓；同时，因气血生化乏源，患儿抗病力下降，易感外邪，反复感染或罹患其他疾病，又会加重厌食症状，互为因果，影响小儿正常生长发育。近年来，本症发病率明显上升，尤其是城市儿童的发病率剧增，严重影响了儿童的健康成长。

根据现今临床病变特点，王霞芳指出引起小儿厌食的常见病因如下：① 喂养不当，饮食失节。② 禀赋不足，病后失调。③ 脾阳失展，营卫不调。④ 胃阴不足，脾阴耗伤。⑤ 环境变化，情志不畅。⑥ 感染诸虫，虫积伤脾。针对病因提出了六型分治的辨证论治法则，可分三期治疗，各期消补各有所重。病初伤食里滞为因，多见实证，治宜理气消食导滞为主；病程久长则多见虚证，治当益气健脾或养胃生津为要；若虚实兼见，则先去其实，后补其虚。

现代我国经济高速发展，物质丰富，加之家长宠溺，儿童的饮食结构发生了改变。王霞芳认为小儿厌食症的病因大多为肥甘厚腻、乳品饮料、零食喂养过度，脾胃难以运化，故湿食里滞型已成为主要证型。但因药味太苦，厌食儿拒服，难以收效。王霞芳深入思考，研究改革剂型，创制董氏开胃散外敷剂，后又改制成“董氏开胃贴”功专于消食化滞、健脾开胃，改变给药途径，可避免口服苦药，患儿乐于接受，取得佳效。

同时，王霞芳还继承了董廷瑶的刺四缝疗法。本法可清热、除烦、通畅百脉，调和脏腑。《针灸大成》就记载刺四缝可治“疳证”。《奇效良方·针灸门》云：四缝穴“在手四指内中节”，主治疳积、小儿消化不良。长期临床实践证明，刺四缝确是一种行之有效的辅助疗法。本法用一次性使用采血针刺入穴位 1.5～3 毫米，刺出稠质黏液，3～4 日刺 1 次，一般刺 3 次，至黏液渐少，仅少量血而止。王霞芳经多年观察发现，针刺四缝具有诊断意义，即疳重者全是黏液，疳轻者或经治后则见黏液夹血，未成疳者或治愈以后刺时只有少量出血。故刺四缝穴不仅有诊断作用，亦可了解其治效和预后。王霞芳提出在治疗的同时，必须叮嘱家长重视饮食宜忌，她认为在治疗期饮食宜清淡软温易消化，荤素搭配，按年龄定时定量；忌补品、厚味、油炸、冰饮、高糖高油食品，才有利于胃肠消化功能恢复。

二、呕吐

小儿呕吐是指胃失和降，气逆于上，以致乳食由胃经口而出的一种病症。王霞芳认为呕吐的病因病机不外虚实两类：实证为外感风、寒、暑、湿、燥、火六淫之邪，或饮食伤中、痰热内阻、肝气犯胃等，以致胃气痞塞，升降失调，气逆作呕；虚证因脾胃本虚，运化无权，气机逆调，脾气不升，胃气不降，上逆呕吐。临证当谨慎审因，精确辨证论治，方能获效。

全国中医儿科泰斗董廷瑶，医术精粹，通过对众多呕吐症婴儿的观察，发现呕吐乳汁与婴儿咽喉部的"火丁"有关。所谓"火丁"是指悬雍垂相对面的会厌软骨部位局部突起，甚至高耸尖硬，董氏认为此因浊邪火热熏蒸形成"火丁"高突，胃失和降，秽浊之气循经而上，刺激咽喉而引起呕吐。因此，他另辟蹊径，创立以振奋胃气，平复"火丁"的指压手法治疗呕吐。根据针灸理论，内脏功能失调在其经络系统存在反应点，也即具有良效的治疗点。呕吐是脾胃疾患，"火丁"部位正是足太阴脾经、足阳明胃经在体内循行所过之处，《灵枢・经脉》曰"足太阴之脉……属脾，络胃，上膈，挟咽，连舌本，散舌下""足阳明之脉……循喉咙，入缺盆，下膈，属胃，络脾"。董氏认为脾气宜升，胃气宜降，"火丁"高突，则胃气上逆引起呕吐，指压"火丁"可作为一良效治疗点，促使脾胃气机调畅，通降复常而奏平逆降浊止呕之效。

王霞芳拜师董氏后，即对这项独特的诊疗方法加以整理研究。1985 年，王霞芳应用董氏指压法治疗 40 例婴儿吐乳症，有效率为 95%。1986 年 10 月，王霞芳又总结了 105 例临床资料，证明董氏指压法治疗婴儿吐乳症有效率达 96.2%；并与上海中医药大学、上海市第六人民医院协作开题研究，运用西医学手段对董氏指压法的作用机制进行了生理学方面的研究，实验结果表明指压"火丁”引起平逆降浊止呕的作用机制是一种反射活动，这一反射的最终结果是导致胃发生舒张，胃内压降低，从而抑制胃内容物的反流溢出。

2001 年，王霞芳主持了国家中医药管理局课题“董氏指压法治疗婴儿吐乳症的临床规范化研究”(课题编号：国中医药科 2001ZL553)，研究成果获中国民族医药学会科学技术奖二等奖。继续又经过循证医学多中心验证，证实了其有效性、科学性、创新性、可重复性。经复旦大学附属儿科医院、上海中医药大学附属曙光医院、江苏省中医院、宁波市中医院临床验证，有效率达 91.25%。

王霞芳在继承董氏经验的基础上，根据多年的临床经验总结：凡是胃失和降、气逆于上所致的呕吐，均可用董氏指压法治疗。

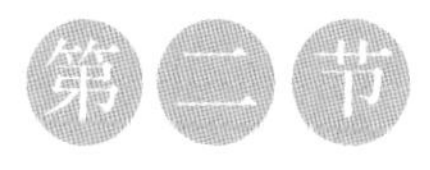

第二节 心肝系疾病

一、抽动障碍

抽动障碍为现代儿童青少年中较常见病症，男孩为多见。以不自主、突发、无规律的多个部位运动抽动，或发声抽动为主要特征的综合征。可因应激、焦虑、疲劳、兴奋、感冒发热而加重；也可因精神放松、全身心投入某事而减轻，睡眠时会消失。

本病病程较长，症状多变，时轻时重，反复发作，少数患儿至青春期自行缓解，大部分常因外界因素、家庭环境影响、感冒或精神紧张而使症状反复或加重，如不及时治疗，症状可延续至成人，影响正常生活和学习。在治疗上，目前西药常用盐酸硫必利片、氟哌啶醇等多巴胺受体阻滞剂，但易产生锥体外系症状如嗜睡、烦躁、头晕甚至颈项强直、眼球运动不灵等副作用，而中医药治疗却有较大优势。王霞芳凭借深厚的中医学功底，根据传统中医理论思维，善用经方治疗本病，临床取得了很好的疗效。

王霞芳指出本病在中医学尚无确切病名，类似“筋惕肉瞤”“瘛疭”“抽搐”“小儿惊风”等证候。其病因归结为先天禀赋不足和后天阴阳失调两方面，先天禀赋不足包括父母遗传缺陷、孕期调摄失宜或用药不当损伤胎元，以致精血暗耗，心脾气虚，肝肾精亏，髓海失充；后天因素有产娩损伤、窒息缺氧、脑部感染等，导致阴虚五志过结，心肝火旺动风，痰热内蕴，上蒙清窍，神机失司，发为是症。每多虚实兼夹。

王霞芳归纳：本病的病变发生主要在肝，又与“风”“痰”“火”“瘀”密切相关。《素问·阴阳应象大论》云：“风胜则动。”《素问·至真要大论》又云：“诸风掉眩，皆属于肝。”肝体阴而用阳，为风木之脏，主藏血，喜条达而主疏泄，其声为呼，其变动为握，故《小儿药证直诀》指出：“凡病或新或久，皆引肝风，风动而上于头目，目属肝，肝风入于目，上下左右如风吹，不轻不重，儿不能任，故目连札也。”故出现眨眼、摇头、缩鼻、动嘴、肢体抽搐、震颤、痉挛多属于肝风之证。先贤朱丹溪曰：“怪病多属痰，痰火生异证。”抽动症作为儿科神经系统的疑难杂症，病因与“痰”“火”也密切相关。本病病机主要为肝风扰动，但病症涉及五脏阴阳失衡，每多虚实夹杂，与“风”“痰”“火”“瘀”密切相关。王霞芳将辨病与辨证相结合，分别施治。治则以豁痰开窍，平肝息风，兼以清心化痰，宁心安神；或滋阴补肾，柔肝息风；或酸甘化阴，柔筋缓急；或滋补肝肾，化痰宁神；或滋水涵木，清心安神。

二、注意缺陷多动障碍

注意缺陷多动障碍是指儿童时期与同龄儿童相比，以明显注意集中困难、注意持续时间短暂、活动过度或冲动为主要特征的综合征。王霞芳指出本病病因复杂，有先后天之分。先天禀赋不足，指孕母在妊娠期身体与精神调养失宜，使胎儿神经系统发育欠佳，致出生后呈现多动、注意力不能集中等症情。后天产娩时受损伤；或七情过度刺激，致小儿气滞血瘀，血运不畅，心肝失养而烦躁，神魂不安；或由护养不当，饮食不节，过食肥甘厚味，贪食生冷冰饮损伤脾胃，产生湿热痰浊，扰乱心神；或病后气血两耗，心肝失养，神魂不宁，致阴阳气血失调，导致脏腑功能失常而发病。王霞芳根据临床症状表现，将注意缺陷多动障碍分为心肝火旺型、肝肾阴虚型、心脾两虚型，并提出必须辨病与辨证相结合，分型分阶段论治。

1. **心肝火旺、痰热上扰型**　王霞芳认为心肝火旺型为疾病初期表现，临床最多见，指出此型是儿童多动症的主要症型。临床表现为多动不安、冲动任性、性情急躁易怒，面赤怕热多汗、大便秘结、小便色黄、舌质红，苔黄或黄腻，脉弦数或滑数，均是一派阳热之象。因患儿饮食多食膏粱厚味之品，使脾胃运化失常，痰湿内生，郁而化火，故多见痰火交结，扰动心肝，神失所藏。首诊治以清心泻火、豁痰宁神，以自拟经验方泻心宁神汤治之，先祛其实；待随心火降风痰蠲后，常改用百合地黄或甘麦大枣汤，酌加黄连、黄芩清上滋下，合左归饮滋水涵木，补肾填精养脑；若属心肾两虚，脑神失养，神气涣散者，应予三甲复脉汤和百合地黄汤滋阴潜阳，加石菖蒲、远志、珍珠粉、琥珀粉化痰通窍宁心之品；久病肾虚精耗，髓海空虚，酌加鹿角、龟甲、益智仁、山茱萸等血肉有情之品，于阴中求阳，充养脑髓。

2. **心脾两虚、心神失养型** 临床主要表现为注意力分散，多动不宁，记忆力差，神疲乏力，素体脾虚，可见形体消瘦、面色少华、舌质淡、苔薄白、脉细弱等症。幼儿心脾不足，心主血而藏神，心得血养，则神专所用，心血不足则神无所倚；脾主中州，性静藏意，在志为思，脾伤则精微不化，无以奉心，脾意不藏，而致情绪未稳，躁动不安，失忆健忘；若教育不当、溺爱过度，放任不羁，或所欲不遂，则心神不宁，冲动任性，治拟益气健脾，养心安神，以天王补心丹合甘麦大枣汤加减。

3. **肝肾阴虚、肝阳上亢型** 临床主要表现为注意力不集中，小动作多，冲动任性，五心烦热，形体消瘦，舌红，苔薄，脉细弦等症状。肾为先天之本，肝肾同源，小儿阴常不足，造成肝肾阴虚，进而肝阳偏亢之象，而急躁易怒多动。肾阴虚者，五心烦热，记忆力差；肝阳亢者，急躁易怒，冲动任性；肾精亏者，脑失聪明，学习困难。治以滋养肝肾，平肝潜阳。以知柏地黄丸或左归饮加减治之。

三、癫痫

癫痫，以突然仆倒、昏不识人、口吐涎沫、两目上视、肢体抽搐、惊掣啼叫、喉发异声、片刻即醒、醒后一如常人为特征，具有反复发作、病情难以控制、难以痊愈的特点，现代已成为儿科常见的顽固性神经系统病症。西医学亦称本病为癫痫，病因或为脑部器质性病变，或为代谢疾病、中枢感染、发育迟滞、中毒性疾病、家族遗传等，也有原因不明而致脑功能异常而发病，治疗主以病因治疗、抗癫痫药物治疗等。王霞芳教示：小儿癫痫是由多种原因引起的慢性脑病，病因复杂。先天有遗传因素，胎中受惊，气血逆乱，痰浊阻络动风；或元阴不足，神不守舍。后天有因产伤缺氧，跌仆外伤，积瘀阻络，脑失精明；或饮食失节，伤脾酿痰，痰热惊风，犯脑入心；或七情失调，肝气上逆犯脑发痫；或患他病后，脏腑阴阳失衡，痰浊阻滞，气机逆乱而风阳内动所致。故痰、火、风、瘀为其病理产物。其病机特点为正虚邪实，心、肝、脾、肾功能失调致滋生痰浊，郁而化火，痰火上扰则肝风内动，心神无主，总以痰火壅盛者为多，所谓怪病多痰也。治则首先祛痰，兼以清心开窍，抑肝顺气，后以养心安神，平肝镇惊，滋阴息风，缓图其本，杜其复发。

发作期应以豁痰、清心、定痫为主，配合泻火平肝息风、通络开窍安神。常用的涤痰药物有：皂角刺、明矾、胆南星、竹节白附子、竹沥半夏、橘红、天竺黄、天浆壳等，还可用保赤散、礞石滚痰丸下其顽痰；加生龙齿、石菖蒲、远志、柏子仁、珍珠母等宁心镇痫；通络息风镇惊常用天麻、钩藤、琥珀，甚则全蝎、蜈蚣等；平肝息风则用白蒺藜、石决明、珍珠母、羚羊角粉；若心火旺盛者，选用半夏泻心汤或牛黄清心丸；若气阴两虚者，多选用增液汤、复脉汤、大定风珠类方加减；若因外伤有瘀血阻络者，加用桃红四物汤加味。最后培本扶元养心安神，杜其复发。后期痫证稳定，不发或小发，则选益气填精、补肾益智的药物，如生晒参、紫河车、茯神、生地黄、益智仁、桑椹、当归等，峻补气血，扶元健脑以巩固之。

王霞芳总结多年临床实践认为本病不外乎痰证、瘀证、虚证、热证，具体如下。

1. 痰证　王霞芳指出脾胃为后天之本，气血生化之源，气机升降枢纽。小儿若嗜食肥甘、饮食不节等，则脾胃损伤，运化失健，湿生痰酿，痰随气逆，蒙蔽清窍，可致癫痫发作。故谓“怪病责之于痰”“百病皆由痰作祟”。如《医学纲目》所言：“痰溢膈上，则眩甚仆倒于地。而不知人，名曰癫痫。”痰与肝风为伍则为风痰；与邪热相伴则为痰热；痰浊日久则为顽痰胶结；治痰同时须护旺脾气：一可杜生痰之源，二可助儿存正气，使邪不可干。初期常用下法、清法，兼以燥湿化痰。风痰者息风化痰；痰热者清热豁痰；顽痰者峻下胶痰。中期痰浊渐化，风阳转平，转投益气健脾杜痰之剂。后期以益气养血、平肝息风巩固之，常随证选星附六君汤、温胆汤、六君子汤及王氏定痫散等。

2. 瘀证　颅脑外伤最易形成瘀血；或内热壅盛，煎熬津血成瘀。王霞芳指出头为精明之府，若瘀血内停，血流不畅则精明失司，生风而抽搐；瘀阻络脉，气机逆乱上冲清空则有昏仆。因血瘀起因不同，将其再分类施治。若瘀血阻窍者，先拟活血化瘀，通窍醒脑，镇惊宁神，酌加理气疏肝之品，遵气行血行之意；后期益气活血、祛瘀生新以固本培元。瘀热互结者，因内热壅盛，炼血为瘀，故以清热散瘀为先，凉血活血继后，最后投益气活血，行气健脾善后。常用四逆散、桃红四物汤、血府逐瘀汤、通窍活血汤等。

3. 热证　王霞芳将热极生风、痰热壅盛、心火炽盛三者归为热证进行辨治。邪热引动肝风上扰清空而发痫者，当清热平肝息风，而后疏肝镇惊宁神，最后益气健脾行血，循“治风先治血，血行风自灭”之理。对于痰热壅盛、脑窍闭阻者，首投泻火豁痰通窍镇惊之剂，再投清热凉血化痰息风之药。对于心火炽盛、心神不宁者，首当清心泻火息风宁神，而后安神定志，最后以养心血、培心神调补之。王霞芳自拟经验方“泻心宁神汤”，继用百合地黄汤合甘麦大枣汤，最后可用自拟方滋肾龙牡汤（桂枝龙牡汤去桂加竹叶、远志、石菖蒲、生地黄、黄柏）、安神定志丸等方灵活运用，常能获效。

4. **虚证** 虚痫常表现为虚多实少。临床最难处方，攻实易伤正，培补易助邪。王霞芳认为应以补虚为主，标本兼顾，注重将虚实之间转化过程拿捏恰当。痫证见神呆或失神，两目直视或斜视，肢体轻微颤动，片刻即能自行缓解如常，是为中气虚耗，气血清阳不能上供于脑之虚痫，先拟补益中气升清降浊，通窍醒脑；再予柔肝息风醒脑。对于痫证属脾虚肾精不足者，先拟益气健旺脾运，滋肾培元，可酌加血肉有情之品填补肾精；痫证属阴阳失调者可将桂枝龙牡汤贯穿于始终，少佐平肝息风，或益气健脾化痰之药，常合补中益气汤加减以调和阴阳，益气扶元。

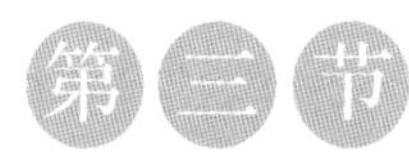

第三节 肺系疾病

一、小儿鼻病

小儿鼻病表现为鼻塞鼻痒、喷嚏流涕、鼻出血、夜间打鼾、不知香臭等症，常合并扁桃体炎、腺样体肥大、反复呼吸道感染、哮喘、结膜炎等病症，病易反复迁延。王霞芳认为本病的内因是肺、脾、肾三脏虚损；外因是六淫之邪侵袭。肺气亏虚，卫表不固，腠理疏松，风邪乘虚而入，鼻为肺之上窍，肺气不得通调，津液停聚，上扰清窍，导致喷嚏流涕；土为金母，脾虚则后天生化乏源多涕；肺气失充，久则及肾，元气亏虚是为内因。

1. **注重病因，辨证施治（与肺、脾、肾三经密切有关）** 小儿形气未充，肺脏娇嫩，鼻为肺窍，鼻之所以能知香臭，全赖肺气通调。风邪犯肺（风冷，异气如油漆、花粉、粉尘、牛奶等），水饮停聚于上，鼻失通调，则鼻痒喷嚏频作，清涕自流，或鼻塞不利。王霞芳认为风邪上袭引发鼻病为多，治宜发散外邪，祛风通窍为主。常选用桂枝汤、玉屏风散、辛夷散等加减。亦有肺经郁热，火性上炎，鼻窍壅塞鼽嚏频发，引发鼻衄者，《素问·五常政大论》曰“嚏咳鼽衄，从火化也”，常用甘桔汤合辛夷、石菖蒲、蝉蜕、黄芩、栀子、竹叶、白茅根等泄心肺火热以止衄。

《医学入门》曰："鼻乃清气出入之道，清气者，胃中生发之气也。"若饮食不节，饥饱失常，脾胃受伐；或情志不和，忧思伤脾，肝失条达；或劳倦过度，伤及脾气，日久而致脾气虚弱，土不生金均可致鼻病。王霞芳指出小儿鼻病位在上焦，"上焦如羽，非轻不举"，对肺脾气虚，水湿泛鼻之鼻病多以补中益气、升清化湿法治之。

若禀赋不足，肾元素虚，或久病及肾，元气不能上敷，引发鼻炎或鼻鼽，为本虚标实之证。《素问·宣明五气》曰："肾为欠，为嚏。"治使肾中精气充盛，则肺得温养气得升降而下纳于肾，鼻自通和。

2. **整体观念，兼顾并病** 鼻病常并发咽喉、扁桃体、耳部以及气管疾病，故在治疗鼻病时，应重视其他并发病的治疗，对取得临床疗效有积极意义。王霞芳临证重视整体观，辨证求因论治，认为眼、鼻、咽、耳道、气管均为五官窍道，七窍内通，生理病理上互相影响，一窍有病可殃及他窍，故应从整体分析，临床辨证当从脏腑功能失常及五行生克关系考虑，全面兼顾，一窍之病，当慎查是否受他窍影响，探求病因为要，不可见症治症，头痛医头，简单处理，应细致辨证，综合治之，方为王道。

二、乳蛾

乳蛾以喉部疼痛，乳核(扁桃体)肿大，化脓时表面或有黄白脓样分泌物为特征。王霞芳指出："喉为肺胃之门户，本病多由风热上袭，搏结于喉；或患儿平素过食辛辣，嗜煎炒、高热量食品，导致脾胃蕴热，上聚喉核而肿大；或素体内热，外邪传里，邪热壅积于肺胃，上攻咽喉发为本病。发病急骤者多为实证、热证，宜疏风清热，泻火解毒消肿；病程迁延反复者，多为虚实夹杂证，宜清肺滋肾泻火，利咽祛痰散结。病久气滞痰凝，则宜行气化痰散结；肺肾阴虚火旺，以清肺滋肾泻火为主。"本病应以"疏、清、消、散"为治疗法则。

风热之邪上壅咽喉，乳蛾肿大伴有发热者，常以辛凉解表、散热清利之银翘散加减轻清宣透。《温病条辨》曰："温病少阴咽痛者，可与甘草汤；不瘥者，与桔梗汤。"故王霞芳临证重用桔梗、生甘草。

乳蛾兼见往来寒热，口苦咽干，脉弦等，常合用小柴胡汤加减。

久病伤阴，或素体阴虚者，可出现肺肾阴虚，可选用沙参麦冬汤合甘桔汤养阴清肺，生津润燥利咽。

若乳蛾上见疱疹或脓性斑块，则重用薏苡仁、牛蒡子、大青叶、板蓝根等。薏苡仁淡渗利湿，清热排脓化痈。《金匮要略》记载薏苡附子败酱散治肠痈、千金苇茎汤治肺痈，均是重用薏苡仁治痈脓。若见舌苔厚腻夹湿，可合用三仁汤、胃苓散等。若大便偏干秘结，可加连翘、莱菔子消导通腑泻热。

三、咳嗽

咳嗽，有外感咳嗽和内伤咳嗽之分。《医学心悟》云："六淫之邪自外击之则鸣，劳欲、情志、饮食炙煿之火，自内攻之则亦鸣。"外感咳嗽是指六淫外邪袭肺，宣肃失司，肺气上逆所致。内伤咳嗽是指脏腑功能失调，内伤于肺所引起。

小儿肺常不足，卫表不固，易感外邪；又脾胃虚弱，运化乏权，多见饮食内伤；或七情不遂，肝失条达等均可引发咳嗽。若病因未明，辨证不确，治之不当，往往咳嗽迁延，反复不愈。

1. 外感咳嗽，首要宣肺，引邪外出 六淫袭肺，外感咳嗽以风寒、风热、燥邪伤肺最为常见。风寒邪袭，涕痰清稀，舌淡苔白，脉浮，治当辛温宣肺为主，兼以化痰止咳，三拗汤加味、止嗽散加减。小儿外感咳嗽除注重望面色、闻咳声、查舌苔脉象外，更要观察咽喉部。如咽红充血或乳蛾肿痛，为风热上袭，或邪已化热，治应疏风清肺，化痰止咳，加清热利咽消肿之品，寒热并用桑杏汤；若见舌质红干少津，苔少或剥，干咳少痰者，知患儿素体阴虚津亏，或感受燥邪，当养阴润肺，生津止咳，选甘桔梗汤合麦门冬汤，凉润清金，标本兼顾；若患儿咳声重浊，痰稠咯难，舌苔厚腻，是为痰湿伤肺，治宜二陈汤合三子养亲汤加味，宣肺祛痰健脾化湿，肺脾同治。

2. 内伤咳嗽，治肺兼理脾、肝、肾 《素问·咳论》曰"五脏六腑皆令人咳"。王霞芳认为小儿咳嗽大多责之肺、脾两脏，是由其生理特点所致。小儿脾常不足，又乳食不知自节，若喂养不当，内伤于脾，阻碍气机升降，聚湿生痰；又因小儿肺常虚，痰随气升壅塞气道，上逆于肺，失于宣肃则发为咳嗽。故有谓"脾为生痰之源，肺为贮痰之器"，因而，王霞芳治小儿内伤咳嗽时，常将健脾化痰、宣肃肺气相结合，形成肺脾同治、培土生金以杜绝生痰之源的论点。在临证时，还要详辨证之虚实，虚者宜益气健脾助运，扶助肺金；实者宜祛邪化饮、调畅气机、肃肺止咳，常用六君子汤、星附六君子汤等肺脾同治。

现代小儿多娇宠溺爱，所愿不遂，即郁郁寡欢，久则肝郁化火，气火上逆犯肺，引起咳嗽，称为"木火刑金"。王霞芳以顺气泻肝、清化痰热法治之，选四逆散加味，调畅气机，痰火自平则咳止。

《难经》曰："形寒饮冷则伤肺。"现代小儿喜喝冰饮，寒饮入胃，损伤脾胃阳气，水谷精微不从正化而为痰饮，即寒饮伏肺而咳，表现为阵咳痰多，甚则咳剧呕痰、舌淡苔白腻、脉滑、四肢欠温，王霞芳常以三拗汤、苓桂术甘汤合二陈汤加味温化痰饮治之，即宗《金匮要略》"病痰饮者，当以温药和之"。咳久肺脾气耗及肾，成为慢性咳嗽（支气管炎），甚至咳而遗尿，常用金水六君子煎加味。

3. 小儿咳嗽，内外分治，肺脾同调 首先，咳嗽虽分外感、内伤，然两者密切关联。外感咳嗽反复，肺气受邪，则致肺虚卫表失固，更易反复感邪，久则转为内伤咳嗽；而内伤咳嗽日久不愈，致气阴耗伤，肺脏虚损，卫外失司，复受外邪导致咳嗽迁延难愈，互为因果。故宣解外感咳嗽标病时，应及时调扶内伤之本，扶正御邪；内伤咳嗽未愈时，应兼以益气运脾化痰，培土生金，扶助正气以预防复感。

其次，外感咳嗽因六淫外邪所致，治疗忌敛涩留邪，当因势利导，宣畅肺气，御邪外出；内伤咳嗽由脏腑功能失调，上干于肺所致，治防宣散太过，损伤正气，当调理脏腑功能，祛除病因，正邪兼顾。

第三，肺主一身之气，为气升降出入必由之路。《万氏家传幼科指南心法》中云："大凡咳嗽治法必须清化痰涎，化痰顺气为最先，气顺则痰行咳减。"故王霞芳常于方中配苏梗、青皮、陈皮、枳壳等调畅气机之品。

四、反复呼吸道感染

反复呼吸道感染是指一年内呼吸道感染频繁，超过了一定范围，在不同年龄阶段标准不同。本病属于中医学"体虚反复感冒""久咳""低热""自汗""盗汗"等范畴。王霞芳提示小儿呼吸道疾病多发，关键不在邪多而在正虚。与小儿自身体质、喂养习惯、生活条件、营养情况、社会环境及防御功能等因素密切有关。小儿为稚阴稚阳之体，正气不足最为突出，常表现为肺、脾、肾三脏不足，主要关键在于肺卫失司，脾胃功能失调，正是小儿易感外邪发病的生理因素。

王霞芳提示临证多见营卫不和型及肺脾肾虚型。营卫不和常见自汗盗汗，汗出肢凉，反复感冒怕风，发热不高或未发热，咳嗽，食欲不振，舌淡红苔薄白，脉浮缓，多为表虚营卫失和，易感外邪反复感冒之患儿；王霞芳以调和营卫、扶助肺脾正气以御邪为治，以桂枝汤加味为首选之方。肺、脾、肾虚证患儿常为先天禀赋不足，质薄腠疏，经常感冒流涕，反复咳嗽不愈，面色少华，多汗乏力；纳少或厌食，并痰咳迁延者，舌苔薄白，证属肺气虚弱，脾失健运，久病及肾。应从调理肺、脾、肾三脏为要，拟益气固卫，健脾补肺，补肾培元。常选异功散、六君子汤、星附六君汤益气健脾，杜绝生痰之源；症情缓解纳谷渐增时，改选玉屏风散、生脉散、补中益气汤、圣愈汤等益气固卫，疏通气血，内外调治，增强御病功能；邪化症和后，当选归芍六君子汤合六味地黄丸加减之类气血双调，补肾培元，扶正御邪，防治反复感冒。

王霞芳根据中医“天人相应”“缓则治其本”原理，秋冬季节儿童易反复呼吸道感染，采用“冬病夏治”，故夏季用中药外敷穴位，改善体质，提高小儿抗病能力。冬季根据患儿体质、病情演变、阴阳寒热盛衰等个体特征，配制膏方以益气固卫，扶脾补肾，补其气血津液，提高患儿御邪能力。正气来复，邪不再犯，乃已病能治，未病可防，治未病之旨矣。

五、哮喘

哮喘是小儿时期常见的肺系疾病，临床反复发作，发作时喘促气急，喉间痰鸣，呼吸困难，张口抬肩，甚则夜难平卧。王霞芳根据小儿的生理病理特点和多年临床实践积累，将哮喘分成发作期、缓解期、稳定期三期，以宣肺通络平喘法、培土生金杜痰法、益气补肾纳气法分期治疗。推理论治，按四季、周期分治，形成内服外敷、膏方调理等一整套治防结合经验。

1. 外邪袭肺，痰浊阻络，引发咳喘 王霞芳认为在小儿哮喘病因中，风邪袭肺、痰浊阻络为标，肺、脾、肾不足为本。小儿五脏六腑成而未壮，肺主气，司呼吸，开窍于鼻，外合皮毛司腠理开合，若肺气充沛则清阳之气上达口鼻，皮肤腠理开合正常，邪难侵入；脾常不足，运化失司则易生内痰；当肺气失充时，六淫外邪乘虚而入引动伏痰，壅堵闭塞，宣降失常，呼吸不相接续，则引发咳喘。因此，哮喘乃儿科多发病。于哮喘急性发作期，创用宣肺祛风通络、化痰止咳平喘法，并自拟验方“宣肺通络平喘汤”，能获痰化咳止喘定之效。

2. 探求病因，科学养护，预防为要 第一，婴幼儿稚阴稚阳，脾常不足肺常弱。脾运本弱，消化功能差，现代家长长期过量地以奶粉为主，不及时转换成五谷果蔬主食，过度精细喂养，乳食停滞不化，损伤脾胃，乳积形成“伏痰”，此为咳喘内因。第二，因现代家庭经济水平提高，饮食结构改变，父母及祖父母隔代抚养儿童多宠爱，常以鱼、肉、油炸食品为主，以及巧克力、蛋糕、甜食、饮料等高热量、高糖食品，尽量满足孩子嗜好，久久损伤脾胃，酿痰化热，痰火蕴结，阻塞气道，肺气上逆而喘。第三，现代幼儿嗜食冰冷饮料、冰激凌等，可使寒饮入口，直伤脾胃，循经上行袭肺；又常内热汗出，空调贪凉，引发咳喘。诚如《素问·咳论》曰："其寒饮食入胃，从肺脉上至于肺则肺寒，肺寒则外内合邪，因而客之，则为肺咳。"所以，当今儿童哮喘患病率不断上升。

王霞芳强调患儿家长应改变上述不良饮食及生活习惯，同时避免接触尘螨、花粉、花生、牛奶等过敏原，以及异气异味，也应避免情绪过分激动、活动过度汗出、贪凉受邪。探明病因病机，推理论治，祛除病源，才能达到预防发病、根除疾患的目的。

3. 三期四季，周期辨治，以冀祛除病根 发作期：以哮鸣咳痰、气喘吸难、甚则难以平卧为主要特征。王霞芳自拟验方"宣肺通络平喘汤"由炙麻黄、苦杏仁、甘草、半夏、黄芩、辛夷、蝉蜕、炙百部、僵蚕组成。炙麻黄、苦杏仁、甘草辛温透邪，宣肺化痰止咳；辛夷、蝉蜕、僵蚕疏风散邪，宣肺祛风通络窍，半夏、炙百部化痰降逆，止咳平喘，黄芩兼清肺热。诸药相伍，集宣肺、祛风、化痰、通络诸功于一身。

其他证型，如表寒痰饮阻肺，四肢欠温之寒喘，宜用小青龙汤加减；咳喘哮鸣，痰稠色黄，兼有发热、咽红等证，属痰热壅肺之哮喘，治宜大青龙汤加味。

缓解期：虽哮喘渐平，但常因痰浊未尽，或素体脾虚，痰湿内滞，土不生金，而见咳嗽反复迁延，治当杜其生痰之源，培土生金，以星附六君子汤加减健脾化痰。若素体热盛，痰热壅阻，气机不利，咳而呕吐痰液，苔腻微黄，脉滑带弦，以理气化痰，清胆和胃之温胆汤加味。若咳声重浊，痰多色白，胸闷脘痞，体倦畏寒，纳呆或便溏，舌淡红苔白腻，脉濡带滑，王霞芳指出此类小儿大多嗜食肥甘、冷饮之品，同时阳气柔弱，不耐霜冻，水饮易聚而难化，导致痰饮内停，肺失宣肃，当以苓桂术甘汤合二陈汤或三子养亲汤加减温化痰饮。

稳定期：应治其本，巩固疗效，预防复发，旨在"治未病"。采用脾、肺、肾同调，益气扶土生金，补肾纳气平喘，拟六君子汤合参蛤散、肾气丸加减培本。虚痰之本源于肾，肾气虚则闭藏失职，饮泛为痰，动则气促咳喘，也可用金水六君煎加味，肺、脾、肾三经同调，使脾旺纳增，肺气充盈，肾元复盛，增强患儿抗力，预防复发。

根据"天人相应"原理，哮喘秋冬季易发，夏季三伏天病情缓解，营卫通达，便于药物吸收，中药穴位敷贴、穴位注射等法采用冬病夏治的方法，以预防为主，"缓则图其本"，达到"不治已病治未病"的目的。所以王霞芳于夏季以自制制剂"咳喘散"选择相应穴位敷贴，冬令针对不同体质和症情轻重各异的患儿，配制个体特定膏方，脾、肺、肾三脏同调，滋补培本，增强体质，提高御病力，使"正气存内，邪不可干”。若能分四季、三期,周期治疗,能使大多哮喘儿童祛除病根,不再复发。

王霞芳崇尚朱丹溪治疗哮喘“未发以扶正为主,已发以攻邪气为主”的理论,认为哮喘患儿在稳定期间,尚存在脏腑虚弱、气血不足、阴阳失衡之本虚,虽属肺系疾病,从中医预防观点出发,于宣肺化痰、止咳平喘后,尚应扶脾益肾,培土生金,补其气血、津液不足,平衡阴阳,调整脏腑功能,祛除患儿体内“宿痰伏饮”,提高御邪能力,减轻和预防哮喘复发,逐步达到根治的目的。

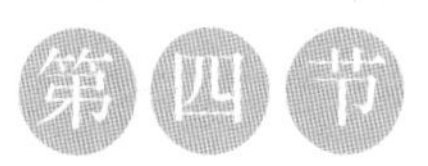

第四节 热病

发热是儿科最常见的症状,感染性疾病、风湿性疾病、体温中枢功能不全等疾病均有发热表现,可以针对病因治疗。但临床上常有些患儿往往持续高热1～2个月,全身检查和实验室指标均正常,西医诊断为发热待查。病因不明而难以退热;另有些患儿,在高热退后,往往低热持续不清,西医药无特效的治疗方法,这些患儿家长转辗求治于中医,我们根据中医学辨证求因论治的法则治疗,灵活应用《内经》《伤寒论》《温病学》的理论指导临床,辨证运用各种退热方法,在临床上广泛应用,每每能药中病所,获得良效。

热病有外感与内伤之分,外感热病始于《内经》,立于《伤寒论》,成熟于明清时期的温病学说。如《素问・热论》中的“今夫热病者,皆伤寒之类”,为狭义的伤寒(热病)。《难经・五十八难》中的“伤寒有五,有中风、有伤寒、有湿温、有热病、有温病”,为广义的伤寒(热病)。

热病的病机为人体正气不足,正不胜邪。如《素问遗篇・刺法论》曰“正气存内,邪不可干”,《灵枢・百病始生》曰“风雨寒热不得虚,邪不能独伤人。卒然逢疾风暴雨而不病者,盖无虚,故邪不能独伤人”。这些论述说明在同样的邪气侵入环境下,有人发热,也有人不发热,乃取决于个人之正气盛衰。

内伤发热方面,《素问・刺热》论述了五脏热病的症状及预后。《诸病源候论》曰:“虚劳而热者,是阴气不足,阳气有余,故内外生于热,非邪气从外来乘也。”《金匮要略》对虚劳发热创有小建中汤,开甘温除热之先河。《太平圣惠方》中有生地黄散、地骨皮散等治疗阴虚发热的方剂。《小儿药证直诀》提出治疗小儿五脏热病的效方，如心热用导赤散，肝热用泻青汤，脾热用泻黄散，肺热用泻白散，脾虚发热用七味白术散，此外还化裁金匮肾气丸为六味地黄丸，也可加知母、黄柏以治疗肾虚发热。

伤寒从六经辨证。太阳病表现为发热无汗，恶寒明显，头痛项强，骨节疼痛，或有咳嗽，气喘，舌苔薄白，脉浮紧数，治宜发汗解表、宣肺止咳，主方为麻黄汤。太阳中风证为风邪外袭，卫气与外邪争斗，营阴失其内守，出现发热不高、恶风、无汗或微微汗出，咳嗽或呕逆，舌苔薄润，脉浮缓等症，治宜调和营卫、解肌发表，代表方为桂枝汤。太阳表里证为太阳表邪未解，入里与水气互结，表现为发热恶风，口渴不引饮，小便不利，治宜通阳解表利水，代表方五苓散。阳明经证，邪热亢盛，正邪相争剧烈，表现为壮热不恶寒反恶热，心烦，口渴引饮，汗多，脉滑数或洪大，舌红苔薄黄，宜清气分壮热，主方为白虎汤。阳明腑证为热邪与食积、痰浊、瘀血等互结聚于胃肠，主证为腹胀痛，便秘，日晡潮热，甚则谵语，舌红苔腻，脉沉实有力，为腑实证。宜泻火消导攻下，主方承气汤之类。少阳病为邪已传入半表半里，正邪纷争，出现往来寒热、胸胁胀满或疼痛、呕吐或恶心、胃纳减少、心烦不安等症，治宜和解少阳退热，代表方小柴胡汤类方。

急性热病或病情严重复杂、病势危重者，现今家长均会立即去医院求治抢救，故现在三阴经热病来中医儿科求治的极少见，仅记录个别病例，不再赘述。

温病的病机主要表现在卫气营血和三焦所属脏腑方面。卫气营血辨证，卫分证出现初期，温邪由口鼻而入，气分证病情较浅。表现为发热较高，微恶风寒，头痛无汗或少汗，口微渴，咽红，舌红苔薄，脉浮数；治宜辛凉解表，银翘散为代表方。病邪由表入里，正邪剧争，表现为壮热伤津口大渴，不恶寒反恶热，汗出热不退，咽红肿痛或蛾肿，舌红苔薄，脉滑数或洪大，白虎汤为代表方。营分证为外感热病之盛期，灼伤阴液，影响心主神明，表现为身热夜甚，心烦夜难入寐，咽干口燥不欲饮，或斑疹隐隐，舌色红绛，苔少或光剥，脉细数，宜清营泻热，代表方为清营汤。血分证为外感热病极期重症，中医儿科门诊少见。

另有暑热症，西医学称为夏季热，是婴幼儿特有的夏令病，因体质素弱不耐暑热是发病主因，夏暑气候炎热是致病条件。小儿质薄或病后元虚，不耐暑热熏蒸，内外相合而发热。临床以发热不退缠绵升降，热程较长，有二三周至二三月之久。气候愈热，发热愈高，烦躁不宁，无汗或少汗，多饮多尿而清长，面色少华，热虽高而无急性病容，口舌干红，为辨证要点。本病初起常见暑袭卫表，出现壮热，迫津外越汗出如淋，口渴烦躁，舌边尖红苔薄或剥，或觉微微恶风，此为热在卫气之间，可选辛凉平剂银翘散参以青蒿、鲜藿香、鲜佩兰、荷叶、西瓜翠衣等清暑透邪之品。若暑伤阳明，气分热炽，耗津灼液，舌红苔薄黄干，脉数大，小便热赤，亟须辛凉重剂白虎汤甘寒清热保津。另有患儿发热汗泄过多，气阴耗伤，脉虚大或芤，神萎少气，则宜白虎加人参汤甘寒潜热，益气扶元。病至后期热势渐降，气阴两耗，酌情运用生脉散加乌梅、天花粉之类酸甘化阴，保元生津。

第四章

医案荟萃篇

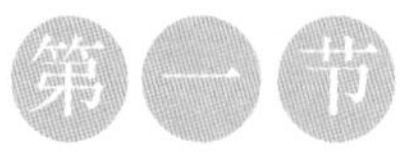

第一节 热 病

病案 1

李某，男，7 岁。

2005 年 3 月 6 日初诊：发热 2 日(38.5～39.0℃)。新感寒邪，腠闭无汗，头痛恶寒，咳嗽，痰阻气促，舌淡红，苔薄腻，脉浮紧。

西医诊断：感冒。

中医诊断：热病。

辨证：太阳伤寒证。

治法：辛温解表，发汗祛邪。

方药：麻黄汤加味。麻黄 3 克，桂枝 5 克，甘草 3 克，苦杏仁 6 克(后下)，浙贝母 6 克，陈皮 6 克，姜半夏 9 克，紫菀 6 克，生姜 3 片，大枣 5 枚。3 剂。

2005 年 3 月 9 日二诊：药后汗出热退，咳差气平，纳少便调，舌苔薄腻，脉细滑。风寒表解，但痰浊未清。再拟二陈汤加三子养亲汤加减，化痰止咳。

陈皮 6 克，姜半夏 9 克，茯苓 9 克，甘草 3 克，炙苏子 9 克，炒白芥子 6 克，炒莱菔子 9 克，浙贝母 6 克，苦杏仁 6 克(后下)，生姜 3 片。3 剂。

2005 年 3 月 12 日三诊：热退未起，咳痰转平，纳谷略增，苔化微腻，脉细。热病后正气尚弱，脾气本虚。再拟扶正御邪，预防感冒复发。

陈皮 6 克，姜半夏 9 克，茯苓 9 克，甘草 3 克，太子参 9 克，防风 6 克，砂仁 3 克(后下)，神曲 9 克，谷芽 15 克，生姜 3 片，大枣 3 枚。3 剂。

【按语】患儿发热无汗，恶寒头痛，咳嗽痰阻，舌淡红，苔薄腻，脉浮紧，辨属太阳伤寒发热，治当麻黄汤，辛温解表发汗以退热。因患儿发热不太高，故麻、桂用量减轻，以达解表发汗祛邪即可，不宜发汗太过以伤正。三诊时，热净咳平，二陈汤加太子参、防风益气祛痰扶正以平余邪，砂仁、神曲、谷芽悦脾养胃，使儿复康以防复感外邪。

病案 2

金某，男，3 岁。

2003 年 5 月 6 日初诊：发热 2 日。刻下体温 38.5℃，咳嗽有痰，面㿠白，汗不多，手欠温，食少便稠，小便通利，舌淡红苔薄白，脉浮数。

西医诊断：感冒。

中医诊断：热病。

辨证：风邪外袭营卫失调，兼夹痰食里滞。

治法：和表化痰，消滞退热。

方药：桂枝汤加味。桂枝 3 克，白芍 6 克，甘草 3 克，生姜 3 片，大枣 5 枚，陈皮 6 克，半夏 9 克，炒莱菔子 9 克，连翘 9 克，紫菀 6 克。2 剂。

医嘱：上药水煎温服，加服热稀粥以助汗；忌油腻荤腥及冰饮食品；衣被注意保暖，以防复感风邪。

家长来电告知：药后遍身微汗出，热退咳和。

【按语】发热恶风，汗出肢凉，面㿠苔润，脉浮不紧，是为太阳中风，营卫不和之证。选桂枝汤解肌退热以取微微汗出；加陈皮、半夏、紫菀化痰止咳；莱菔子、连翘乃取保和丸之意，既能消积又能化痰，本方有双相调节作用，既能发汗也能止汗，外以调和营卫，内则调和气血阴阳，尤以调和中焦脾胃功能为王道。故曰：桂枝汤有汗能止，无汗能发。王霞芳称之为和法之良方，习用之。

病案 3

蒋某，男，3 岁。

2004 年 6 月 16 日初诊：发热 2 日，腹泻 1 日。患儿外感发热 39℃，服布洛芬混悬液后热降反复又升，刻下体温 38.2℃，腹泻，大便 4 次蛋花样，伴脐周痛，腹满稍胀，流涕微咳，咽红，舌红苔薄白，脉浮数。听诊：两肺(—)。

西医诊断：外感发热，腹泻。

中医诊断：热病。

辨证：表证未解内传于腑，气化不利而泄泻。

治法：解表退热，利水止泻。

方药：五苓散合香连丸加味。桂枝 3 克，茯苓 15 克，猪苓 15 克，泽泻 9 克，焦白术 9 克，党参 6 克，甘草 3 克，姜黄连 3 克，煨木香 6 克，焦山楂 10 克，焦神曲 10 克，陈皮 6 克，橘络 6 克，半夏 10 克。3 剂。

2004 年 6 月 18 日二诊：药后热退已净，昨日大便 1 次已成形，咳嗽增多，盗汗多，胃纳尚可，舌红苔薄白，脉浮细，再拟上法加减。

桂枝 3 克，猪苓 15 克，茯苓 15 克，泽泻 9 克，焦白术 9 克，炒党参 9 克，半夏

9 克，陈皮 6 克，紫苏梗 6 克，焦山楂 10 克，焦神曲 10 克。5 剂。

2004 年 6 月 23 日三诊：偶咳无涕，盗汗尚多，大便日行成堆，苔根薄腻，脉细小滑。再拟益气扶正、温化痰饮巩固之。

桂枝 3 克，茯苓 15 克，焦白术 9 克，甘草 3 克，炒党参 9 克，补骨脂 9 克，麻黄根 15 克。7 剂。

【按语】患儿外感发热，表证未解内传于腑，气化不利兼见湿注泄泻，属太阳病表里同病。治宜五苓散温阳化气利水，表里双解，退热和泻；合香连丸燥湿清热治下利，复加消食化痰之品以止咳。患儿服药 3 剂，即获热退泻和之效。唯咳嗽增多，痰浊未清，仍投五苓散加二陈汤燥湿化痰以清余邪。患儿素体阳虚质薄，汗多易感外邪，病后宜益气温阳，敛汗固卫，以苓桂术甘汤加党参、补骨脂温化痰饮，扶正固本，脾肾同调，防病反复。

病案 4

许某，男，7 月。

2003 年 6 月 28 日初诊：高热、便泄 3 日。患儿发热无汗，体温最高 40℃，不咳，西医予服对乙酰氨基酚、先锋霉素等，药后汗出热降，继之汗闭又升，高热不退。家长擅自予服“清热解毒颗粒”，致便泄 3 次，遂停服中成药。今日大便 2 次色黄而糊，烦躁肤热，刻下纳谷尚可，囟门大 2 指，舌淡红苔薄白，指纹深红达风关。

西医诊断：外感发热，泄泻。

中医诊断：热病。

辨证：乳儿质薄，暑邪外袭腠闭热升，兼湿热下注，属太阳阳明同病。

治法：解表清热止泻。

方药：葛根芩连汤加味。葛根 10 克，姜黄连 3 克，黄芩 9 克，清水豆卷 10 克，竹叶 10 克，炒扁豆 10 克，神曲 10 克，滑石 10 克(包煎)，甘草 3 克。3 剂。

2003 年 7 月 5 日二诊：服上方 2 剂，汗出热退已净，大便转调日 1 次须努挣，神清安定，喉有痰声不咳，饮乳尚可，苔化薄润，指纹红达风关。高热泄泻均已向愈，然乳儿脾胃本虚，痰湿内生，肺气不足易感外邪。再拟健脾化痰，益气养胃，培土生金，防病于未然。

藿香 10 克，太子参 6 克，焦白术 9 克，茯神 9 克，白扁豆 10 克，姜半夏 6 克，陈皮 5 克，橘络 5 克，姜黄连 3 克，神曲 10 克，滑石 10 克(包煎)，甘草 3 克。5 剂。

【按语】婴儿高热 3 日，本为太阳病，应先从汗而解，但因家长予服清热解毒颗粒误下之，则表邪未解，传入阳明之腑而便泄，为太阳阳明同病，以葛根芩连汤加味解表清热止泻。此病类似于西医之急性肠胃型感冒发热。服药2剂，患儿即汗出热退已净，泄泻亦和，病已向愈，唯喉有痰声，是因乳儿脾胃本虚，痰湿内生，肺气不足易感外邪，改方益气化痰，健脾养胃，培土生金，防病于未然。

病例5

梁某，女，5岁半。

2008年9月15日初诊：发热、腹泻3日。高热无汗，腹痛、腹泻阵作，日8～9次，粪色绿褐，量少，夹有黏冻。大便常规化验：红细胞少量，白细胞(25～30)个/Hp。外院诊断：细菌性痢疾，已传报。现已静脉滴注抗生素3日，正作粪便培养。家长请王霞芳出诊。刻下热势初降(体温38.5℃)，患儿蜷卧沙发上，腹痛剧烈，转辗哭号，欲便不得，腹胀满拒按，舌红赤，苔白腻，脉弦数。

西医诊断：发热，腹泻。

中医诊断：热病。

辨证：邪热夹湿下滞肠道，当属阳明证。

治法：清化湿热，坚肠和泻。

方药：葛根芩连汤加味。(已停西药输液抗菌)葛根10克，姜黄连3克，黄芩9克，苍术9克，木香6克，炒白芍10克，甘草5克，马齿苋15克，白槿花6克，焦山楂10克。3剂。

2008年9月18日二诊：服上方2剂，热已退净，腹泻亦和，嘱其停药观察2日，以稀米粥养胃。腹无所苦，胃口已开，今日解便成形色黄，舌红，苔化，根薄白，两脉濡细。乃病后胃肠受伐，正气未复。再拟调理脾胃，益气厚肠。

藿香10克，太子参9克，焦白术10克，炒白芍9克，炙甘草3克，炒扁豆10克，姜黄连3克，炒枳壳6克，广木香6克，马齿苋10克，荷叶15克。7剂。

后家长来电，药后纳可，大便色黄成形每日1次，腹无所苦，病已愈。

【按语】该儿患细菌性痢疾发病急，热势高达40℃，腹痛腹泻夹黏液脓血。中医辨证属暑天邪热夹湿传里，下滞肠道，里急后重之协热痢，故选《伤寒论》葛根芩连汤主之。本方苦寒燥湿泄热，专治阳明证肠胃热性下利，既透阳明之表，又泄阳明之里；马齿苋酸寒，清热解毒凉血止痢，为治热毒血痢之要药；木槿花甘苦凉，清热利湿凉血，专治肠风泻血、赤白痢，尤以色白者为佳。辨证应用阳明经方葛根芩连汤治疗疫毒痢，药症相符，2剂即获热退泻止，药专力宏，疗效神速，转危为安。泻止再拟调理脾胃，益气厚肠而告愈。

病案6

刘某，女，6岁。

2008年6月28日初诊：发热3日。发热无汗、肤烫3日，体温最高39.2℃，咽痛，咽峡处疱疹散发，阵咳有痰，夜眠欠安，纳呆，今大便稀薄，唇朱，舌红赤苔薄白花剥，脉浮数。

西医诊断：疱疹性咽峡炎。

中医诊断：热病。

辨证：邪热壅盛，里传阳明，太阳阳明表里同病。

治法：表里双解。

方药：葛根芩连汤合小柴胡汤加味。葛根9克，黄连3克，黄芩9克，柴胡6克，太子参9克，南沙参9克，半夏9克，陈皮6克，前胡6克，桔梗5克，炒牛蒡子9克，甘草3克，生姜3片。4剂。

2008年7月5日二诊：药后热退已清，大便转调，腹泻亦愈，尚鼻塞涕阻，偶咳闻及痰声，夜寐欠安。热邪虽去，肺络未清，再拟清化止咳宁神，兼补气阴，扶正达邪。改拟二陈汤加味。

陈皮6克，半夏9克，茯苓9克，甘草3克，太子参9克，南沙参9克，炙苏子9克，桔梗5克，白芷6克，黄芩9克，竹叶9克，龙齿15克（先煎）。7剂。

2008年7月12日三诊：邪化鼻通，偶咳少痰，纳谷仍少，舌红，苔已薄布，无剥苔，脉转濡细。病邪虽祛，患儿素体脾虚，气阴不足。再拟守方加减，益气润肺扶脾养胃，巩固疗效。

上方去白芷、黄芩；加砂仁3克，炒鸡内金9克，生谷芽15克。7剂。

【按语】患儿发热兼大便稀薄，辨为表证未解，邪陷阳明之协热下利，以葛根芩连汤治之。其中葛根为君，轻清升发，外解肌表之邪，内清肠胃之热；黄芩、黄连为佐，苦寒直清里热，坚肠止利，临床治疗因协热而下利者有显效；柴胡、黄芩、太子参、南沙参开合枢机，和解退热，扶正御邪。药后热邪虽去，但肺络未清尚有咳痰，患儿舌红苔剥，本体阴虚，热病后气阴耗伤，改投二陈汤加太子参、沙参益气润肺、化痰止咳，砂仁、鸡内金、谷芽健脾养胃，巩固疗效。

病案7

穆某，男，3岁。

2003年11月28日初诊：发热、咳喘4日。患儿半年前入幼儿园后经常感冒咳嗽，近4日，咳嗽，痰上气促，夜间伴发热起伏，服酚麻美敏热降，今晨汗闭热复升，纳减，大便3～4日一行，需用开塞露通便，咽红，舌红苔薄白腻，脉滑数，听诊：两肺痰鸣音，少量哮鸣音。

西医诊断：喘息性支气管炎。

中医诊断：热病。

辨证：外邪传里化热，发热痰多咳喘。

治法：宣肺化痰，和解退热。

方药：小柴胡汤合三拗汤加减。炙麻黄6克，苦杏仁9克(后下)，甘草3克，柴胡6克，黄芩9克，姜半夏10克，陈皮6克，橘络6克，僵蚕10克，前胡6克，炙百部9克，紫菀6克，款冬花10克，连翘9克，炒莱菔子12克，炒枳壳9克。3剂。

2003年12月1日二诊：药后汗出热退已净，喘和，尚有微咳，痰难咯咳，纳可，大便干结，2日一行，苔化薄白。听诊两肺(－)。再拟健脾化痰，降气平喘。二陈汤合三子养亲汤加味。

半夏9克，陈皮6克，茯苓9克，炙苏子9克，莱菔子9克，赤芍12克，蝉蜕6克，苦杏仁6克(后下)，薏苡仁20克，浙贝母5克，连翘10克，炒枳实10克。5剂。

2003年12月6日三诊：药后大便转调，咳痰大减，转入稳定期治疗，以六君子汤加味，益气扶正以御外邪。

【按语】患儿因入幼儿园后易感外邪感冒发热，痰热内伏，腑气不通，则肺气上逆引发痰逆咳嗽夜喘。风热犯肺而无恶寒，兼有纳差，大便不畅但无腹满硬痛，为邪在半表半里。王霞芳选小柴胡汤和解退热，合三拗汤加味以宣肺化痰、通腑止咳。服药3剂，即热退净，喘促平，仅有微咳痰难出，再拟二陈汤合三子养亲汤加味，健脾化痰，降气平喘。热净咳差后，以六君子汤巩固，预防复发，乃中医治未病之意也。

病案8

胡某，女，4岁。

2015年2月11日初诊：低热、咳嗽痰多6日。有高热惊厥史。患儿低热37.8℃左右，反复6日，咳嗽痰多，色黄难咳，纳减，大便干结，唇朱咽红，舌红苔根黄腻，脉细小滑。

西医诊断：低热，咳嗽。

中医诊断：热病。

辨证：外邪传里，痰热阻滞。

治法：和解退热，消导化痰，表里兼治。

方药：大柴胡汤加减主之。柴胡 6 克，黄芩 9 克，制半夏 9 克，桔梗 6 克，炒牛蒡子 10 克，苦杏仁 9 克(后下)，瓜蒌仁 9 克，炒莱菔子 10 克，连翘 10 克，前胡 6 克，炙百部 6 克，生姜 3 片，甘草 3 克。4 剂。

2015 年 2 月 15 日二诊：药后低热已净，咳亦大减，尚有痰声，咽红，纳谷复常，大便亦调，神振活泼，眠安，无盗汗，苔化根尚薄白，脉细带滑。再拟化痰通络止咳，以二陈汤合三子养亲汤，仍加柴胡、黄芩透表清热，预防复感发热。

陈皮 6 克，制半夏 9 克，茯苓 9 克，炙苏子 10 克，白芥子 6 克，炒莱菔子 10 克，连翘 10 克，炒枳壳 6 克，柴胡 6 克，黄芩 9 克，生甘草 3 克，生姜 2 片。7 剂。

家长来电，药后症愈。

【按语】患儿病在少阳兼有阳明腑实证，王霞芳宗大柴胡汤之意表里同治。柴胡、黄芩和解清热，透少阳之邪外达；又患儿质薄，不耐攻伐，故去大黄、枳实改为枳壳，加莱菔子、瓜蒌仁、苦杏仁利气润肠通腑，兼以化痰止咳。此为王霞芳活用经方之巧思。药后，患儿低热平，咳大减，但痰热未清，改选二陈汤合三子养亲汤化痰止咳，仍加柴胡、黄芩透表清热，预防症情复发。

病案 9

袁某，女，21 个月。

2002 年 4 月 10 日初诊：反复感冒发热近 21 日。近日高热，体温达 39.2℃，服退热药后汗出热不退，稍咳，咽红蛾肿，唇干口燥，溲黄便干，舌红苔腻，指纹紫滞。

西医诊断：上呼吸道感染，高热。

中医诊断：热病。

辨证：阳明经热证。

治法：清热生津，兼祛湿热。

方药：治宜白虎汤加味。

生石膏 30 克(先煎)，知母 6 克，甘草 3 克，粳米 30 克(包煎)，金银花 9 克，连翘 9 克，薄荷 3 克，黄芩 6 克，芦根 30 克，六一散 10 克(包煎)。3 剂。

2002 年 4 月 13 日二诊：服上方其热即降，3 日热已净。

【按语】患儿高热反复，热势较盛，汗出热不退，口燥唇干，溲黄便干，舌红苔腻，脉浮数，为阳明经表里俱热，兼夹湿热，拟白虎汤加味。王霞芳认为高热急重症，加金银花、连翘、薄荷、黄芩可以快速截断热势，防邪深入；芦根、六一散清热利湿，邪热自下而出，湿化则热无所依。

病案 10

程某，男，6 岁。

2003 年 5 月 12 日初诊：低热 5 个月。体温 37.5～38.5℃，夜间升高，四末欠温，纳少便干，夜有寝汗，舌苔浮腻。多次就诊，西医理化检查均无阳性发现。

西医诊断：发热待查。

中医诊断：热病。

辨证：肝失条达，气机不舒，热郁于内。

治法：调畅气机，疏达运枢，解郁泻热。

方药：四逆散加味。柴胡 5 克，赤芍 6 克，枳壳 6 克，甘草 3 克，青蒿 9 克，地骨皮 9 克，陈皮 3 克，茯苓 9 克，生姜 2 片，大枣 3 枚。5 剂。

2003 年 5 月 17 日二诊：药后夜热渐降，刻下体温 37.2℃，舌苔化薄，脉细软。低热渐降，症情改善，守方加减。

柴胡 5 克，赤芍 6 克，枳壳 6 克，甘草 3 克，青蒿 9 克，地骨皮 9 克，白薇 6 克，石斛 10 克，甘草 3 克。5 剂。

后随访，服中药 10 剂后，半年低热退净，未再复发。

【按语】患儿低热日久，四末欠温，辨为邪热内陷，阳气郁遏不能外达而四肢厥冷之“热厥”。《伤寒论》曰：“少阴病，四逆，其人或咳，或悸，或小便不利，或腹中痛，或泄利下重者，四逆散主之。”王霞芳选四逆散调畅气机，疏达运枢，解郁泻热，正合契机，如钥开匙，虽是久热半年，亦能一拨即开，解郁退热。

病案 11

朱某，男，3 岁。

2009 年 7 月 24 日初诊：壮热 1 日。就诊时体温 39.4℃，无汗，不恶寒，夜咳阵作，咽红痛，舌红苔薄白，脉浮数。

西医诊断：发热。

中医诊断：热病。

辨证：风热上袭，肺气失宣。

治法：辛凉解表，和解退热。

方药：银翘散合小柴胡汤加减。金银花 10 克，连翘 10 克，竹叶 9 克，薄荷 4.5 克(后下)，柴胡 6 克，黄芩 9 克，制半夏 9 克，前胡 6 克，陈皮 5 克，橘络 5 克，炒莱菔子 10 克，太子参 9 克，生姜 3 片，甘草 3 克。3 剂。

2009 年 7 月 27 日二诊：服药 2 剂热即退净，咳嗽仍作，痰黏咯痰不爽，纳减便调，舌苔白腻，脉细滑。再以宣肺化痰止咳为治。止嗽散加味。

荆芥 6 克，炒牛蒡子 10 克，苦杏仁 6 克(后下)，川贝母 6 克，浙贝母 10 克，甘草 3 克，制半夏 9 克，陈皮 5 克，橘络 5 克，白前 9 克，炙紫菀 6 克，炙百部 9 克。5 剂。

2009 年 7 月 31 日三诊：药后咳和，无涕，唯盗汗多。再以六君子汤加味，补肺固表，健脾化痰。

太子参 9 克，白术 9 克，茯苓 9 克，甘草 3 克，制半夏 9 克，陈皮 5 克，橘络 5 克，苦杏仁 6 克(后下)，川贝母 6 克，麻黄根 9 克。7 剂。

【按语】小儿肌肤疏薄，藩篱不固，寒暖不知自调，护理不当，易感六淫外邪，温邪上受客于肺，而现高热、不恶寒，咳嗽阵作，舌红苔薄，脉浮数，急当银翘散合小柴胡汤辛凉解表，和解退热。服方 2 剂即获热退，仍咳嗽，痰黏咯难，再予宣肺止咳清热。方用止嗽散。止嗽散可用于外感初期咳嗽，王霞芳认为本方温润和平，不寒不热，客邪易散，肺气安宁，为治疗小儿咳嗽的平稳之剂。

病案 12

龚某，男，7 岁。

2003 年 8 月 25 日初诊：反复间断发热 12 日。患儿反复咽红痛，发热高达 39.5℃。经西医药治疗，药后汗出热降，次日复升，头痛，不咳，不呕，便调，动则汗多，体胖纳可。查体：咽红，乳蛾红肿，咽壁滤泡增生，舌质胖红，苔薄白腻，脉浮细数。实验室检查：血常规正常，C 反应蛋白升高。

西医诊断：急性扁桃体炎。

中医诊断：乳蛾肿大。

辨证：风热上袭，邪结咽喉。

治法：清热解毒利咽。

方药：银翘散加减。荆芥 6 克，淡豆豉 9 克，金银花 9 克，连翘 9 克，桔梗 6 克，炒牛蒡子 10 克，甘草 3 克，竹叶 10 克，薄荷 4.5 克(后下)，大青叶 15 克，薏苡仁 30 克，芦根 30 克。4 剂。

2003 年 8 月 29 日二诊：药后表解汗出，热退已净，咽肿稍减，苔薄白腻。再拟清利咽喉，千金苇茎汤加味。

芦根 15 克，薏苡仁 20 克，冬瓜子 30 克，桃仁 9 克，桔梗 6 克，炒牛蒡子 10 克，南沙参 10 克，金银花 12 克，大青叶 15 克，甘草 3 克。7 剂。

【按语】患儿病因风热侵袭上焦肺卫，其症恶寒短暂，迅即高热，但热不寒，此属温病，当从卫气营血辨治。发热汗出，咽痛蛾肿，舌边尖红，苔薄黄，脉浮数，为邪在卫分，治以辛凉清解。银翘散、桑菊饮为主。常选用桑叶、连翘、荆芥、淡豆豉、蝉蜕、桔梗、牛蒡子、鸡苏散等品。辛凉解肌，发汗透邪达表，而热退迅速。

又在水痘、风痧等轻型传染病初起时，方药基本同上，常能退热愈病。

亦有扁桃体或咽峡分布疱疹，疼痛剧烈，甚至有脓性分泌物出现，兼见涕黄痰稠、尿赤便干，脉呈弦数，舌质较红，苔薄白或薄黄，此时应投银翘马勃散方。药用：金银花、连翘、甘草、蝉蜕、青黛、射干、马勃、牛蒡子、山豆根（或大青叶、板蓝根）清热解毒。咽干渴饮者，加玄参、知母之类。若属痄腮（腮腺炎），则加夏枯草、紫花地丁诸品。

病案 13

翁某，男，3 岁。

2000 年 11 月 24 日初诊：午后发热半年。半年前腹泻，继发支气管肺炎，咳愈泻停后，发热持续不退，由外地转院来沪，已住院 3 次（多家医院）共 3 月余，化验血常规 20 余次均正常，全身检查包括 CT、核磁共振各项均无阳性发现。每日下午发热达 38.3℃，午夜增至 39℃，凌晨热度自降而未净，经西药治疗，又曾加服甘草清热解毒剂，汗出体表清凉，午后发热如前，经介绍来中医科求治。观患儿面色淡白少华，舌红苔薄白腻，脉细数，纳少便干。

西医诊断：发热待查。

中医诊断：热病。

辨证：久热邪恋，有汗不解。

治法：调和营卫，解肌退热。

方药：桂枝汤加味。桂枝 3 克，炒白芍 6 克，甘草 3 克，黄芩 9 克，藿香 10 克，鸡苏散（包）10 克，生姜 3 片，大枣 3 枚。2 剂。

2000 年 11 月 26 日二诊：药后微汗出热降，午后发热仍达 38.5℃，咽痛，汗出怕风，舌红苔薄白腻，脉细小数，近检查发现双肾轻度积水。乃表证未罢，里热起伏，再拟柴胡桂枝汤出入。

柴胡 6 克，黄芩 6 克，太子参 9 克，桂枝 3 克，炒白芍 6 克，甘草 3 克，桔梗 5 克，炒牛蒡子 9 克，生姜 3 片，大枣 3 枚。3 剂。

2000 年 11 月 29 日三诊：药后汗出递减，热势渐降，苔化薄润，胃纳已馨，大便转调，脉细小数，改投桂枝汤加青蒿 9 克，黄芩 6 克，太子参 9 克，防风 6 克，仙鹤草 15 克。7 剂。

2000 年 12 月 6 日四诊：服上方 4 剂热退已净，病情向愈，神振面淡，舌苔薄润。方用桂枝汤合四君子汤，加当归 9 克，黄芪 6 克，防风 6 克，糯稻根 15 克，服 15 剂，调扶而安。

【按语】患儿发热虽久，热势不高，查无内病，结合面色脉苔观之，辨为太阳中风营卫不和，兼夹湿热，首诊用桂枝加黄芩，即《金匮》阳旦汤，调和营卫，解肌化湿退热。药后汗出怕风，热降未净，午后热升，乃表证未罢，邪已传入少阳，太阳少阳并病，故改投柴胡桂枝汤，和解少阳，兼散表邪。三诊时汗出递减，热势已弱，惟久病正气已虚，余热深居难透，加太子参、仙鹤草扶助正气，助桂枝汤解肌透邪，加青蒿领邪外出，而退余热。患儿发热虽已半年，根据症状辨证分析，病邪尚流连于太少两经，仍选柴胡桂枝汤是以柴胡剂和解少阳为主，加桂枝汤兼散表邪为次，使病邪自少阳转达太阳汗出而解。前后服药 9 剂，辨证选方步步为营，终能热尽病愈。

病案 14

瞿某，女，9 岁。

2000 年 10 月 15 日初诊，高热连续 53 日。在某医院住院已 40 日，每日壮热达 40℃以上，予抗菌治疗，加服“布洛芬混悬液糖浆”始得大汗而热降，约 5 小时后又寒战高热无汗。检查 ESR 63～105 mm/h；腹部 B 超示：肝门后腹膜大血管周围淋巴结增大；骨髓穿刺涂片：粒系增生较明显，部分细胞退行性病变；各种培养均无阳性发现。患儿形体羸瘦，面黄虫斑明显，舌质红苔薄白腻，脉细弦数，刻下体温 40.1℃，自诉胸脘不舒，食欲不振，溲黄便调，先寒战后壮热，畏寒时盖被 2 条，颈淋巴结今肿大。

西医诊断：发热待查。

中医诊断：温病。

辨证：邪热传里，与湿相合，胶结难解。

治法：芳化疏解透达。

方药：藿朴三仁汤加减。藿佩兰（各）10 克，川朴 6 克，苦杏仁 6 克（后下），薏苡仁 20 克，砂蔻仁 3 克（后下各），柴胡 6 克，黄芩 9 克，青蒿 9 克，白薇 9 克，薄荷 3 克（后下），滑石 30 克（包煎），甘草 3 克。3 剂。

2000 年 10 月 18 日二诊：服药 2 剂，周身微汗出，热退转平，不再寒战，苔化根尚薄腻，知饥索食不多，近有咳嗽盗汗，再拟芳香益气化痰止咳。

藿香 10 克，川朴 6 克，苦杏仁 9 克（后下），薏苡仁 20 克，砂蔻仁 3 克（后下各），太子参 9 克，黄芩 6 克，青蒿 9 克，白薇 9 克，滑石 15 克（包煎），甘草 3 克，姜半夏 9 克。4 剂。

2000 年 10 月 22 日三诊：热势转平后未再起伏，已出院。痰咯黄稠，舌红苔微黄腻，纳少汗减。湿痰阻滞中焦，再拟芳香化痰醒胃。

藿苏梗（各）10 克，川朴 6 克，苦杏仁 6 克（后下），薏苡仁 20 克，砂蔻仁 3 克（后下各），太子参 9 克，黄芩 6 克，姜半夏 9 克，橘皮络（各）5 克，茯苓 15 克，滑石 15 克（包煎），甘草 3 克，青蒿 9 克，谷芽 15 克。12 剂。

其后以六君子汤加味调理善后返乡。

【按语】寒战壮热无汗，持续月余，舌红苔腻，纳呆腹胀，病为湿温。高热虽久，表尚未解，里热炽盛，邪尚郁于卫、气之间。故选藿朴三仁汤，轻清宣化湿邪，加柴胡、黄芩，以旋运少阳之枢机，透开表里，使伏遏之邪，得以外达，酌加芳化淡渗之品，湿化则热无所依，热去则湿浊易化，故服药 3 剂，湿热两解，则壮热迎刃而解，病自向愈。

病案 15

王某，男，9 岁。

2006 年 8 月 25 日初诊：低热 1 个月，胃痛 2 周。7 月 21 日，患儿外感发热，体温 38.5℃，经治热降，继发低热起伏不清。刻下体温 37.5℃，咳嗽未止，胃痛灼热嘈杂，心烦口苦，胁胀，渴喜饮冷，纳减转呆，大便秘结，3 日一解，夜眠欠安，舌红，苔薄黄腻，脉细数。听诊两肺呼吸音粗糙。胸片提示两肺纹理增粗。理化检验均正常。胃镜检查：胃窦炎，十二指肠球炎；幽门螺杆菌阴性。

西医诊断：发热。

中医诊断：热病。

辨证：外邪传里，寒热相搏，气机升降失调，邪从热化，胃热炽盛。

治法：宜清热泻火，和胃止痛。

方药：半夏泻心汤合左金丸加减。黄连 5 克，黄芩 9 克，半夏 10 克，太子参 10 克，吴茱萸 3 克，柴胡 4.5 克，川楝子 9 克，延胡索 9 克，枳实 9 克，瓜蒌仁 9

克，九香虫10克，神曲6克，甘草3克。7剂。

2006年9月1日二诊：药后低热已平，胃痛明显减轻，纳食稍增，中脘灼热嘈杂好转，胁胀未作，大便转调，2日一解，夜眠欠安易醒，舌红，苔化薄黄，脉细小数。胃火已折，脾运尚弱，继以清胃助运。

黄连3克，半夏10克，吴茱萸3克，太子参10克，茯神10克，枳壳9克，木香6克，九香虫10克，白扁豆10克，神曲6克，谷芽15克，甘草3克。7剂。

2006年9月1日三诊：药后胃痛未作，灼热嘈杂胁胀均和，纳增便调，舌红，苔薄白微腻，脉细。诸症向和，改以六君子汤合左金丸加减，健脾清胃并行，善后巩固。

【按语】患儿外感后，邪热犯胃，导致胃气痞塞，气机阻滞，胃痛胁胀、灼热嘈杂皆为胃热炽盛之症，治宜清热泻火、和胃止痛。半夏泻心汤是王霞芳常用的《金匮要略》经方。本方寒热互用，苦辛并进，和胃降逆，消痞除满。方中人参、大枣、甘草以养中气，半夏、干姜之辛以降逆止呕，黄连、黄芩之苦以清热燥湿。王霞芳灵活加减，仅选黄芩、黄连、半夏，甘草，常用于治疗急慢性胃肠炎而见呕吐、腹泻、痞满、肠鸣、下痢者。左金丸是针对肝郁化火、胃失和降而见的嗳气吞酸、口苦胁痛等症而设。黄连苦寒，泻火降逆止呕，少佐吴茱萸辛温，以开肝郁止痛，下气降逆和胃。药证相符，药后低热、胃痛均愈。

病案16

邹某，男，4岁。

2005年9月19日初诊：久热1月；哮喘史1年。1个月前高热达40℃，静脉滴注抗生素1周，热降至38℃，迄今持续不退，无汗，咳嗽气促，打嚏清涕，手足心热，夜寐易醒1小时1次，舌红苔薄白根花剥，脉细小数。听诊：两肺呼吸音略粗。

西医诊断：发热。

中医诊断：热病。

辨证：少阳发热。

治法：解表散热，和解少阳。

方药：小柴胡汤出入。柴胡6克，黄芩9克，半夏9克，甘草3克，太沙参(各)10克，青蒿9克，地骨皮10克，茯神9克，柏子仁9克，薄荷3克(后下)，橘皮络(各)5克，谷芽15克，4剂。

2005年9月30日二诊：服上方3剂，汗出热退已净，咳喘均平，当气温超过

30℃时即夜眠烦躁盗汗，动则汗多，苔薄根大剥，脉细小滑，大便偏干。乃热病后气阴耗伤，心神失养。拟生脉散加味。

太沙参(各)9克，麦冬9克，五味子3克，茯神10克，柏子仁10克，生地黄10克，牡丹皮10克，竹叶9克，白芍9克，龙齿15克(先煎)，浮小麦15克，大枣5个。

2005年10月28日三诊：上方调理颇合，汗减，纳可便干，诸恙向和，惟小便短数，夜尿2～3次，时尿床，渴饮，苔花剥有津，脉细尺弱。心肾两虚，治拟上法出入，心肾兼顾。

上方去浮小麦，加生首乌9克，桑螵蛸9克，覆盆子9克，7剂。

2005年11月25日四诊：上法调理后，大便自调(自幼便干艰行)，苔得薄布微剥，夜尿少，半月尿床1次，症有改善，守方巩固疗效。

上方加益智仁，去牡丹皮、大枣。

【按语】仲景论少阳病："伤寒中风，有柴胡证，但见一证便是，不必悉具。"该患儿高热虽降，低热起伏不退，兼有咳嗽，可予小柴胡汤。因其低热已久，故加青蒿、地骨皮清虚热从阴分而出，得汗出而热退。次诊见烦躁汗多，苔剥便干，乃热病后气阴两耗，改投生脉散益气养阴，加生地黄、牡丹皮凉血清热；茯神、柏子仁、竹叶、龙齿、浮小麦、大枣清心安神敛汗润肠。三诊时苔尚剥，尿频夜遗，心肾虚象显露，再拟心、肺、肾三经同调善后。

病案 17

李某，男，7岁。

2003年5月19日初诊：午后低热1个月。患儿1个月前无明显诱因下出现午后低热，体温37.5～37.7℃，至夜不退，晨起热平，经抗生素治疗无效。既往有低热史，已排除肺结核、肿瘤、风湿、血液系统疾病等。刻下无咳，纳便正常，舌红苔微黄腻，脉小数。

西医诊断：发热待排。

中医诊断：湿温。

辨证：里热蕴郁湿热不清。

治法：清热化湿，芳香辟秽。

方药：三仁汤加减。藿香9克，佩兰9克，厚朴6克，苦杏仁6克(后下)，薏苡仁30克，黄芩6克，青蒿9克，白薇9克，猪苓10克，茯苓10克，甘草3克，青皮3克，陈皮3克，甘露消毒丹6克(包煎)。7剂。

药后低热消退，未再起伏。

【按语】患儿以往素有低热史，近来午后低热逗留难解1个月，辨属里热蕴郁，湿热不清，属湿温证。王霞芳常用三仁汤佐以藿香、厚朴、甘露消毒丹加减芳香化湿清热，治疗湿热互结，低热缠绵不退之证。邪热日久，潜入阴分，酌投青蒿、白薇领邪外出，专清阴分余邪，选方确切而奏效。

病案18

张某，男，6岁。

2002年5月15日初诊：反复发热2个月。患儿因高热惊厥住某医院已2个月，曾昏迷2小时，惊厥、抽搐8次。检查发现脑脊液有异常细胞84个，白细胞3.1×10^9/L，余项均正常。刻下盗汗淋多，食欲不振，乳蛾红肿，面黄神慢，舌淡红苔薄白，脉濡细小。

西医诊断：病毒性脑膜炎。

中医诊断：久热。

辨证：病久正虚，邪热留恋，营卫不和。

治法：调和营卫，祛邪退热。

方药：桂枝汤加味。桂枝3克，炒白芍9克，甘草3克，青蒿9克，白薇9克，太子参9克，黄芩6克，朱茯神10克，钩藤9克(后下)，浮小麦15克，生姜3片，大枣5枚。5剂。

2002年5月20日二诊(代诊)：患儿服前方上午热退，午后潮热，体温37.7～38℃。近进食冷饮、西瓜，加之劳累，病复又呕吐，昏迷4小时，再次住院，经抢救后苏醒。现仍有低热，抽搐缓解，汗多，嗳气，入睡难，性躁易怒，舌红苔薄白，脉细滑小数。拟上法加减。

桂枝3克，白芍6克，甘草3克，龙齿30克(先煎)，煅牡蛎30克(先煎)，黄芩9克，钩藤9克(后下)，太子参10克，麦冬9克，五味子5克，炒牛蒡子10克，生姜3片，大枣5枚。7剂。

2002年5月27日三诊：药后低热退净，胃和不呕，唯汗多，性躁易怒。近日热势又高，左手抖动，再住某医院，作腰脊穿刺未见异常。脑电图提示有慢棘波。拟诊：痫证可能。予服丙戊酸钠片。中医辨证前法颇合，仍宗前义。

上方去牛蒡子；加茯神12克，竹叶10克。7剂。

2002年6月3日四诊：中药调治后，抗力增强，2月余未再感冒发热，痫证未发，左手不抖，夜寐转安，汗减神振，学习成绩进步，尚有流涎。丙戊酸钠减至每日半片。前法守方加减，巩固疗效。

2002 年 5 月 27 日方，继服 7 剂。

【按语】中医学本无病毒性脑膜炎病名，本例据证候分析当属“温病”“急惊风”等范畴。患儿外感温热病毒，初起热高，神昏抽搐，痰热壅盛上扰脑窍，本须清热泻火解毒，豁痰息风重剂急救之。患儿虽已经西药抢救苏醒，但症情反复，再次昏迷呕吐，热势起伏不清，是为病久正虚，邪热留恋，营卫不和，今选桂枝汤调和营卫，以青蒿、白薇诸药领邪外出，药投数剂，久热即获退清。考吴鞠通《温病条辨》下焦篇 33 条：“温病后，脉迟，身凉如水，冷汗自出者，桂枝汤主之。”此条曾备受后世医家质疑。但经王霞芳数十年临床实践探索，认为该论点颇合现代临床：温热病经抢救治疗后，壮热虽降，往往余热缠绵起伏，汗多肢凉神慢，乃病后营卫已耗而邪热未彻，用桂枝汤加味调和营卫，扶正祛邪，余热加青蒿、黄芩、白薇；汗多加龙骨、牡蛎，不失为温病恢复期的一种特定治法。

病案 19

马某，男，2 岁。

2004 年 8 月 9 日初诊：发热持续 4 日。暑月感邪，体温 39.5℃左右，持续不退，曾服退热药未效。刻下，头重发热无汗，肤热灼手，哭诉头部不适，纳呆，溲赤，大便尚调，舌质红苔黄腻，指纹红紫细达风关。

西医诊断：夏季热。

中医诊断：暑热。

辨证：暑热夹湿袭卫，腠闭邪热不透。

治法：解表清暑，化湿透热。

方药：香薷饮加味。香薷 3 克，厚朴 5 克，白扁豆 15 克，清水豆卷 12 克，金银花 9 克，连翘 9 克，茯苓 10 克，车前子 9 克(包煎)，生甘草 3 克，黄芩 6 克，生栀子 9 克，神曲 10 克。3 剂。

2004 年 8 月 13 日二诊：服药 2 剂后，汗出热退，继之咳嗽又起，胃口不开，两便调，苔薄白微腻，指纹转红细达风关。尚有痰热阻络。拟温胆汤加减，清疏化痰止咳。

陈皮 6 克，橘络 6 克，半夏 6 克，茯苓 9 克，甘草 3 克，炒枳壳 6 克，竹茹 6 克，桑叶 6 克，枇杷叶 9 克，竹叶 6 克，车前子 9 克(包煎)。7 剂。

2004 年 8 月 20 日三诊：暑热退尽，痰化咳和，胃口已开，苔化薄润。再拟调理肺脾，益气养胃，巩固疗效。

太子参 6 克，石斛 9 克，谷芽 10 克，陈皮 3 克，制半夏 6 克，茯苓 10 克，甘草

3克,苦杏仁6克,竹茹6克。7剂。

随访,家长告知病愈。

【按语】患儿年幼,质薄不耐暑月高温,暑热袭卫夹湿,膝闭不能透邪,高热不退,选香薷饮加清水豆卷、金银花、连翘、栀子、黄芩等味,解表祛暑,清热化湿。服药2剂,高热退净,后咳嗽又起,投温胆汤加清肺止咳药合用收效。暑热极易伤津耗气,故暑热退后,以二陈汤健脾化痰,兼太子参、石斛、谷芽益气生津养胃,调理巩固。

病案20

曹某,男,3岁。

2011年6月13日初诊:发热起伏5日。现发热,体温近40℃,汗出不彻,口臭,纳谷不多,小便短数,大便偏干,近来便秘,3日1次,形瘦,咽蛾肿痛,舌质红,苔薄白腻,脉细滑数。有反复感冒发热史4个月。检查血、尿常规均正常。

西医诊断:发热。

中医诊断:暑热。

辨证:属过敏体质,汗出易感外邪而发热,近感暑邪,服西药后,汗出而暑热未彻。

治法:透发清暑,通腑泻热。

方药:清水豆卷10克,滑石12克(包煎),甘草3克,苦杏仁6克(后下),生薏苡仁30克,柴胡5克,黄芩6克,桔梗5克,炒牛蒡子10克,金银花10克,大青叶15克,炒莱菔子10克,连翘10克。5剂。

2011年6月18日二诊:药后暑热已清,苔化薄白,纳谷略增,大便通调。再拟四君子汤加味,扶正达邪,预防复发。

太子参9克,南沙参9克,生白术9克,茯苓9克,甘草5克,桔梗6克,炒牛蒡子10克,金银花10克,大青叶15克,炒莱菔子10克,连翘10克,谷芽15克,鸡苏散10克(包煎)。10剂。

【按语】幼儿过敏易感体质,汗出易感外邪而发热,近感暑邪,有汗而暑热未彻,先拟透发清暑、通腑泻热。清水豆卷清透暑热利湿,多用于暑热不解诸症;柴胡、黄芩疏表清里;桔梗、炒牛蒡子、金银花、大青叶清热解毒利咽;苦杏仁、炒莱菔子、连翘宣上通腑泻热;生薏苡仁、甘草、滑石淡渗利湿;全方上下分消,使邪有出路以退暑热。药后暑热已清,以四君子汤加味健脾养胃,扶正达邪,预防复发。

病案 21

陶某，女，5 岁。

2006 年 8 月 4 日初诊。高发热 1 周。西医应用抗生素及退热药后，热降，但低热迁延不清，刻下 37.7℃以上，鼻塞流涕打嚏，微咳有痰，纳减恶心，大便偏干，2 日 1 次，舌红苔微黄腻，脉濡小数。

西医诊断：低热。

中医诊断：湿温。

辨证：患儿素体脾虚夹湿，感邪后湿热滞留于内，低热起伏难消。

治法：上、中、下三焦分消湿热。

方药：选三仁汤和六一散加减。藿香梗(各) 10 克，苏梗 10 克，厚朴 6 克，苦杏仁 9 克(后下)，薏苡仁 30 克，砂仁 3 克(后下)，白豆蔻 3 克(后下)，黄芩 9 克，桔梗 5 克，牛蒡子 10 克，辛夷 10 克(包煎)，薄荷 5 克(后下)，六一散 12 克(包煎)。7 剂。

2006 年 8 月 11 日二诊：药后低热已清，自诉中脘胀痛，恶心纳呆，口臭，额头多痱，大便转调，间日 1 次，尚有涕嚏咳嗽，脉濡，舌红苔厚腻黄绿。再以上法加减。

藿香 10 克，佩兰 10 克，厚朴 9 克，苦杏仁 9 克(后下)，薏苡仁 30 克，砂仁 3 克(后下)，白豆蔻 3 克(后下)，茯苓 15 克，苍术 10 克，姜黄连 6 克，辛夷 10 克，蝉蜕 9 克，炒枳壳 9 克，莱菔子 10 克，连翘 10 克。7 剂。

2006 年 8 月 18 日三诊：上方颇合，纳增胃开，知饥索食，脘腹不痛，大便转调，鼻炎大瘥，尚有晨嚏 1～2 次，舌淡红苔化薄润，脉细。

症渐向和，上法加益气扶土之品进治。

【按语】患儿素体脾虚夹湿，感邪后湿热滞留难消，辨属湿热弥漫上、中、下三焦，先拟三焦分消湿热，三仁汤合六一散加减治之。二诊时，热清初效，药已中病，但苔尚厚腻，脘痛纳呆恶心，守方加苍术、黄连辛散苦寒，加重燥湿运脾；炒枳壳、莱菔子、连翘行气消导，通腑泻热。药后，上、中、下三焦湿热自表里分化，苔化纳增，热净便通，守方加益气扶土之品调治之，兼扶肺胃以善后。

病案 22

仲某，男，8 岁。

2001 年 7 月 12 日初诊：发热 18 日，体温 37.5～39℃；微有汗出，白痱隐布；

二便尚通，胃纳一般；舌质红、苔黄腻垢浊，脉滑数。住院多日，各项检查均无特殊。

西医诊断：发热。

中医诊断：暑热。

辨证：暑热挟湿，湿热郁蒸，病势缠绵，而出现湿遏热伏之证。

治法：化湿清热。

方药：清水豆卷 12 克，厚朴 4.5 克，佩兰 12 克，赤茯苓 12 克，连翘 9 克，白薇 9 克，青蒿 6 克，白豆蔻 3 克，薏苡仁 15 克，黄芩 6 克，六一散 12 克（包煎）。3 剂。

2001 年 7 月 15 日二诊：热仍升降，尚未退清，白痱明显，苔腻稍松，再拟清化湿热。

连翘 9 克，赤茯苓 12 克，佩兰 12 克，厚朴 4.5 克，金银花 9 克，青蒿 9 克，白薇 9 克，陈皮 5 克，枳壳 5 克，六一散 12 克（包煎），荷叶 3 克。2 剂。

2001 年 7 月 17 日三诊：热初平，白痱隐退，舌苔渐化，再予上方 2 剂。

2001 年 7 月 19 日四诊：暑热已清，汗出较多，小溲尚赤，形色清瘦；舌淡红、苔净，脉软。乃湿化热清，元气受耗，再以益气健脾、生津清热为法，调理数剂而愈。

【按语】本案为夏月伤暑，时值梅雨，故又夹湿，而见湿遏热伏之证；湿热逗留气分，蒸郁不化而生白痱，且舌苔黄腻垢浊。治以清水豆卷轻清透达，清热利湿；赤茯苓、白豆蔻、薏苡仁利水化湿，佩兰化湿祛暑，厚朴行气化湿；连翘、黄芩清肺热；青蒿、白薇清虚热并透伏热使从外解；六一散清暑利湿。3 剂后，暑湿略化，然热势仍较盛，再予前法调整，去清水豆卷、白豆蔻、薏苡仁、黄芩，加金银花、陈皮、枳壳、荷叶，其中金银花清气分之热，荷叶舒散暑热，陈皮、枳壳行气化湿，继服 5 剂，湿化热清，白痱渐消。但发热虽平，汗多神萎，辨其证已无实邪，气虚为主，继予益气生津，调理而愈。

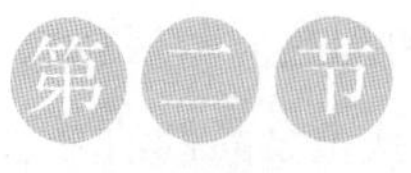

第二节 脾系疾病

本论载录王霞芳治疗小儿脾系疾病的病案，主要包括厌食、脘腹痛、便秘、呕吐、泄泻及口疮。

一、厌食

病案 1

李某,男,10 月龄。

2012 年 4 月 13 日初诊：不欲进食近 2 个月。患儿出生后,母乳喂养 4 个月,生长发育良好,改用奶粉喂养后,初厌奶粉,继之厌食、拒食,近 2 个月来,体重不增,面黄少华,口气臭秽,入睡困难,睡时露睛,寝汗淋多,二便尚调,舌略红,苔腻微黄罩灰,指纹色紫及风关。

西医诊断：厌食,营养不良。

中医诊断：厌食。

辨证：饮食失调,伤脾积食。

治法：消导健运苏胃。

方药：

(1) 针刺四缝穴,未见黏液。

(2) 董氏开胃散外敷神阙穴 1 周。

(3) 苍术 9 克,厚朴 9 克,茯苓 9 克,炒莱菔子 9 克,谷芽 9 克,7 剂。加水煎汤喂服。

(4) 医嘱：暂停奶粉,改用米粥、面糊加鱼、虾、菜泥等喂养。

2012 年 4 月 20 日二诊：近 1 周来,胃开纳增,面色转润,舌转淡红,苔化薄润,指纹色淡紫方及风关,症情全面改善向愈。仍用外治法：董氏开胃散外敷 2 周。

【按语】 胃主受纳,为水谷之海,其气主降;脾主运化,为生化之源,其气主升。病因由母乳改喂奶粉,不合该婴儿脾胃本性,纳运失职,升降失常,水湿与乳食互结,停聚于中不化,则苔腻口臭,致患儿厌食、拒食,导致体重不增。王霞芳予苍术、厚朴、茯苓燥湿运脾,行气开胃;莱菔子、谷芽消食养胃。张景岳谓"其脏气轻灵,随拨随应,但能确得其本而撮取之,则一药而愈"。王霞芳对症下药,药仅 5 味,甘淡平和,顾护婴儿芽嫩脾胃生生之气,配合针刺四缝穴及开胃散外敷。7 剂即使患儿胃开纳增,效如桴鼓,家长感谢万分。王霞芳指出医嘱十分重要,病因既明,家长应改从饮食调护,暂停乳品,改喂米面糊,以免宿乳未消,又添新弊。汤药味苦乳婴儿难喂影响疗效,王霞芳改制成散剂,并外敷"董氏开胃散"于神阙穴,改变给药途径;又加针刺四缝穴,通过经络作用,药味自脐孔窜入,借助腧穴的渗透，使药性直达病所，调整脾胃运化功能，简便易行，家长配合度高，疗效确切。

病案 2

刘某，女，1岁10个月。

2012年4月20日初诊：食欲不振、便秘20个月。患儿出生后采用人工喂养，初生3个月内饮奶量多，后量渐减，大便秘结，须用开塞露方解，大便下干粗坚行，时有肛裂出血，服用益生菌无效。拒食米面蔬菜，喜饮奶粉，日进500毫升以上，口气臭秽，夜眠不安，寝汗淋多，舌红，苔薄微腻，指纹紫红过风关。肠道钡剂造影：乙状结肠冗长，肠道钡剂通过延迟。

西医诊断：神经性厌食，便秘。

中医诊断：厌食，便秘。

辨证：因乳食不节，积滞于内化热，纳运失司腑气不通。

治法：消积导滞，清热通腑。

方药：小承气汤加味。

(1) 针刺四缝穴，1指有黄色黏液。

(2) 董氏开胃散外敷神阙穴1周。

(3) 生大黄3克(后下)，炒枳实6克，厚朴9克，瓜蒌仁9克，苦杏仁9克(后下)，桃仁3克，炒莱菔子9克，连翘9克，大腹皮9克。7剂。水煎口服。

(4) 医嘱：减少奶粉总量，并稀释之，增米面、肉蛋、菜泥等为主食喂养，1日3次。

2012年4月27日二诊：上法内外合治初效，纳谷渐增，口臭递减，大便转调通行，盗汗减半，夜眠欠安，舌红，苔微黄腻而紧，指纹紫红过风关。上法初效，仍守前义。

(1) 董氏开胃散外敷神阙穴2周。

(2) 小承气汤加味：生大黄3克(后下)，炒枳实6克，厚朴9克，瓜蒌仁9克，苦杏仁9克(后下)，桃仁3克，炒莱菔子9克，连翘9克，大腹皮9克，炒鸡内金9克，生麦芽9克。12剂。

2012年5月8日三诊：纳谷略增，口臭已除，能每日解便，质软成堆，无腹痛，舌红，苔化薄，根尚腻，指纹紫红过风关。再拟上法进治。

(1) 董氏开胃散外敷神阙穴1周。

(2) 小承气汤加味：生大黄3克(后下)，炒枳实6克，炒枳壳6克，厚朴9克，全瓜蒌9克，苦杏仁9克(后下)，桃仁3克，炒莱菔子9克，槟榔9克，生山楂6克，谷芽9克。8剂。

2012年5月18日四诊：纳谷增1倍，口臭全无，大便已调，每日一行，夜眠转安，微有寝汗，舌尖红，苔薄白润，指纹淡红方达风关。病已向愈，再拟巩固。

(1) 董氏开胃散外敷神阙穴2周。

(2) 小承气汤加味：生大黄3克(后下)，炒枳实6克，炒枳壳6克，厚朴9克，全瓜蒌9克，桃仁3克，炒莱菔子9克，谷芽9克，槟榔9克，生山楂6克，生甘草3克。8剂。

【按语】《证治准绳》述："小儿宿食不消者，胃纳水谷而脾化之，儿幼不知撙节，胃之所纳，脾气不足以胜之，故不消也。"患儿因父母养护失宜，喂奶过多失节，致乳食积聚不化，酿湿生热，久而损伤脾胃，纳运失司，故致苔腻口臭、厌食拒食、大便秘结。王霞芳灵活选用经方小承气汤加味治疗，方中厚朴行气散满，枳实下气除痞，大黄泻热通便；配伍苦杏仁、瓜蒌仁、桃仁质润多脂，润肠通便；莱菔子、连翘取保和丸意，消积清热；大腹皮、槟榔下气通腑；谷芽、麦芽、炒鸡内金、生山楂消食化积，健胃助运。诸药合用，消积清热导滞，下气润肠通腑，乃宗六腑以通为用之旨。配董氏开胃散外敷，宿食自消便秘得通，胃纳自苏和而纳增。以承气汤加味治疗幼儿厌食兼便秘症，以通为治，古方今用，一举两得而收佳效。

病案3

龚某，男，6岁。

2012年5月4日初诊：不欲进食3年余。婴儿期，家长喂饮患儿奶粉量多，未予节制。添加辅食时，又常喂高热量的厚味食品，期望滋补强身，强迫进食则欲吐，逐渐厌恶进食。原有鼻炎史，症情反复。西医诊断为厌食，鼻炎。予益生菌、健胃消食片、抗过敏药等药治疗，疗效欠佳，食欲不振。刻诊：患儿纳少厌食，时咬甲，面黄少华，山根青筋显现，盗汗淋多，动则汗出，晨嚏流涕，夜卧张口呼吸，大便二三日一行干结艰行，或肛裂出血，形瘦矮小，生长迟缓，舌尖红，苔薄润中裂，脉细，关弦小数。

西医诊断：厌食，鼻炎。

中医诊断：厌食。

辨证：喂养不当，湿食里滞，脾失健运而不思食。

治法：消食化滞，健脾渗湿兼通窍。

方药：先予外治法，结合内服保和丸合四苓散加减。

(1) 针刺四缝穴,4 指有黄白色黏液。

(2) 董氏开胃散外敷神阙穴 2 周。

(3) 连翘 9 克,炒莱菔子 9 克,炒枳实 6 克,茯苓 9 克,猪苓 9 克,槟榔 9 克,使君子 9 克,桔梗 3 克,辛夷 9 克(包煎),苍耳子 9 克,蝉蜕 6 克,石菖蒲 6 克,金银花 9 克。14 剂。

2012 年 5 月 18 日二诊:纳谷渐增,面色转润,神振活泼,山根青筋减淡,鼻通,晨起微塞嚏少,盗汗淋多,大便一二日一行,干粗艰行,舌尖红,苔润中裂,脉细小数。四君子汤合保和丸加减,消补兼施。

(1) 针刺四缝穴,2 指有黄白色黏液。

(2) 董氏开胃散外敷神阙穴 2 周。

(3) 太子参 9 克,白术 9 克,茯苓 9 克,炒莱菔子 9 克,连翘 9 克,炒枳实 6 克,槟榔 9 克,桔梗 3 克,辛夷 9 克(包煎),石菖蒲 6 克,金银花 9 克,天花粉 9 克。14 剂。

2012 年 6 月 1 日三诊:纳谷渐增,大便亦调,盗汗阵出,鼻痒涕清,舌红,苔化薄润,中裂,脉濡细。异功散加减。

(1) 针刺四缝穴,已无液。

(2) 董氏开胃散外敷神阙穴 2 周。

(3) 太子参 9 克,白术 9 克,茯苓 9 克,陈皮 6 克,炒莱菔子 9 克,连翘 9 克,炒枳壳 6 克,大腹皮 9 克,藿香 6 克,辛夷 9 克(包煎),石菖蒲 6 克,金银花 9 克。14 剂。

2012 年 6 月 15 日四诊:胃开纳谷显增,鼻通无涕,大便转调,舌边尖红,苔薄中裂,脉细和。症已向愈,唯寝汗尚多。改予生脉散加味调理巩固之。

太子参 9 克,北沙参 9 克,麦冬 6 克,五味子 3 克,白芍 9 克,生龙骨 30 克(先煎),生牡蛎 30 克(先煎),炒枳实 6 克,枳壳 6 克,连翘 9 克,炒莱菔子 9 克,谷芽 9 克。14 剂。

【按语】家长喂养患儿奶粉过多,继之肥甘厚味杂进以期滋补助长,却不知“饮食自倍,肠胃乃伤”,损伤脾胃,致纳运失司,水谷难以运化,酿湿化热,清气不升,腑气不降。辨证属实积于里而厌食,初期以消为主,予枳实、槟榔、莱菔子、连翘消食化滞,清热通腑,取保和丸意;茯苓、猪苓取四苓散意,健脾利湿苏胃,加辛夷、石菖蒲、苍耳子兼治鼻炎,遂能取效。二诊、三诊时患儿胃纳渐增,然里滞未清,证属虚中夹实,病至中期拟消补兼施,改以四君子汤加味益气扶脾助运,振奋胃气。四诊,患儿纳增明显,胃开病愈,寝汗尚多,苔化薄中裂,病至后期,显示气阴两虚,应益气生津敛汗,健脾养胃,改予生脉散加味巩固后效。

病案 4

王某，女，4 岁。

2007 年 3 月 23 日初诊：厌食 3 年。患儿 1 岁后经常感冒发热咳嗽，平均每月感冒 1 次，饮食渐减，形体消瘦，夜有寝汗，大便尚调，夜寐欠安。近年有反复感冒史，厌食，体重未增，曾去多所医院就诊，用药不详，症情无明显改善。刻诊：目前进食量少（每日 100 克），面黄少华，形体偏瘦，腹满便艰，舌苔薄滑，脉浮细缓。

西医诊断：厌食。

中医诊断：厌食。

辨证：营卫不和，脾胃气机升降失调。

治法：调和营卫，运脾化痰醒胃。

方药：选桂枝汤加味。

（1）针刺四缝穴，3 指有液。

（2）桂枝 3 克，白芍 6 克，炙甘草 3 克，生姜 3 片，大枣 5 枚，陈皮 6 克，半夏 9 克，苦杏仁 6 克(后下)，瓜蒌仁 9 克，炒莱菔子 9 克，连翘 9 克。7 剂。

（3）医嘱：增加米面主食，饮食宜清淡、易消化，控制进餐时间，逐步加量，不能强喂；注意天气冷暖加减衣被，避免感冒。

2007 年 3 月 30 日二诊：药后痰少咳差瘥，纳谷渐增，大便畅行，唯寝汗仍多。守上方加减续服。

桂枝 3 克，白芍 6 克，炙甘草 3 克，生姜 3 片，大枣 5 枚，陈皮 6 克，制半夏 9 克，苦杏仁 6 克(后下)，炒莱菔子 9 克，糯稻根 15 克，浮小麦 15 克。7 剂。

2007 年 4 月 6 日三诊：上方调治 2 周，胃开纳馨，继以六君子汤合桂枝汤调扶而安。

【按语】临床常见厌食患儿素体腠疏，营卫失司汗出淋多，易受外邪反复感冒。又脾胃主一身之营卫，营卫主一身之气血。复感儿营卫不和，常能影响脾胃气机升降，而致胃纳不振，故厌食与复感互为因果，迁延不愈。本病消既不宜，补又不合，治当调和营卫、促醒胃气使之思食。选桂枝汤加味治疗小儿厌食，重在和营固卫、健脾苏胃，又称倒治法。桂枝汤药仅五味，味甘辛酸，均可作调味之用，甘草合桂、姜辛甘以化阳，甘草合芍、枣又能酸甘化阴，阴阳并调，自能苏醒胃气。本方更能使患儿营卫协调，正气充沛，抗力增强，生长发育良好，故又可称此剂为体质改善剂、强壮剂。

病案5

欧阳某，男，9岁。

2012年7月13日初诊：不欲进食8年余。患儿出生后即患新生儿黄疸，当时诊断为母乳性黄疸，遂停母乳，改予奶粉喂养，随即出现厌奶、拒奶，其后长期纳谷不馨，食少拒食，有反复呼吸道感染史。近感风邪，时作嚏涕微咳，咽红，面色萎黄，唇色淡，山根青筋，大便干间日一行。舌尖红，苔薄白微腻，脉细濡小。

西医诊断：厌食，反复呼吸道感染。

中医诊断：厌食。

辨证：脾胃气虚证。体脾虚痰湿内生，厌食已久，新感风邪，痰热阻于气道。

治法：清肺疏化痰热，醒脾化湿消食。

方药：

(1) 针刺四缝穴，2指有白色清稀黏液。

(2) 藿香6克，紫苏梗9克，浙贝母9克，苦杏仁9克(后下)，南沙参9克，砂仁3克(后下)，炒枳实6克，连翘9克，炒莱菔子9克，生甘草3克。14剂。

2012年7月27日二诊：药后知饥索食知味，咳已向和，大便两日一行，干粗艰行，面色淡黄少华，唇淡，山根青筋，舌边红，苔薄白根微腻，脉沉细软。上法尚合，仍宗前义。

(1) 针刺四缝穴，2指有白色清稀黏液。

(2) 藿香6克，炒白术9克，茯苓9克，广木香6克，砂仁3克(后下)，炒枳壳6克，炒枳实6克，炒莱菔子9克，连翘9克，赤芍6克，桃仁3克，川芎6克。14剂。

2012年8月17日三诊：药后胃口大开，知饥索食，面黄转清润，唇转淡红，大便转调，舌红苔薄润，脉沉弦滑。异功散加减。

(1) 针刺四缝穴，1指有少许黏液。

(2) 太子参9克，白术9克，茯苓9克，陈皮6克，炒枳壳6克，炒枳实6克，当归9克，赤芍6克，桃仁3克，川芎6克，生甘草3克。14剂。

【按语】患儿初生患疾，先天不足，脾胃两虚。《诸病源候论》曰："脾胃二气俱虚弱，故不能饮食也"，说明脾胃气虚则纳运无权而不思食。李东垣又曰"百病皆由脾胃衰而生也"，脾失健运，水谷不能化生精微，酿为痰浊，上贮于肺，故有谓"脾为生痰之源，肺为贮痰之器"，由此导致患儿痰湿内滞而厌食、易感外邪，反复呼吸道感染。初诊新感风邪，邪热羁留，痰热互结于气道，王霞芳先拟清肺化痰，化湿醒脾。方中藿香芳香醒脾化湿，苏梗外能解表，内能行气宽中化痰止咳，相合为君；苦杏仁、浙贝母、南沙参清肺化痰；砂仁芳香开胃，配枳实、莱菔子、连翘消滞通腑。二、三诊时，患儿痰化咳愈，纳增胃口大开，但厌食已久，气血生化乏源，面黄唇淡，改予异功散益气健脾醒胃，加养血和血之当归、赤芍、川芎、桃仁气血双调，扶元以助生长发育。王霞芳一贯强调厌食儿运化力原弱，不可壅补，过补则呆胃，宜运补兼施，故予白术、茯苓伍藿香、砂仁、莱菔子、木香等药芳香理气运脾醒胃而获效。

二、脘腹痛

病案1

钱某，女，8岁。

2003年11月14日初诊：胃痛2个月。近2个月，患儿经常胃痛、厌食，伴发呕吐、腹泻2次，经用西药治疗，病情反复不愈。胃肠钡餐检查(GI)结果：胃窦炎伴十二指肠球炎。来中医儿科求治，面黄形瘦，盗汗多，手足清凉，按脘腹尚软，大便偏干，舌红赤，苔薄微腻，脉细小弦。

西医诊断：慢性胃炎。

中医诊断：胃脘痛。

辨证：脾胃本虚，肝气失调，导致气滞胃痛。

治法：温中健脾养胃，疏肝理气止痛。

方药：桂枝汤合四逆散、左金丸加减。桂枝3克，炒白芍9克，甘草3克，柴胡5克，炒枳壳6克，太子参9克，炒白术10克，吴茱萸3克，姜黄连3克，炒九香虫10克，佛手6克，谷芽15克，麦芽15克。7剂。

2003年11月21日二诊：药后纳增，多食则胃痛，少食则饥，大便转调，舌红，苔化薄白，脉细小弦，药获初效。守前方去柴胡，加饴糖30克(冲服)。7剂。

2003年11月28日三诊：服上方后，胃和不痛，尚有嗳气，纳增大半碗，便调，盗汗已和，手足清冷。再拟桂枝汤加味。

桂枝3克，炒白芍6克，甘草3克，生姜3片，大枣5枚，炒九香虫10克，佛手6克，太子参9克，茯神10克，谷芽15克。14剂。

药后患儿知饥索食，手温胃和痛停。

【按语】该儿患慢性胃炎，伴发呕吐、腹泻，据胃痛厌食日久、盗汗多、手足清凉、便干及舌红脉弦等症，王霞芳辨为脾胃寒热不调，肝胃气机失和致脘痛呕泄。故首诊选用桂枝汤调和脾胃，调和阴阳，合四逆散疏肝理气，调畅气机；加用吴茱萸、姜黄连(即左金丸)辛开苦降,寒热并用,清肝开郁降胃止呕;九香虫、佛手理气止痛;太子参、炒白术、谷芽、麦芽益气,扶正醒胃,诸药合用,达到温中健脾养胃、疏肝理气止痛之功。

病案 2

陈某,男,5 岁。

2007 年 9 月 15 日初诊:胃痛、呕吐清水反复 2 个月。夏月嗜冰饮冷,寒饮伤中引发脘痛、呕吐日数次 2 个月,纳谷不多,面黄形瘦,大便偏干,1～2 日 1 次,眠可盗汗,动则汗出,舌淡红,苔薄腻,脉细弦。

西医诊断:胃痛。

中医诊断:胃脘痛。

辨证:中土虚寒,饮冷伤胃,胃失和降作痛。

治法:温中散寒止痛,和胃止呕。

方药:理中汤合橘皮竹茹汤化裁。党参 10 克,干姜 2 克,白术 10 克,炙甘草 3 克,吴茱萸 3 克,川椒 3 克,姜半夏 10 克,陈皮 6 克,姜竹茹 10 克,炒枳壳 9 克。5 剂。

医嘱:忌冰饮、油炸、烧煎食品;宜食温热、易消化食物;注意胸背保暖。

2007 年 9 月 15 日二诊:药后胃痛、呕吐已和,纳谷不多,大便偏干,汗多,舌淡红,苔化薄白润,脉细软。再拟温中益气,健脾和胃。香砂六君子汤加减。

党参 10 克,白术 10 克,茯苓 12 克,炙甘草 3 克,半夏 10 克,陈皮 6 克,砂仁 3 克(后下),炒枳壳 9 克,鸡内金 6 克,谷芽 15 克,麦芽 15 克,糯稻根 15 克。7 剂。

后患儿纳增便调,诸症均和。

【按语】理中汤乃治疗小儿脾胃虚寒诸症的主要方剂。方中党参温补中气,干姜温里散寒守中,辅以白术、炙甘草加砂仁芳香扶中;温运脾阳暖胃。姜半夏、陈皮、姜竹茹化饮降逆止呕;吴茱萸辛温,入肝胃经,加强温中止痛之效。服药 5 剂,即获呕吐止、胃痛和。王霞芳提示:嗜食生冷冰饮是现代引发小儿胃痛的主要病因,小儿脏腑薄弱,易受寒侵,又贪食生冷,不知节制,寒饮伤中脘痛,故首当温中散寒止痛;药后痛停呕止,症情向愈,再予香砂六君子汤温胃补土,扶正达邪,调理善后。

病案 3

王某,男,6 岁。

2009年6月19日初诊：胃痛1个月。自幼纳佳嗜食失节，性躁易怒。1个月前，过食伤中后胃脘胀痛，进食痛增，泛酸恶心，纳食骤减，大便日行干结难解，夜眠欠安，舌质红，苔薄白腻，脉细弦。

西医诊断：胃痛。

中医诊断：胃脘痛。

辨证：饮食失节伤中，肝气横逆犯胃。

治法：疏肝理气，和胃止痛。

方药：四逆散加味。柴胡6克，炒白芍10克，炒枳壳6克，炒枳实6克，甘草3克，炒九香虫10克，茯神10克，炒莱菔子10克，连翘10克，炒鸡内金10克，谷芽15克，瓜蒌仁10克。7剂。

2009年6月26日二诊：服上方后，胃痛缓解，次减，偶有泛酸，纳增胃开，大便转调，舌红，苔化薄白，脉细。守方加减。

柴胡6克，炒白芍10克，炒枳壳6克，炒枳实6克，甘草3克，炒九香虫10克，茯神10克，炒莱菔子10克，连翘10克，瓜蒌仁10克，海螵蛸10克，佛手6克。14剂。

随访胃痛未作。

【按语】患儿饮食不节，脾胃受损，胃脘胀痛，纳减恶心泛酸，苔腻，脉细弦；又性躁易怒，气机不畅，肝失疏泄横逆而致胃痛。故选用四逆散加味减，疏肝理脾，调畅气机。方中柴胡疏肝理气，调和肝胃，有“火郁发之”之义；佐以枳实下气化滞，配连翘、莱菔子、瓜蒌仁既可消食化痰，又能通腑消胀；芍药、甘草柔肝缓急止痛；九香虫入肝经，理气止痛效佳。二诊时，患儿诸症好转，再加海螵蛸制胃酸，佛手理气醒胃，巩固治疗而痊愈。全方合用能使中焦气机通畅，升降有序，有助于患儿正气恢复，故能获佳效。

病案4

王某，男，6岁。

2010年3月24日初诊：胃痛反复2个月。近2个月经常胃痛，喜按，曾伴发呕吐、腹泻2次，GI示：胃窦炎伴十二指肠球炎。经用西药治疗，症情仍反复不愈。平时厌食，大便时软，面黄形瘦，盗汗手凉，脘腹按之尚软，舌红赤，苔薄微腻，脉细小弦。

西医诊断：胃痛。

中医诊断：胃脘痛。

辨证：脾胃虚寒，寒凝气滞。

治法：温中健脾，理气止痛。

方药：桂枝汤合四逆散加减治之。桂枝 3 克，炒白芍 9 克，甘草 3 克，柴胡 5 克，炒枳壳 6 克，太子参 9 克，炒白术 10 克，炒九香虫 10 克，佛手 6 克，吴茱萸 3 克，姜黄连 3 克，谷芽 15 克，麦芽 15 克。7 剂。

医嘱：饮食有节，温软易消化；忌生冷饮料、煎炒食品。

2010 年 3 月 31 日二诊：药后纳增，多食胃痛，少食则饥，大便转调，舌红，苔薄白，脉细小弦。药症相符，治从前法。

桂枝 3 克，炒白芍 9 克，甘草 3 克，饴糖 30 克，炒枳壳 6 克，太子参 9 克，炒白术 10 克，炒九香虫 10 克，佛手 6 克，吴茱萸 3 克，姜黄连 3 克，谷芽 15 克，麦芽 15 克。7 剂。

2010 年 4 月 7 日三诊：服上方后，纳增大半碗，胃和不痛，尚有嗳气，便下转调，手足清冷，盗汗和。上方获效，仍宗前义。

桂枝 3 克，炒白芍 9 克，甘草 3 克，炒九香虫 10 克，佛手 6 克，太子参 9 克，茯神 10 克，谷芽 15 克。14 剂。

后经中药调理 2 个月，胃脘痛未作，知饥索食，胃和，手温，症愈。

【按语】王霞芳自拟方由四逆散合桂枝汤加味组成。患儿是慢性胃炎，据胃痛、厌食、盗汗多、手凉、便干及脉舌等症，问及患儿性格内向、少言寡欢等表现，辨证为肝失条达，气机郁滞，导致脾胃失调发病。方以柴胡、炒枳壳、白芍、甘草疏理肝脾，调畅气机；加桂枝配芍药、甘草温中助运，调和脾胃；合金铃子散缓急止痛。诸药合用，起到温中健脾、理气止痛之效。

病案 5

施某，女，5 岁。

2009 年 7 月 1 日初诊：患儿进食不忌，胃脘隐痛常发 1 年余。现嗳气频作，时或呕吐，口渴引饮，动则汗出，大便干结，舌红少津，苔剥，脉弦细。

西医诊断：胃痛。

中医诊断：胃脘痛。

辨证：肝胃阴虚，胃失濡养。

治法：柔肝养阴，益胃生津。

方药：北沙参 10 克，石斛 10 克，乌梅 6 克，青皮 6 克，谷芽 15 克，炒鸡内金 10 克，神曲 10 克，浮小麦 15 克，大枣 5 枚。7 剂。

2009 年 7 月 10 日二诊：胃脘痛减未吐，常时嗳气腹胀，大便艰行，汗和。上方去浮小麦、大枣；加炒枳实 6 克，炒莱菔子 10 克。7 剂。

2009 年 7 月 17 日三诊：药后胃脘不痛，纳增胃开，大便转调。

北沙参 10 克，石斛 10 克，乌梅 6 克，谷芽 15 克，炒鸡内金 10 克，神曲 10 克，山药 10 克。14 剂。

药后痊愈。

【按语】 叶天士谓"胃阴不足者，不饥不纳"。患儿胃痛，嗳气或呕吐，津少便艰，舌红少津苔剥，脉弦细，乃胃阴亏耗、肝木来乘之症，亟须滋阴养胃以柔肝止痛。处方中北沙参、乌梅、石斛、山药、青皮、谷芽养阴和胃，柔肝止痛；鸡内金、神曲疏肝利气，消食化滞。组方选甘酸平和、养阴生津之品，以滋养阴津，使胃阴得充，肝得滋养气机柔和，则年余胃脘隐痛嗳逆均愈。

病案 6

薛某，男，7 岁。

2005 年 12 月 23 日初诊：胃脘痛 1 周。上周日中午，因过食量多且杂，出现胃痛剧作兼呕吐，西医诊断：急性胃炎。经治吐虽止，现胃脘胀痛，食入更甚，恶心口臭，不思进食，大便稀软臭秽，舌苔厚腻，脉滑带弦。

西医诊断：胃痛。

中医诊断：胃脘痛。

辨证：饮食不节，损伤脾胃，运化失司，气机逆调。

治法：消导健脾助运，和胃止痛。

方药：保和丸合六君子汤加减。炒党参 9 克，焦白术 10 克，陈皮 5 克，半夏 10 克，茯苓 12 克，砂仁 3 克(后下)，白豆蔻 3 克(后下)，连翘 9 克，炒莱菔子 10 克，焦山楂 6 克，炒神曲 10 克，甘草 3 克。5 剂。

2005 年 12 月 28 日二诊：药后恶心已平，胃脘胀痛亦减，知饥思食，稍食即饱，大便成形，苔化薄白腻，脉小滑。药证相符。续以上方去砂仁、白豆蔻，再服 7 剂，以资巩固。

【按语】 患儿饮食不节，过食损伤脾胃，运化失司，胃失和降而致胃脘胀痛，食入更甚，恶心，大便臭秽，苔腻。辨属食伤中土，气机逆调，病急里滞未化，病因已明急选保和丸消食化滞和中止痛，然兼有不思食、大便稀软等脾虚之候，故王霞芳在方中加入炒党参、焦白术、茯苓、半夏等消补并进，迅即取得佳效。

病案 7

王某，男，12 岁。

2003 年 8 月 8 日初诊：脘胀腹痛，泛酸 1 年。患儿饮食不节，又嗜冷饮，损伤脾胃，食欲不振，食后脘胀，嗳气泛酸，经常脐周痛，痛则解便艰行，便后痛和，面黄形瘦，近 2 个月经常感冒发热，打嚏流涕，不咳，苔厚腻微黄，脉细弦小数。GI 检查：胃食管反流。

西医诊断：慢性胃炎，胃食管反流。

中医诊断：胃脘痛。

辨证：饮食不节，久则克伐脾胃，湿食中阻致气机逆调。

治法：芳化健脾化湿，和胃降逆止痛。

方药：藿朴三仁汤合左金丸、旋覆代赭汤加减。

(1) 针刺四缝穴，1 指有液。

(2) 藿香 10 克，厚朴 6 克，苦杏仁 9 克(后下)，薏苡仁 20 克，砂仁 3 克(后下)，白豆蔻 3 克(后下)，姜黄连 3 克，吴茱萸 3 克，苍术 10 克，炒黄芩 9 克，炒枳壳 9 克，槟榔 10 克，木香 6 克，青皮 6 克，陈皮 3 克，旋覆花 10 克(包煎)，代赭石 20 克(先煎)。7 剂。

2003 年 8 月 10 日二诊：药后腻苔大化，根尚薄腻，胃口已动纳增，泛酸亦和，食入尚觉脘胀，脉细而弦，唯大便干结艰行。上法颇合，仍宗前义。

上方去枳壳、苦杏仁、薏苡仁；加炒枳实 9 克，炒莱菔子 10 克，连翘 10 克。10 剂。

2003 年 9 月 14 日三诊：胃脘已舒无泛酸，纳谷正常，尚有嗳气，大便通畅转软，口渴引饮，夜尿 1 次，舌红有芒刺，苔化薄白润，脉细小弦。症情全面改善，再拟调理肝胃，四逆散加味巩固之。

柴胡 5 克，炒白术 10 克，炒白芍 10 克，炒枳壳 6 克，甘草 3 克，太子参 10 克，石斛 10 克，小青皮 9 克，佛手 6 克，香橼皮 6 克，炒谷芽 15 克。14 剂。

【按语】患儿食欲不振泛酸，经常脐周痛，痛则解便，便后痛和，苔厚黄腻，脉弦小数，证属湿食内伤滞阻，肝郁化火犯胃，先拟芳香化湿、清肝和胃止痛。方选藿朴三仁汤合左金丸、旋覆代赭汤加减。藿朴三仁汤芳香化湿，轻疏灵动，使湿邪得以透达，脾运从而恢复。《素问·至真要大论》曰："诸逆冲上，皆属于火。"左金丸辛开苦降，肝胃同治，使肝火清，胃气降，则脘胀、嗳气、泛酸诸证自和。加旋覆花、代赭石以降逆和胃，针对胃食管反流引起之胃炎；枳壳、木香、槟榔行气宽中，导滞消胀；患儿易感外邪时或发热，故加黄芩清肺热预防之。二诊时，诸证缓解，唯大便干结，以枳实易枳壳加强下气消积之力，合莱菔子、连翘取保和丸之意，消食化痰通腑。三诊时，湿食已化，尚有嗳气，口渴引饮，舌红有芒刺，苔已化薄，证属病后气阴已耗、肝胃不和，治拟疏肝和胃、补气育阴。方用四逆散加味疏肝理气；太子参、石斛、炒白术、炒谷芽补气生津养胃；青皮、佛手、香橼疏肝理气和胃，终获诸症向愈。

三、便秘

病案1

黄某，女，18岁。

2008年9月2日初诊：不大便3日。素有便秘史，胃纳可，苔薄腻，脉细弦。患者月经应于8月10日依期而行，以往经水量少色深无瘀，无腹痛。

西医诊断：便秘，月经不调。

中医诊断：便秘，月经不调。

辨证：阳明腑实证。

治法：润肠通便调经。

方药：小承气汤加减。枳实10克，川朴9克，生大黄5克(后下)，莱菔子10克，连翘10克，生首乌12克，麻子仁10克，苦杏仁6克(后下)，瓜蒌仁10克，桃仁10克，柴胡6克，当归10克。7剂。

2008年10月3日二诊：药后大便自调，停药后大便又秘，纳可，口干引饮，舌红，苔白润，脉细小弦。月经延迟自8月10日至今未至。辨属肝失条达，血运不畅冲任失调，治以疏肝理气活血调经，兼以润肠通腑。改投四逆散合桃红四物汤加减。

柴胡15克，当归15克，赤芍15克，枳实10克，丹参15克，川芎9克，桃仁10克，红花9克，茺蔚子15克，苦杏仁6克(后下)，瓜蒌仁10克，火麻仁15克，生首乌15克，太子参15克。7剂。

2008年10月12日三诊：药后大便通调，纳可，舌红，苔根薄腻，脉细小弦，月经延后2个月仍未行。再拟前法加重，四逆散合桃红四物汤加减。

柴胡10克，枳壳10克，赤芍12克，当归12克，制香附12克，艾叶9克，丹参15克，桃仁12克，茺蔚子15克，泽兰10克，九孔子12克，瓜蒌仁10克，生首乌15克，广木香6克。7剂。

2008 年 10 月 19 日四诊：药后月经来潮，夹有瘀，大便自调，诸恙均和，守方巩固之。

【按语】患儿素有便秘、月经不调史，近来不大便 3 日，里热蕴结，虽未发热，然其证候近似阳明腑实证，当泻火润肠通腑，予小承气汤加味治之。药后大便自调，但停药后病情反复，又月经量少色深褐，至期未行，口干引饮，辨属肝失条达，血行不畅、冲任失调，治以疏肝理气活血调经，兼以润肠通腑，改投四逆散合桃红四物汤加减。《医方考》曰："用枳实所以破结气而除里热，用柴胡所以升发真阳，甘草和其不调之气，芍药收其失位之阴。"全方配伍得当，使瘀血祛新血生，化瘀生新以调冲任。复诊时，患者大便自调，月事以时而行，症情向愈。

病案 2

李某，男，3 岁。

2009 年 1 月 2 日初诊：便秘 1 年。患儿大便干结，2～3 日 1 次，质坚艰行，或便秘。胃纳欠佳，鼻痒干燥，手足心热，夜眠易醒，盗汗淋多，舌红少津，苔少微剥，脉沉细。

西医诊断：便秘。

中医诊断：便秘。

辨证：阴津亏虚，无水行舟。

治法：滋阴增液，泻热通便。

方药：增液承气汤加味主之。生地黄 10 克，玄参 10 克，天冬 6 克，炒枳实 6 克，炒枳壳 6 克，厚朴 6 克，生大黄 3 克(后下)，连翘 10 克，炒莱菔子 10 克，生首乌 10 克。7 剂。

2009 年 1 月 23 日二诊：药后大便日行，色黄质软，但停药 1 周后，大便又秘，腹部胀满，多矢气，纳食增加，盗汗递减，形神活跃，舌红，苔微剥。仍拟上法加减。

生地黄 10 克，玄参 10 克，天冬 10 克，炒枳实 6 克，炒枳壳 6 克，连翘 10 克，炒莱菔子 10 克，厚朴 6 克，生大黄 3 克(后下)。7 剂。

2009 年 1 月 30 日三诊：药后大便日行，色黄质软，腹胀亦减，纳佳，神活，舌红苔薄。方药收效，守法续治。

生地黄 10 克，玄参 10 克，天冬 10 克，炒枳实 6 克，炒枳壳 6 克，连翘 10 克，炒莱菔子 10 克，厚朴 6 克，生大黄 3 克(后下)，瓜蒌仁 10 克，生首乌 10 克。7 剂。

随访 2 个月，患儿大便通畅，未见反复。

【按语】《伤寒论》云："太阳阳明者，脾约是也；正阳阳明者，胃家实是也；少阳阳明者，发汗利小便已，胃中燥烦实，大便难是也。"若肠中素有内热，或夹有宿食，外邪直入阳明，化燥成实，名为"胃家实"；若少阳证因误用汗、吐、下、利等法，徒伤津液，以致邪入阳明化燥成实，则"大便难"。王霞芳选增液承气汤加味，该方出自《温病条辨》，本用治阳明温病，津亏液竭，数日不大便者，为增水行舟法的代表方。患儿便秘难解已有1年，舌红少津，苔剥，脉细，乃阴津素亏，肠燥便难。王霞芳选用增液承气汤，旨在滋阴增液润肠，泻热通便，增水能行舟。加连翘、莱菔子消导通便，生首乌养血润肠通便。灵活运用古方，随证加减，治疗小儿便秘，疗效显著。

病案3

龚某，女，3岁。

2017年2月17日初诊：大便秘结半年，鼻衄8个月。患儿近8个月来经常鼻衄量多；半年来大便干结或秘结，须用开塞露方解，时或肛裂出血，平素纳佳，厌蔬菜，汗出淋多，盗汗多，面白颊红，山根青筋成条竖行，舌边红苔薄润，指纹红紫。

西医诊断：便秘，鼻衄。

中医诊断：便秘，鼻衄。

辨证：肺热耗阴，血热妄行，肠燥便秘。

治法：清肺泻火止衄，润肠通便。

方药：泻白散合增液汤加味。桑白皮9克，地骨皮9克，桑叶9克，苦杏仁9克(后下)，生地黄9克，玄参9克，麦冬9克，瓜蒌仁9克，白茅根9克，焦栀子9克，竹叶9克，龙齿15克(先煎)。7剂。

医嘱：忌高热量、辛辣油炸食品及热带果蔬；饮食宜清淡，衣被宜宽薄。每日定时提醒患儿排便，以调整排便规律。

2017年2月24日二诊：药后鼻衄基本控制，汗出大减，但便秘如前，3日前用开塞露1次，解便2次量多带血，近日又不解便，舌边尖深红，苔根薄白，指纹红微紫。继续清肺凉血，润肠通腑，佐以行气泻下。

桑白皮9克，桑叶9克，玄参9克，天冬9克，生地黄9克，知母9克，焦栀子9克，白茅根9克，桃仁9克，炒枳实9克，炒枳壳9克，生大黄1.5克(后下)。7剂。

2017年3月31日三诊：药后鼻衄已停3周，大便仍秘，3～4日用开塞露1次，便干肛裂出血，纳佳，舌苔前润，根黄腻厚。辨属食积于内，里热壅盛，腑气不降改拟行气消积，润肠通腑。

生地黄 9 克，玄参 9 克，天冬 9 克，枳实 9 克，枳壳 9 克，大腹皮 9 克，火麻仁 9 克，莱菔子 9 克，连翘 9 克，桃仁 9 克，瓜蒌仁 9 克，白茅根 9 克，小青皮 6 克，生大黄 1.5 克(备用)。7 剂。

2017 年 4 月 14 日四诊：因患过敏性鼻炎，时或打嚏，涕夹血丝，急躁易怒，大便仍秘，加用大黄后，次日解便 2 次前调后稀，便前自诉腹痛，停用大黄则又秘，苔根黄腻厚。继续清肺凉血，泻热通腑。

桑白皮 9 克，桑叶 9 克，焦栀子 9 克，炒枳实 9 克，炒枳壳 9 克，槟榔 9 克，桃仁 9 克，火麻仁 9 克，莱菔子 9 克，连翘 9 克，生地黄 9 克，白茅根 9 克，甘草 6 克，生大黄 1.5 克(备用)。7 剂。

2017 年 4 月 21 日五诊：停用生大黄，大便又秘 3 日，患儿拒服中药汤剂，改用成药丸剂口服。

王氏保赤丸，每次吞服 1 支，日 2 次；脾约麻仁丸，每次吞服半包，日 2 次。

2017 年 4 月 28 日六诊：前 3 日单服王氏保赤丸每次半支，日 3 次，晚间大便 3 次，稀薄量多。继服 3 日则无效，再用开塞露解便 1 次，成形偏干，肛裂出血少；加服脾约麻仁丸，又不大便 2 日，舌尖红，苔薄净，根薄白腻，脉沉细。病久难以速愈，续以丸剂缓图之。

(1) 王氏保赤丸、脾约麻仁丸口服，用法同前。

(2) 董氏开胃贴外敷 2 周。

随访：患儿大便 1～2 日 1 次，成形，未见肛裂出血，纳佳，不挑食，面色转润，心情愉悦，病愈。

【按语】肺为水之上源，开窍于鼻。上焦肺热，上循清窍，灼伤鼻窍脉络，则鼻衄常现；肺与大肠相表里，热耗肺阴，津伤无以下润肠道，传导失司，则大便秘结。患儿饮食不节，拒食蔬菜，日久积热导致鼻衄，灼伤阴津则肠燥，无水行舟而大便难行秘结。初期治以清肺泻火止衄、润肠通便为主，方选泻白散合增液汤加味，降肺火止鼻衄，增液润肠通便。三诊时，肺热已清，大便仍秘，苔黄厚腻，再辨显示食积于内，里热壅盛，腑气不畅，改拟下气消积，润肠通腑，方以增液汤，加麻子仁、桃仁润肠通便；大腹皮、青皮下气通便；莱菔子、连翘清热消导通腑；加用生大黄泻下。生大黄初期疗效甚佳，但出现大便稀薄，便前腹痛之弊端，停用则又便秘如初，病情反复。王霞芳指出小儿脏气清灵“其用药也，稍呆则滞，稍重则伤，稍不对证则莫知其乡”，且患儿久病便秘不愈，拒服苦药，宜缓图之，所谓“丸者，缓也”。故复诊时果断改用丸剂王氏保赤丸及脾约麻仁丸口服缓治，以清上润下，滋阴通便，缓下而不伤正，半年顽固性便秘终获佳效。

病案 4

童某，女，12 岁。

2001 年 8 月 4 日初诊：因患便秘，服用纤维素及矿物油以后，则大便不调，每日 2～3 次，停服上药，则大便不畅，自觉脘腹胀痛，按之腹软，舌胖红，苔薄白，脉细小滑。

西医诊断：便秘。

中医诊断：便秘。

辨证：气机不利，脾运失司。

治法：泄肝利气健脾。

方药：痛泻要方合四逆散加味。炒白术 10 克，炒白芍 10 克，炒防风 9 克，炒枳壳 9 克，青皮 5 克，陈皮 5 克，木香 6 克，柴胡 6 克，川楝子 10 克，炙甘草 5 克，炒神曲 10 克。5 剂。

2001 年 8 月 11 日二诊：服药 2 日，大便通畅，脘腹已舒；继之脘腹又胀，大便畅通，每日 1～3 次，纳可，舌苔薄白，脉沉细。守方加味。

炒白术 10 克，炒白芍 10 克，炒防风 9 克，青皮 5 克，陈皮 5 克，炒枳壳 9 克，木香 6 克，柴胡 6 克，川楝子 10 克，延胡索 10 克，炙甘草 5 克，炒神曲 10 克，佛手 6 克，香橼皮 9 克。7 剂。

2001 年 8 月 18 日三诊：服上方 3 剂，大便成形次减，腹部转舒。但停药后脘腹又胀，大便日 2～3 次，入水则散，少腹气窜刺痛，有矢不畅。舌淡红，苔薄白润，关脉细弦。再拟益气健脾，疏肝和中。

炒党参 9 克，焦白术 12 克，炒白芍 10 克，青皮 6 克，陈皮 3 克，柴胡 5 克，炒枳壳 6 克，炙甘草 5 克，焦山楂 10 克，焦神曲 10 克，炒防风 6 克，煨木香 6 克，佛手 6 克，荷叶 15 克。4 剂。

【按语】患儿便秘，服用纤维素及矿物油则大便不畅，日 2～3 次，脘腹胀痛，舌胖红，苔薄白，脉细小滑，证属土虚木乘、肝脾不和，先拟泄肝利气和胃以治标，再拟益气健脾和中以治本。初诊时，选痛泻要方合四逆散疏肝健脾、宣畅气机以通便，加川楝子、青皮增强疏肝行气止痛之功，加炒神曲消食和中。二诊时加延胡索、佛手、香橼皮入肝经，加强理气止痛。三诊时，服药 3 剂，诸证缓解，其后脘腹胀痛又作，且关脉细弦，乃泄肝行气治标后，虽诸症有所缓解，但因其本为脾胃虚弱，故有所反复，治拟益气疏肝、健脾和中以治本。故在痛泻要方合四逆散的基础上，加入党参以补中益气扶土，木香、荷叶升阳行气止痛，而愈。

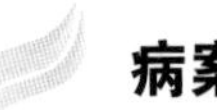

病案5

祝某，女，2岁。

2015年11月13日初诊：不大便3日。素有习惯性便秘史。本次外感发热服小柴胡汤热退，药后曾呕吐2次，胃液夹痰涎，不咳，纳呆，不思饮食，咽红，舌红，苔薄黄腻，指纹紫红细达风关。

西医诊断：便秘，呕吐。

中医诊断：便秘，呕吐。

辨证：表邪虽解，痰热未净，气机升降失调，胃失和降，腑气不通，引发呕吐、便秘。

治法：清化痰热。

方药：温胆汤加味。陈皮6克，姜半夏9克，茯苓9克，甘草3克，炒枳实6克，炒枳壳6克，姜竹茹9克，炒莱菔子10克，连翘10克，砂仁3克(后下)，苦杏仁9克(后下)，瓜蒌仁9克，生山楂10克，生谷芽15克，生麦芽15克。7剂。

2015年11月22日二诊：药后苔化薄润，痰化吐止，食欲递增，得大便2～3日1次，前干后调。里滞渐化，胃气转和，但腑气欠畅，仍宗前义。上方去砂仁、半夏、茯苓。7剂。另加王氏保赤丸，每日2次，每次30粒，温开水吞服。

2015年11月29日三诊：药后胃纳已馨，每日能自解大便，质可，盗汗也止，然入睡难，晨晚起，活动正常，神清活泼，但学习背诵慢，舌红苔净，辨证属气阴亏虚，生长缓慢，形体瘦长。再拟消补兼施，益气养胃，生津润肠。

太子参9克，石斛9克，麦冬9克，炒枳壳6克，炒枳实6克，大腹皮9克，柏子仁9克，甜杏仁9克，瓜蒌仁9克，炒莱菔子9克，连翘9克，生谷芽15克，生麦芽15克。15剂。

另配生大黄3包(后下)，每包3克，备用。

药后胃开纳增，便秘已愈。

【按语】患儿平素有习惯性便秘史，此次外感风热，药后热退已净，但呕吐胃液夹痰涎，纳呆不思饮食，为表邪虽解，痰热未净，气机升降失调，胃失和降，腑气不通，引发呕吐、便秘。先拟清化痰热，以清里滞，温胆汤加味。陈皮、半夏辛温，导痰止呕；枳实破滞通腑；茯苓渗湿；甘草和中；竹茹开胃土之郁，清肺金之燥，凉肺金，所以平肝木也；苦杏仁宣上焦肺气，砂仁畅中焦之脾气，气行则湿化。复诊时，患儿舌红苔化薄净，痰化吐止，胃纳已馨，但入睡难，晨晚起，辨属气阴亏虚，再拟益气养胃、生津润肠、消补兼施以善后。

四、泄泻

病案1

陈某，男，5岁。

2004年2月4日初诊：腹泻持续3个月余。3个月前，患儿赴宴食后，大便散泄，日2～3次，无腹痛，小便欠利，粪检(—)。诊断：慢性腹泻。已服蒙脱石散、头孢克洛未果。刻诊纳食减少，口臭，面黄形瘦，大便散泄，小便短少，舌红，苔白腻，脉濡细。

西医诊断：腹泻。

中医诊断：泄泻。

辨证：伤食后，脾胃功能失调导致泄泻反复不愈。

治法：益气健脾，温中利湿。

方药：理中汤合四苓散加味。党参6克，焦白术10克，炮姜3克，炙甘草3克，猪苓10克，茯苓10克，泽泻12克，焦山楂10克，焦神曲10克，煨木香6克，葛根10克。5剂。

2004年2月11日二诊：药后纳增，大便转稠，日1次，色深褐，无腹痛，小便通利，苔化，根薄白。已获初效，前法续治。

党参6克，焦白术10克，炮姜3克，炙甘草3克，猪苓10克，茯苓10克，泽泻12克，焦山楂10克，焦神曲10克，煨木香6克，葛根10克，荷叶15克。7剂。

2004年2月18日三诊：泄泻已和，大便成形，日1次，胃口亦开，苔化薄净，脉细和。久泄脾胃气阴俱伤，再拟参苓白术散加味巩固之。

党参6克，炒白术10克，茯苓9克，炙甘草3克，白扁豆10克，砂仁3克(后下)，薏苡仁15克，莲子10克(打碎)，葛根9克，荷叶15克。7剂。

【按语】患儿伤食后泄泻已久，属慢性迁延性腹泻，病因数月前饮食不当导致。辨证为饮食内伤，中阳受伐，脾运失司，湿胜则濡泄，治应健脾温中利湿和泻。以理中汤合四苓散加味治之。王霞芳常将理中汤中干姜换为炮姜，《医学入门》谓炮姜可"温脾胃，治里寒水泄"，可增强温阳收敛止泻作用；四苓散渗湿健脾，利小便实大便，加葛根、荷叶升清生津和泻；煨木香、焦山楂、焦神曲等消食止泻。全方具有温中益气、利湿止泄作用。病已3个月余，患儿脾胃气阴俱耗，故予参苓白术散善后，本方多选甘平养胃、药食同源之品，深合幼儿稚阴稚阳之性而获效。

病案 2

束某，女，20 月。

2007 年 9 月 5 日初诊：吐泻 5 日。8 日前曾发热 2 日，体温 39℃，经外院治疗热退。5 日前突然呕吐频繁，饮水亦呕，夹吐痰涎，西药输液治疗后吐止；4 日前，腹泻 2 次，色黄稀薄，哭诉腹痛，纳谷转呆，现每日腹泻 3～5 次，质糊色黄，便前腹痛，泻后痛减，小便短黄，舌红赤，苔微黄腻，指纹紫红达风关。

西医诊断：急性胃肠炎。

中医诊断：泄泻。

辨证：外感发热，表邪里传阳明而吐泻。

治法：解肌散邪，清泄里热。

方药：葛根芩连汤加味。葛根 10 克，黄芩 5 克，姜黄连 3 克，焦白术 10 克，茯苓 10 克，煨木香 6 克，焦山楂 10 克，焦神曲 10 克，荷叶 10 克。3 剂。

2007 年 9 月 7 日二诊：2 剂药后即热降吐止，口臭，大便 2 日未解，腹胀有矢臭秽，时呼腹痛，夜眠不安，皮肤瘙痒，舌红苔薄腻。药获初效。

藿香 10 克，太子参 10 克，焦白术 10 克，茯神 10 克，姜黄连 3 克，木香 6 克，炒枳壳 6 克，柏子仁 10 克，火麻仁 10 克，瓜蒌仁 10 克。7 剂。

2 周后随访，吐泻未作，纳可便调，病愈。

【按语】病为太阳表邪未解，邪陷阳明，里热壅盛，气机升降失调而作吐泻。选用葛根芩连汤解肌散邪，清泄里热。葛根甘辛凉，外解肌表之邪，内清阳明之热，升清生津止泻；黄连、黄芩苦寒燥湿，厚肠止利；木香行气止痛；患儿幼稚，脾虚腹泻故加白术、茯苓扶脾和泻；神曲、山楂消食止泻；荷叶清香托举扶脾，配葛根对脾气虚陷泄泻者尤为适用。药证合拍，故 2 剂药后吐泻均和。二诊时，因病后胃肠功能失调，泻后转为大便秘结，改投四君子汤益气升清健脾，枳壳、木香调动气机止痛，合火麻仁、瓜蒌仁润肠通便。全方攻补兼施，随证变通，故能效如桴鼓。

病案 3

宋某，男，15 个月。

2003 年 11 月 5 日初诊：腹泻 4 日。4 日前感冒后，大便泄泻日 8～9 次，糊状或水样，经治用药便泄次减日 2～3 次，纳少腹软，口渴引饮，面黄形瘦，溲少，舌红，苔薄腻，指纹细淡红达风关。

西医诊断：腹泻病。

中医诊断：泄泻。

辨证：外感后湿邪困脾下注泄泻。

治法：表里双解，升清利湿止泻。

方药：五苓散加味。桂枝 3 克，焦白术 10 克，猪苓 12 克，茯苓 10 克，泽泻 10 克，炒党参 6 克，炒白芍 9 克，炙甘草 3 克，焦山楂 10 克，焦神曲 10 克，荷叶 15 克。7 剂。

2003 年 11 月 12 日二诊：药后小便通利频多，大便成形，纳佳腹软，苔化薄润。再拟益气健脾助运。参苓白术散调治。

党参 6 克，焦白术 10 克，炒白芍 9 克，炙甘草 3 克，焦山楂 10 克，焦神曲 10 克，炒扁豆 10 克，莲子 10 克(打碎)，山药 12 克。7 剂。

后复诊，患儿纳增泻止病愈，家长要求调理，再予七味白术散巩固之。

【按语】 五苓散为《伤寒论》名方，“中风发热，六七日不解而烦，有表里证，渴欲饮水……五苓散主之”。本方具有通阳利水、表里双解之功。儿科临床上常见的胃肠型感冒和病毒性腹泻病，往往呼吸道和消化道症状同时存在，既可见发热、咳涕，又有呕吐、腹泻，甚则水入即吐，尿量减少、脱水等症。对此辨证为太阳经腑同病，王霞芳采用经方五苓散加四君子汤等药治疗每每获效。

病案 4

王某，女，5 岁。

2005 年 11 月 15 日初诊：泄泻 3 日。每日腹泻 10 余次，多为稀水样便，伴腹痛，腹软，微发热恶寒，不欲进食，舌淡红，苔白厚腻，脉浮小数。

西医诊断：腹泻。

中医诊断：泄泻。

辨证：风寒外袭，湿困中土。

治法：疏解利湿止泻。

方药：五苓散加味。桂枝 5 克，茯苓 9 克，猪苓 9 克，焦白术 9 克，泽泻 9 克，车前子 15 克(包煎)，苍术 6 克，陈皮 5 克，煨木香 6 克，焦山楂 10 克，焦神曲 10 克。3 剂。

2005 年 11 月 18 日二诊：药后腹泻次数明显减少，日 2～3 次，腹痛已减，苔化薄白，脉濡细。再拟守方加味，益气健脾补土，以资巩固。

上方去苍术、陈皮，加党参 6 克，山药 15 克，白扁豆 9 克，鸡内金 6 克。7 剂。

【按语】 患儿因感受外邪，恶寒微发热，纳呆水泄，舌淡红苔白厚腻，脉浮小数。乃外邪兼袭肠胃湿滞下利，为外感表里证俱见。选五苓散乃足太阳膀胱经之方，邪袭太阳表邪未解，传入膀胱之腑，故大便水泻而小便不利。方中猪苓、茯苓淡渗利水通膀胱；泽泻甘咸泄膀胱利水，使小便通利，邪热下泄；白术健脾燥湿，益土制水；桂枝辛温解肌，通阳化气行水。五味合用使湿热之邪表里分解，从小便而出焉，湿去则泻自和，外感发热兼泄泻患儿，投之辄能表里双解，加车前子加强利小便而实大便，加煨木香、炮姜有温脾止泻作用。

病案 5

张某，女，2 岁。

2008 年 12 月 10 日初诊：泄泻 5 日。5 日前感冒，食之不慎，中脘作痛，哭吵不宁，大便散泄日 3 次臭秽酸腐，小便尚通，时作咳嗽，纳呆，舌淡红，苔白腻，指纹淡紫红达风关。

西医诊断：急性肠炎，腹泻。

中医诊断：泄泻。

辨证：外邪夹伤食，滞中阻运。

治法：化湿和中消导止泻。

方药：平胃散加减。苏叶 6 克，苍术 9 克，川朴 5 克，茯苓 12 克，煨木香 6 克，炒山楂 10 克，陈皮 5 克，大腹皮 9 克，炒莱菔子 9 克，炒神曲 9 克。7 剂。

2008 年 12 月 17 日二诊：服药 2 剂泄泻即停，咳嗽亦和，唯胃纳欠佳，易汗出，苔化薄白，指纹淡红未达风关。再拟健脾化痰醒胃。

陈皮 3 克，炒白术 9 克，茯苓 9 克，甘草 3 克，炒枳壳 6 克，木香 5 克，白扁豆 12 克，生谷麦 12 克，生麦芽 12 克，糯稻根 10 克。7 剂。

【按语】 患儿感邪后表邪未解，传里滞中，症见咳嗽、苔腻、脘痛、大便散泄臭秽，是感受外邪兼见伤食矣，治宜疏消两法酌情而施。平胃散加苏叶以疏解表邪，化湿和泻为先；咳呕交作，佐入二陈汤、竹茹，自能症随药和。此类肠胃型感冒，咳呕、腹泻患儿，查无细菌感染，现今临床多见，中医辨证求因，治则方药精准，往往二三剂即能症和向愈，彰显中医药特色。

病案 6

邱某，女，6 岁。

2007 年 12 月 14 日初诊：脘胀嗳气、腹泻反复 1 年。经常脘胀嗳气，纳少或恶心，大便散泄，日 5～6 次，刻下见面皖形瘦，脘胀腹软不痛，嗳恶时作，怕冷，眠安，舌胖红，苔根厚腻，脉细小弦。

西医诊断：反流性胃炎，慢性肠炎。

中医诊断：泄泻。

辨证：肝胃失和，湿浊里滞。

治法：疏肝理气健脾，祛湿和泻。

方药：四逆散合四君子汤加减。柴胡 6 克，炒白芍 10 克，炒枳壳 6 克，党参 10 克，焦白术 10 克，茯苓 10 克，藿香 10 克，砂仁 3 克(后下)，白豆蔻 3 克(后下)，薏苡仁 30 克，姜黄连 2 克，神曲 10 克，炒鸡内金 10 克，姜竹茹 10 克。7 剂。

2007 年 1 月 28 日二诊。食后脘和，嗳气递减，知饥索食，大便日 1～2 次，转软烂，偶有心悸怔忡阵发，夜眠尚可，舌红，苔根厚腻，脉濡细。患儿肝郁思虑过度，上方颇合，仍宗前义。

柴胡 6 克，炒白芍 10 克，炒枳壳 6 克，党参 10 克，茯苓 10 克，焦白术 10 克，藿香 10 克，砂仁 3 克(后下)，白豆蔻 3 克(后下)，姜黄连 2 克，神曲 10 克，炒鸡内金 10 克，姜竹茹 10 克。8 剂。

2008 年 1 月 18 日三诊：脘和不痛，嗳气不作，胃口已开，大便转调，日 1～2 次，尚有心悸，症情改善，守方加味。

柴胡 6 克，炒白芍 10 克，炒枳壳 6 克，党参 10 克，茯苓 10 克，焦白术 10 克，藿香 10 克，砂仁 3 克(后下)，白豆蔻 3 克(后下)，炒鸡内金 10 克，仙鹤草 30 克，远志 6 克，姜黄连 3 克。7 剂。

2008 年 2 月 22 日四诊：胃口已开，近来右胁下隐痛，舌边溃疡，大便成形，日行 1 次。守方加减。

柴胡 6 克，炒白芍 10 克，炒枳壳 6 克，炙甘草 3 克，党参 10 克，焦白术 10 克，茯苓 10 克，姜黄连 2 克，姜竹茹 10 克，炒鸡内金 10 克，砂仁 3 克(后下)。8 剂。

随访 1 个月，症情已和，未见反复。

【按语】患儿因家长宠溺，若所愿不遂，即肝气郁结失于条达，故脘胀嗳气；肝郁乘脾犯胃，则出现腹胀腹泻，身倦纳呆，气机不畅两胁胀痛，舌淡红，苔薄白，脉弦细，均为土虚木乘之象。《伤寒论》四逆散疏肝理气解郁，使气血调畅，胁肋、脘腹疼痛诸症缓解，配四君子汤益气健脾，补后天气血生化之源；合三仁汤加藿香芳香化湿，理气健脾，以治疗脾胃气虚之腹泻；炒鸡内金、神曲合黄连消食健脾燥湿止泻。全方融疏、补、升、降为一体，疏而不泄，补而不滞，针对肝脾不和、气机逆调之腹泻，可达到标本兼治的佳效。

病案 7

张某，男，4 岁。

2000 年 5 月 3 日初诊：泄利反复 2 年余。大便散泄，日 3～4 次，反复不愈，便下黏冻甚多，少腹疼痛，食后常发恶心呕吐，双足欠温，口舌常溃破疼痛，舌淡苔薄白，脉弦细。

西医诊断：黏液性结肠炎。

中医诊断：泄泻。

辨证：上热下寒夹杂之证。

治法：调和寒热，补气养血。

方药：乌梅丸改汤剂治之。乌梅 6 克，椒目 3 克，干姜 3 克，肉桂 1.5 克，当归 10 克，制附片 3 克（先煎），细辛 3 克，木香 6 克，黄连 3 克，党参 10 克。7 剂。

2000 年 5 月 10 日二诊：药后呕吐已止，泄利减轻，日 2 次，黏冻少，偶有腹痛，舌苔白。前法续进。

乌梅 6 克，椒目 3 克，干姜 3 克，肉桂 1.5 克，当归 10 克，制附片 3 克（先煎），木香 6 克，黄连 3 克，山药 10 克，党参 10 克。14 剂。

2000 年 5 月 25 日三诊：大便成条，日 1～2 次，腹痛不作，纳食亦增，口舌碎痛未发，舌淡苔薄。邪热已去，尚需温扶。

党参 10 克，白芍 10 克，乌梅 6 克，椒目 3 克，干姜 3 克，肉桂 1.5 克，当归 10 克，制附片 3 克（先煎），木香 6 克，炙甘草 6 克。14 剂。

【按语】柯琴云："久利则虚，调其寒热，挟其正气，酸以收之，其利即止。"乌梅丸为仲景治疗厥阴病之主方。少腹为足厥阴肝经所循部位，邪至其经，从阴则化寒，从阳则化热。患儿久利，便下黏冻甚多，少腹作痛兼见口舌碎痛，为厥阴病的阴阳错杂、上热下寒证候。选用乌梅丸治疗。乌梅大酸，泄厥阴，平肝木；桂、附、辛、姜、椒等辛温之品，暖脾温肾，通启阳气；黄连苦寒，清上泻热坚肠，合木香理气止痛和泻；党参、当归甘温，补气养血扶元。全方和其阴阳寒热，兼调气血。二诊后，热象已去，患儿久泄，中焦虚寒象露，去黄连，更用温下扶正，而能收功。

病案 8

陈某，男，9 岁。

2012年7月13日初诊：持续腹泻5年余。4岁时患肠套叠，作外科手术治疗后大便烂散日数次，持续5年。入幼儿园后大便日2～3次，前调后泄，时有腹痛。1年来体重不增，形体瘦弱，面色萎黄，舌尖红苔薄白，脉细弱。

西医诊断：慢性腹泻。

中医诊断：泄泻。

辨证：术后脾肾耗损阳虚，水谷不分而泄。

治法：益气健脾，温中升清，温补脾肾，固涩止泄。

方药：理中汤加味。炒党参10克，炮姜3克，焦白术10克，炙甘草3克，茯苓10克，煨葛根10克，煨木香10克，炒白芍10克，炒补骨脂10克，荷叶10克。7剂。

2012年7月20日二诊：药后大便转稠，日1～2次，无腹痛，纳谷不多，苔化根薄白。上方初效，再拟理中汤合五苓散加味。

党参10克，炮姜6克，炙甘草3克，焦白术10克，猪苓10克，茯苓10克，桂枝3克，泽泻10克，煨木香10克，炒白芍10克。7剂。

2012年7月27日三诊：药后大便已成形，日1～2次，时或夹有不消化食物，纳谷一般，喜食荤菜，寐中梦语，舌体胖嫩，苔化薄腻。便泄转和，仍宗前义。

炒党参10克，炒白术10克，炮姜6克，炙甘草3克，茯神10克，桂枝6克，茯苓10克，葛根10克，木香3克，炒白扁豆10克，焦山楂10克。7剂。

2012年8月3日四诊：上方颇合，大便转调，日2次，无腹痛，下唇溃疡，苔薄润，脉沉细。守方巩固之。

炒党参10克，炮姜6克，炒白术10克，炙甘草3克，茯神10克，桂枝6克，葛根10克，猪苓10克，木香3克，炒白扁豆10克，焦山楂10克。14剂。

【按语】小儿脾常不足，易伤于乳食，或脾肾阳气不足，均可导致脾病湿盛而发生泄泻。患儿术后伤中，脾虚则运化失责，水反为湿，谷反为滞，合污而下成泄泻病；久泻反复5年，脾伤及肾，阳气不足，脾失温煦，水谷不化，并走肠间，而成阳虚泄泻。治选理中汤。理中汤出自《伤寒论》，由人参、干姜、白术、炙甘草组成。中焦之寒得辛热而化，脾土之虚得甘温而复，清阳升而浊阴降，运化健而中焦治，加用葛根、荷叶升清降浊，补骨脂温补肾阳，固涩止泻，终获效。

病案9

李某，男，12月。

2007年7月13日初诊：腹泻反复半年。7月龄时，患儿伤食后大便散泄色黄糊状伴奶瓣，每日3～5次，迄今奶粉喂养，每日840毫升，蛋黄1个，营养米粉

75 克，形瘦体重不增(现 8 千克)，面色萎黄，青筋明显，睡时露睛，夜眠尚安，盗汗淋多，小便尚调，舌淡红，苔薄白腻，指纹淡紫红达风关。

西医诊断：腹泻，营养不良。

中医诊断：泄泻。

辨证：喂养不当，稚儿脾伐失健致腹泻日久。

治法：益气健脾，渗湿止泻。

方药：参苓白术散加减。炒党参 10 克，焦白术 10 克，茯苓 10 克，炙甘草 3 克，焦山楂 10 克，焦神曲 10 克，煨木香 6 克，煨诃子 10 克，荷叶 10 克，炒扁豆 10 克。4 剂。

精制山药粉 500 克，每次 30 克煮糊调服，日 2 次。

医嘱：暂停奶制品，及荤汤、蔬菜，改为米面糊喂养。

2007 年 8 月 3 日二诊：药后大便成堆色黄日 2 次，纳增胃开，盗汗较多，睡时露睛，夜眠不宁。初获成效，守方加重温肾止涩之品。

党参 10 克，焦白术 10 克，茯神 10 克，炙甘草 3 克，炮姜 3 克，益智仁 10 克，补骨脂 10 克，石榴皮 10 克，煨诃子 10 克。8 剂。

2007 年 8 月 24 日三诊：大便成形，色黄量可，日 2 次，夜眠转安，盗汗大减。仍宗前义。

党参 10 克，焦白术 10 克，茯神 10 克，炙甘草 3 克，炮姜 3 克，益智仁 10 克，补骨脂 10 克，石榴皮 10 克，煨诃子 10 克，炒白芍 10 克，炒扁豆 10 克。14 剂。

随访 1 个月，未见反复。

【按语】稚儿脏腑发育未全，脾胃虚弱纳运乏权，若喂养不当过于厚味，则饮食难化，清浊不分，故见肠鸣泄泻久不愈；脾失健运，则气血生化不足，肢体肌肤失于濡养，故面黄形瘦、山根青筋、睡时露睛、舌淡苔白腻，指纹淡紫红达风关，皆为脾虚湿盛之象。首用参苓白术散加减，益气健脾，渗湿止泻。方中党参、白术、茯苓益气健脾渗湿为君；配山药、扁豆补中土助运和泻；煨诃子、石榴皮收涩止泻；木香行气止痛；炙甘草健脾调和诸药。药后脾运湿去病情好转，考虑久泻皆由命门火衰，不可专责脾胃，宜温补下焦元阳，使火旺土强，则能制水而不复妄行矣，故加炮姜、补骨脂、益智仁等取四神丸之义，温肾暖脾，固涩止泻。全方补中气、行气滞、渗湿浊，脾肾双补，使婴幼儿半年之久泄，经三诊诸症皆愈。

病案 10

陈某，男，4 岁。

2006年3月13日初诊：大便泄泻2日。每日大便5～6次，气味酸臭，腹痛不适，泻后痛减，曾呕吐2次，不思饮食，舌淡红，厚腻，脉滑实。粪便检查：(—)。

西医诊断：腹泻。

中医诊断：泄泻。

辨证：食伤脾胃证。

治法：消食导滞，运脾化湿和胃。

方药：保和丸加减。焦山楂9克，焦神曲9克，鸡内金6克，陈皮5克，姜半夏9克，茯苓9克，连翘9克，炒莱菔子9克，煨木香5克，甘草3克。3剂。

2006年3月16日二诊：药后便泄次数递减，日2～3次，腹部转软，舌淡红，苔化薄微腻。积滞渐化，脾气未复，传化失司，再拟健脾止泻。参苓白术散加减。

党参6克，焦白术9克，茯苓9克，甘草6克，陈皮5克，焦神曲9克，煨木香5克，鸡内金6克，山药15克，干荷叶15克。5剂。

【按语】临床常见伤食损伤脾胃，导致吐泻，往往服用中西止泻药物反而愈止愈剧，这是未明病因之故，此乃积不去，泻不止也。调护失宜，饮食失节，过食生冷，皆可损伤脾胃；运化失司，不能消磨水谷，宿食内停，清浊不分，并走大肠，故成泄泻。初诊针对饮食内伤之因，以消导去积为主，积去则泻和，乃通因通用之法。二诊时，即改用益气健脾法，添加荷叶，以升脾气，清阳上升，浊阴自降，宗《内经》"清气在下，则生飧泄；浊气在上，则生䐜胀"之经旨。王霞芳临床治小儿泄泻，喜用葛根、扁豆衣、荷叶等轻灵升清之品，配以木香、枳壳等，斡旋气机，以达升降协调之功。

五、呕吐

病案1

孙某，男，53天。

2003年12月29日初诊：呕吐乳汁1月余。新生儿奶粉喂养，频频吐乳，常于饮奶后数分钟，甚至1小时后呕吐奶汁，量多如注，夹有奶块。曾因腹泻、发热住院6日，经治已愈。唯仍呕吐次频、喷射样，时时哭吵，大便日2次，成形偏软，面红发癣干敛。奶粉喂养每次100毫升，日7～8次。舌质红，苔薄白，指纹紫红未达风关。

西医诊断：新生儿吐乳症。

中医诊断：呕吐。

辨证：先天不足，喂养不当，胃气上逆而呕吐。

治法：和胃降逆止呕。

施董氏指压法1次，每5日指压1次，连续3次为1个疗程。

2004年1月2日二诊：外治指压法1次后，呕吐基本向和，偶有恶心，微吐奶汁1～2口。近日新感，鼻塞涕少，咳嗽4日，大便调，但饮奶正常未吐。仍予董氏指压法1次。渔人百咳静1瓶，口服5毫升，每日3次。

2004年1月9日三诊：药后咳嗽鼻塞亦缓解，偶有吐奶1～2口，两便调，原法继用。施董氏指压法1次，巩固之。

随访病愈。

【按语】董氏指压手法，为当代中医儿科泰斗董廷瑶独创的外治法，即以医者食指消毒后快速按压患婴舌根部的“火丁”上，瞬间即退出，为1次疗法。董氏所指的“火丁”，是悬雍垂对面的会厌软骨部位。此手法方便简洁，一般按压3次即获吐止，收效甚佳。本法在儿科临床应用便捷效佳，能及时止吐，保证了婴儿的营养供给。

病案2

杨某，男，6岁。

2008年10月21日初诊：患儿幼有吐乳史，平素性情急躁，易恶心呕吐。前日呕吐数次，静脉滴注西药后呕吐缓解而未愈。刻下偶咳有痰，恶心泛酸，纳食欠馨，夜寐不安，大便日行1次，舌红赤苔薄白腻，脉细弦。

西医诊断：呕吐。

中医诊断：呕吐。

辨证：肝气犯胃，胃失和降。

治法：疏肝理气，和胃止吐。

方药：柴胡6克，炒枳壳6克，炒白芍9克，炙甘草3克，青皮6克，陈皮6克，姜竹茹9克，太子参9克，生姜3片，大枣5枚。7剂。

2008年10月28日二诊：服上方7剂后，胃和未吐，二便尚调，但胃纳仍欠佳，舌红，苔薄润。继拟健脾和胃，肝脾同调。

上方加白术10克。服7剂后吐止纳增，症已痊愈。

【按语】本案患儿肝郁气滞，木郁土壅，脾胃失于升降，故气机不利、肝胃不和而发生呕吐。方用四逆散合橘皮竹茹汤加味。四逆散疏肝理气，升其郁，导其滞，使中焦气机通畅；橘皮竹茹汤化饮、降逆、止呕；佐以白术健脾燥湿，促进脾运。诸药合用脾胃健运，升清降浊功能得以恢复，故呕吐自愈。

病案 3

沈某，男，13 岁。

2000 年 5 月 28 日初诊：脘痛、呕吐 2 个月。纳少厌食已久，经常恶心，或呕吐，无泛酸，形矮，大便软烂日 1～2 次，近有脘痛（上午 9～11 时），进食后痛和。GI 检查：胃食管反流，胃窦炎，胃黏膜脱垂。^{13}C 呼气试验（—）。诊断：胃窦炎、呕吐。舌红边有齿痕苔厚腻微黄，脉细小弦。

西医诊断：胃窦炎，呕吐。

中医诊断：呕吐。

辨证：湿食内阻，脾运失司，气机不利上逆呕吐。

治法：芳化健脾，消导和胃止痛，内外兼治。

方药：

（1）针刺四缝穴，4 指有黏液。

（2）董氏指压法 1 次。

（3）藿香 10 克，焦白术 15 克，猪苓 10 克，茯苓 10 克，砂仁 3 克（后下），白豆蔻 3 克（后下），陈皮 3 克，炒枳壳 6 克，煨木香 6 克，胡黄连 5 克，炒神曲 10 克，炒鸡内金 10 克，青皮 6 克，佛手 6 克，生谷芽 15 克，生麦芽 15 克。7 剂。

2000 年 6 月 4 日二诊：脘和不痛，吐止无恶心，纳增不多，口臭，大便成形，昨日大便散泄 1 次，指甲有白点，苔化微黄腻，脉细小弦。仍宗前义。

（1）针刺四缝穴，2 指有黏液。

（2）董氏指压法 1 次。

（3）上方加生薏苡仁 15 克，炒薏苡仁 15 克，焦山楂 15 克。7 剂。

2000 年 6 月 11 日三诊：纳增胃和不呕，苔化根尚薄腻，大便次多成形。

（1）针刺四缝穴，1 指有黏液少量。

（2）董氏指压法 1 次。

（3）上方去胡黄连、佛手，加姜竹茹 9 克，党参 6 克。7 剂。

2000 年 6 月 18 日四诊：吐止胃和不痛，纳谷已馨，大便成形日 1 次，原有鼻炎多嚏，舌红，苔根薄腻。脾运得健，再拟四君子汤加味益气化湿调治巩固。

党参 9 克，焦白术 10 克，藿香 10 克，辛夷 10 克，黄芩 6 克，茯苓 12 克，砂仁 3 克（后下），白豆蔻 3 克（后下），炒神曲 10 克，煨木香 6 克，薏苡仁 30 克，炒鸡内金 9 克。7 剂。

【按语】 患儿厌食已久，时有恶心或呕吐，近有脘痛，进食后痛和，大便软烂，舌红，边有齿痕，苔厚腻微黄，脉细小弦。证属湿食内阻，气机逆调，升降失司。先拟芳化消导健脾，和胃降逆止痛。首诊，施董氏指压法及针刺四缝穴外治，内服藿朴三仁汤合四苓散，以藿香、砂仁、白豆蔻芳香化湿止呕；猪苓、茯苓、白术健脾利水实大便，青皮、陈皮、枳壳、木香、佛手以行气和中止痛，神曲、炒鸡内金、生麦芽以消食助运，胡黄连清湿热。二诊时，脘和吐止，但苔仍微黄腻，口臭，加入焦山楂增消食化积之功，大便成形但时有反复，加生薏苡仁、炒薏苡仁健脾渗湿以止泻。三诊时，湿食渐化，但大便次多，加党参以补中益气实大便，竹茹清热止呕。四诊时，诸证缓解，脾运得健，治拟益气化湿，方用四君子汤加味益气健脾，芳香化湿和胃，加黄芩、辛夷以清肺热，宣通鼻窍兼治鼻炎。

病案 4

张某，女，4 岁半。

2013 年 11 月 17 日初诊：呕吐、微发热 2 日。2 日前呕吐 3 次，昨夜起发热不高，无汗，大便散泄，今天无大便，咳呛少痰，纳少口臭恶心呕吐，夜眠欠安，舌红苔垢腻，脉濡细小数。

西医诊断：呕吐，感冒。

中医诊断：呕吐，感冒。

辨证：外感风邪，里夹食积，胃失和降而呕吐。

治法：疏解外邪，化痰消食和胃。

方药：小柴胡汤加减。柴胡 6 克，黄芩 9 克，藿香梗 10 克，紫苏梗 10 克，姜半夏 9 克，陈皮 5 克，橘络 5 克，白豆蔻 3 克(后下)，砂仁 3 克(后下)，神曲 10 克，前胡 6 克，炙百部 6 克，生姜 3 片。3 剂。

2013 年 11 月 20 日二诊：服药 2 剂热退，仍咳嗽痰多，纳减，大便稀薄日 1 次，欲吐不得，小便不多，苔化微黄腻。家长诉有半夏过敏史。

苏梗 10 克，柴胡 6 克，黄芩 6 克，陈皮 6 克，苦杏仁 6 克(后下)，薏苡仁 20 克，砂仁 3 克(后下)，白豆蔻 3 克(后下)，茯苓 10 克，桔梗 5 克，炒神曲 10 克，紫菀 6 克，炙百部 9 克，生姜 3 片。3 剂。

药后诸恙均和。

【按语】 本例患儿脉证辨属外感风邪，里夹痰食，胃失和降致发热呕吐。治拟疏解化痰、消食和胃，故予小柴胡汤加减。邪在少阳，经气不利，郁而化热，故见微发热，胃失和降而呕吐、纳呆。柴胡透少阳之邪，又理气解郁，黄芩善泄少阳里热；半夏、生姜和胃降逆止呕；藿香、苏梗芳香疏邪；砂仁、白豆蔻、神曲醒脾开胃。二诊时，热退吐和，痰多尚咳，家长诉有过敏史，去半夏加紫菀、百部、薏苡仁化痰利湿止咳呕，获病愈。

病案5

杨某，女，4岁。

2004年3月19日初诊：呕吐2日。2日前新感流涕，前夜呕吐痰食，继之食入即呕，共10余次，纳转呆，大便水泻1次，神萎，剑突下轻压痛，舌边尖红苔根薄腻，脉浮细关弦。

西医诊断：呕吐，急性胃肠炎。

中医诊断：呕吐，泄泻。

辨证：外感风寒，邪袭中焦。

治法：温中散寒，降逆止呕。

方药：苓桂术甘汤加减。

(1) 桂枝3克，焦白术10克，茯苓12克，甘草3克，炒党参6克，姜半夏9克，陈皮6克，姜黄连3克，煨木香6克，砂仁3克(后下)，白豆蔻3克(后下)，紫苏梗10克，焦山楂10克，焦神曲10克，生姜3克。3剂。

(2) 董氏指压法1次。

2004年3月22日二诊：呕吐已止，大便转稀薄，便前腹痛，流涕变少，但咳嗽阵作，咽红肿，纳差，小便短数，舌红，苔薄白根腻，再拟上法加减。

(1) 桂枝3克，焦白术10克，茯苓12克，泽泻10克，猪苓10克，炒党参6克，姜黄连3克，煨木香6克，姜半夏9克，陈皮6克，紫菀6克，炙百部9克，生姜3克。4剂。

(2) 董氏指压法1次。

2004年3月26日三诊：尚有阵咳，夜间咳多，有痰难咳，腹和不痛，两便调和，舌尖红，苔微剥根白腻，听诊两肺呼吸音粗。改用六君子汤合三拗汤加味。

陈皮6克，姜半夏9克，茯苓12克，炒党参6克，焦白术10克，炙麻黄3克，苦杏仁6克(后下)，炒枳壳6克，姜竹茹5克。7剂。

【按语】本例患儿乃属胃肠型感冒，为现代儿科常见病，拟内外兼治方能收效。经多年临床实践经验，王霞芳认为：凡是西医诊断为功能性呕吐，排除消化道、药物性、颅脑器质性和感染性病变等引起的呕吐，无论中医病因为乳食伤胃，还是外邪犯胃、肝气犯胃，凡是胃失和降、气逆于上所致的呕吐，在辨证审因论治、处方内服的同时，均可加用董氏指压法治疗。有些反复呼吸道感染的患儿，在急性感染时、咳嗽剧烈发作时往往会呕吐较多痰食，王霞芳在应用宣肺化痰中药的同时，常常也配合指压手法治疗，使脾胃气机得以通畅，肺胃同治，使脏腑功能得以调整，取得佳效。

六、口疮

病案 1

王某，男，5 岁。

2006 年 3 月 6 日初诊：口舌碎痛 3 日。患儿平素嗜食厚味煎炸食品，近日进食火锅、烧烤食物多次，3 日前诉口痛拒食。今见口腔溃疡较多，周围红赤，满口糜烂、疼痛拒食，口气臭浊，小便短黄，腹满便秘，舌红绛，苔厚黄腻，脉滑数。

西医诊断：口腔溃疡。

中医诊断：口疮。

辨证：脾胃积热，火热上攻。

治法：清热解毒，通腑泻火。

方药：凉膈散加味。生大黄 3 克(后下)，黄芩 10 克，焦栀子 10 克，竹叶 10 克，通草 6 克，枳实 10 克，藿香 10 克，厚朴 6 克，薄荷 3 克(后下)，连翘 10 克，炒莱菔子 10 克，生甘草 6 克。3 剂。

2006 年 3 月 9 日二诊：药后大便通下，臭秽，口疮速减，已能进食，精神愉悦，口气转清，口渴多饮，舌红苔化薄，脉滑数。再拟清热消食，健脾助运。

藿香 10 克，白术 10 克，陈皮 6 克，姜竹茹 6 克，枳实 9 克，神曲 9 克，山楂 9 克，麦芽 15 克，砂仁 3 克(后下)，白豆蔻 3 克(后下)，连翘 10 克，炒莱菔子 10 克，甘草 6 克。7 剂。

【按语】《素问·生气通天论》曰："高梁之变，足生大丁。"小儿脏腑娇嫩，脾常不足。然孕母自怀胎起就片面强调营养，过食厚味滋腻食品导致胎热；婴儿出生后又超量喂以高蛋白质、高热量的厚味乳食，超越了患儿脾胃运化之能，形成积滞，损伤脾胃，应《内经》"饮食自倍，肠胃乃伤"之言。脾胃蕴热，日久化火上攻，熏灼口舌而发口疮。本证以大便秘结、口腔溃疡严重、脾胃火炎为特点，故首当泻火通腑。凉膈散方中大黄、芒硝荡涤下焦积热，导火下行；黄芩、栀子、连翘清热解毒，通泻三焦之火；竹叶清心除烦；薄荷升散郁火，生甘草甘以缓之，调和诸药。王霞芳认为小儿形气未壮，脾胃娇嫩，用药不宜攻伐太过，故临床常用连翘、莱菔子、枳实导滞泻热，较少用大黄、芒硝。患儿舌苔厚腻，多为湿热里滞，故加藿香、厚朴、通草化湿利水泻火，药轻而效速，又不伤脾胃，体现了王霞芳"治小儿病当时时顾护脾胃"的观点。王霞芳强调：脾胃为后天之本，气血生化之源，药物调理贵在平和，宜顺脾胃之所喜而去其恶，健运为本，对小儿尤为重要。

病案 2

吴某，男，12 岁。

2010 年 5 月 23 日初诊：舌体溃疡疼痛反复发作半年。患儿因学习紧张，口舌溃疡增多，碎痛难忍，拒食纳呆，口渴咽干，烦躁易怒，精神不振，睡眠不安多梦，大便干结，舌红少苔，脉细数。

西医诊断：口腔溃疡。

中医诊断：口疮。

辨证：气阴两虚，虚火上炎。

治法：清热泻火，养阴安神。

方药：竹叶石膏汤加减。淡竹叶 10 克，生石膏 20 克(先煎)，生地黄 10 克，麦冬 10 克，南沙参 10 克，半夏 10 克，黄连 3 克，吴茱萸 6 克，肉桂 1.5 克，茯神 10 克，甘草 3 克。7 剂。

2010 年 5 月 28 日二诊：舌体溃疡递减，疼痛亦止，舌红，苔剥，脉细小数。再拟养阴生津清虚热，生脉散合导赤散加减。

南沙参 9 克，麦冬 9 克，五味子 6 克，地骨皮 9 克，青蒿 9 克，生地黄 9 克，芦根 30 克，通草 6 克，甘草 3 克，生谷芽 12 克，生麦芽 12 克。7 剂。

患儿服药 5 剂后，诸症悉除，再以生脉散加味巩固之。

【按语】患儿素体气阴不足，近因学习紧张过劳，津液耗损，虚火上炎，致口疮复发加重，心神受扰。治宜益气养阴，清心宁神，方用竹叶石膏汤加减。方中竹叶、石膏清气分热，除烦止渴为君；南沙参配麦冬补气养阴生津为臣；佐以黄连清热降火，配小量肉桂引火归原；茯神清心安神。全方益气养阴，清虚热，祛邪与扶正兼顾，使热清烦除，气津得复，诸症自愈。《医宗金鉴》云："以大寒之剂，易为清补之方。"二诊时，再以生脉散合导赤散清虚热，益气养阴生津。

病案 3

李某，男，7 岁。

2009年6月19日初诊：口炎碎痛反复发作1个月。患儿午后低热，体温37.5～37.7℃，至夜不退，晨起热平，经服抗生素治疗无效。现口疮疼痛，纳呆不愿进食，大便黏腻不爽，舌红苔微黄腻，脉滑小数。检查血常规正常。

西医诊断：口腔溃疡。

中医诊断：口疮。

辨证：湿热阻滞于内，蕴结难解。

治法：清热化湿，芳香辟秽。

方药：藿朴三仁汤合泻心汤加减。藿香10克，佩兰10克，厚朴6克，苦杏仁6克(后下)，薏苡仁30克，青蒿9克，半夏9克，黄连3克，黄芩6克，猪苓10克，茯苓10克，陈皮3克，银柴胡6克，滑石9克(包煎)，甘草3克。7剂。

2009年6月26日二诊：药后口疮消退，体温恢复正常，纳食稍增，大便成形，舌苔薄黄腻，脉细滑。药证相符，诸恙改善，然湿热未尽，再拟清热利湿助运。拟三仁汤出入。

藿香9克，佩兰9克，厚朴6克，苦杏仁6克(后下)，薏苡仁30克，栀子6克，半夏9克，茯苓9克，滑石9克(包煎)，甘草3克，神曲9克。7剂。

服药7剂，口疮未起，纳增便畅症和。

【按语】湿浊中阻常可弥漫三焦，需上中下同治，宣畅气机、健运脾胃、分利湿浊并举。湿性重浊黏滞，故见口疮反复发作、纳谷转呆、低热迁延等症状。治宜芳香化湿，兼清里热。以藿朴三仁汤化湿辟秽，泻心汤清热燥湿。方中苦杏仁宣肺降气，藿香、佩兰芳香化湿；厚朴、半夏健脾燥湿；猪苓、茯苓、薏苡仁、六一散淡渗利湿清热；黄连、黄芩、栀子苦寒燥湿，清热解毒；陈皮调气护胃。如此宣、化、燥、渗、利、清结合，可使湿浊化、里热祛，脾胃功能恢复，口疮自平。本病如至中期，邪衰而正气亦虚者，可于清化湿热之外，酌加益气健脾之品以扶正达邪。

病案4

吴某，女，13个月。

2010年7月20日初诊：口炎碎痛、拒食10日。此前曾发高热3日，现低热未尽，舌尖碎痛，牙龈红肿痛哭闹不宁，小便短赤，大便干结，舌红赤，苔白腻，指纹红达风关。5月龄时，曾因喂奶粉过多而发口炎。

西医诊断：口炎。

中医诊断：口疮。

辨证：腑气不通，脾胃积热上冲，熏灼口舌碎痛。

治法：清胃泻火，通腑导滞。

方药：小承气汤加减。厚朴 6 克，枳实 5 克，制大黄 3 克，甘草 5 克，柴胡 6 克，黄芩 6 克，连翘 9 克，竹叶 6 克，芦根 15 克，谷芽 15 克。3 剂。

2010 年 7 月 24 日二诊：口腔疼痛缓解，可进流质饮食，身热已退，大便日行 1 次，偏干，舌红苔腻，指纹转淡。再拟清泻余热，兼以养阴助运。

竹叶 10 克，芦根 30 克，知母 9 克，枳壳 6 克，南沙参 10 克，麦冬 9 克，谷芽 15 克，生甘草 3 克。7 剂。

患儿服药 7 剂后，诸症消失。

【按语】小儿"阳常有余"，感邪后易从热化。患儿素体内热，喂养不当，脾胃积热，腑气不通，热盛化火炎上而灼肉化腐，故口舌生疮、疼痛哭吵。王霞芳注重脏腑辨证施治，上下兼顾，急予小承气汤，通腑泻火，上病下治。因余热未尽，故加柴胡、黄芩和解退热；芦根、连翘以清肺热利咽。二诊时，热退痛减，病后阴虚再拟养阴清热，润肺保胃而获愈。

病案 5

曾某，男，1 岁。

2007 年 6 月 15 日初诊：口腔溃疡 5 日。患儿口舌溃疡，色赤疼痛，牙龈红肿，时时惊哭，口臭纳呆，大便偏干，日行 1 次，舌质红，苔薄黄腻，指纹细红达风关。

西医诊断：口腔溃疡。

中医诊断：口疮。

辨证：心脾积热，手少阴之经通于舌，足太阴之经通于口，心、脾二经有热，致邪热上蒸，口舌最易生疮。

治法：清热解毒，泻火清心。

方药：竹叶 10 克，芦根 15 克，白茅根 15 克，甘草 3 克，谷芽 15 克，滑石 10 克(包煎)。7 剂。

2007 年 6 月 23 日二诊：患儿嗜饮奶粉过量，厌米面，药后口臭减轻，略食米糊，夜间惊哭，大便偏干难行，舌质红，苔薄腻，指纹同上。继以清热解毒，泻火清心。

生地黄 15 克，竹叶 10 克，甘草 3 克，炒莱菔子 10 克，连翘 10 克，生谷芽 15 克，生麦芽 15 克。7 剂。

2007 年 6 月 30 日三诊：大便通调，口舌溃疡大减，肯饮面糊，夜眠转安，舌质红苔薄腻。继以上法巩固治疗。

生地黄 15 克，竹叶 10 克，甘草 3 克，炒莱菔子 10 克，连翘 10 克，生麦芽 15 克，生谷芽 15 克，金银花 12 克，天花粉 10 克。7 剂。

服 7 剂后，诸症痊愈。

【按语】 婴幼儿饮食不节，或过食辛辣肥厚之品，或偏食，致火热内生，循经上攻，熏蒸口舌，常耗心肺之阴津，致口疮发生。《素问·至真要大论》曰："诸痛痒疮，皆属于心。"外感六淫化火，内伤脏腑热盛是致病主因。脾开窍于口，心开窍于舌。本证属小婴儿喂乳过量，心脾积热，上熏口舌，故发为口疮。王霞芳以导赤散清心泻热。方中生地黄滋阴凉血，生津清热；竹叶、芦根、白茅根清心泻火；滑石、甘草清热利尿，导热下行使邪有出处，口疮得以缓解，是为"上病下取"之意。婴儿初生不久，即使有恙也应尽量选用甘平轻剂清热，婴儿容易接受饮服，避免苦寒泻火之品，以保生生胃气，切忌猛药峻下而伤元气。

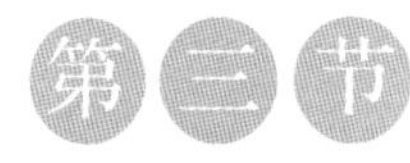

第三节 心肝系疾病

本论载录王霞芳治疗小儿心肝系疾病的病案，主要包括抽动障碍、注意缺陷多动障碍、癫痫。

一、抽动障碍

病案 1

丁某，男，14 岁。

2005 年 7 月 26 日初诊：眨眼、摇头、好动 5 年。上课注意力不集中，夜寐梦多，纳尚可，大便 2～3 日 1 次偏干难行。舌红胖，苔微白腻，脉弦滑。

西医诊断：抽动障碍。

中医诊断：儿童抽动症。

辨证：心肝火旺，肝风内动，痰火扰神。

治法：清心安神，滋阴清热，平肝息风。

方药：白蒺藜 10 克，珍珠母 30 克（先煎），竹叶 10 克，龙齿 30 克（先煎），木贼草

10克，青葙子10克，芦荟12克，远志6克，生地黄12克，百合15克，枳实6克，柏子仁10克，茯神10克。3剂。

2005年7月29日二诊：自诉症状有所减轻，时有健忘，大便改善，苔根黄腻。守方加减。

上方去白蒺藜、珍珠母，加莱菔子10克，连翘10克，半夏10克，琥珀粉3克(吞服)。7剂。

2005年8月5日三诊：眨眼、摇头均减，心神不定，便调，眠安，舌淡红，苔白黄腻，脉弦滑。上方颇合，去半夏，加南沙参12克。7剂。

2005年8月19日四诊：上症均已向和，自觉颈舒，心神较宁，纳增便调，苔根尚腻，脉细小弦。

上方去木贼草，加葛根10克，白芍10克。7剂。

2005年9月2日五诊(代诊)：抽动症未再作，唯动作慢，注意力不集中，作业拖拉。

上方去葛根、白芍，加酸枣仁10克。7剂。巩固之。

后随诊，未见再发。

【按语】患儿心肝火旺，引动肝风，《小儿药证直诀》有"凡病或新或久，皆引肝风，风动而上于头目，目属肝，肝风入于目，上下左右如风吹，不轻不重，儿不能任，故目连扎也"，故出现眨眼、摇头之症；痰火内郁，扰动心神，故好动、注意力不集中、夜寐梦多。证属心肝火旺，肝风内动，痰火扰神。先拟清心安神，滋阴清热，平肝息风。方用白蒺藜、珍珠母平抑肝阳以息风；竹叶、龙齿清心安神以镇惊；木贼草、青葙子清泻肝火以明目；配合《金匮要略》百合地黄汤滋阴清热以宁神。百合地黄汤治百合病"意欲食复不能食，常默默，欲卧不能卧，欲行不能行"的心肺阴虚内热，百脉俱受其累，症状百出的精神情志疾病。王霞芳临床常辨证应用此方，治疗儿童多种精神神志顽症，取得显效。药后诸症缓解。再予半夏、莱菔子、连翘以消食化痰，琥珀以助镇惊安神；加入葛根以升清生津舒筋，芍药疏肝缓急止痉，终获佳效。

病案2

姜某，男，17岁。

2000年1月12日初诊：摇头耸肩10年。患儿素体痰多，饮水多则呕吐痰涎，喉有异声，上课坐不安定，上肢抽搐，五心烦热，易激怒，盗汗，纳佳。予服盐酸硫必利片后头痛嗜睡，肢倦无力，胸闷痰多白黏，纳减，形体壮实，舌红多芒刺，苔薄腻，脉细滑。

西医诊断：抽动障碍。

中医诊断：儿童抽动症。

辨证：痰火壅盛，上扰心神不宁。

治法：泻火豁痰息风，宁心安神。

方药：半夏泻心汤加平肝息风药。

姜黄连5克，黄芩9克，竹沥半夏10克，胆南星5克，天竺黄10克，钩藤10克（后下），炒枳壳6克，姜竹茹9克，竹叶10克，龙齿30克（先煎），甘草5克，朱茯苓15克，琥珀粉5克（吞服），柏子仁10克。7剂。

2000年1月19日二诊：药后症情好转，夜能安眠，手心烦热，舌红苔化薄润。上方颇合，仍宗前义。

上方去柏子仁，加牡蛎30克（先煎）。7剂。

2000年2月18日三诊：症情好转大半，偶有咽哽发声，神清，心情舒缓，不易发怒，手心烦热，大便尚调，舌红苔薄润。再拟滋阴泻火宁神。

黄连3克，黄芩9克，竹沥半夏10克，胆南星6克，钩藤9克（后下），竹叶10克，龙齿30克（先煎），柏子仁10克，牡蛎30克（先煎），琥珀粉5克（吞服），炒枳实6克，竹茹9克，生地黄10克。7剂。

2000年4月12日四诊：近有咽哽，微发声，咽红充血，痰黏不咳，心烦胸闷，易怒，纳佳便调，五心烦热，舌红苔薄润。予上方去牡蛎，加瓜蒌皮10克，百合15克。7剂。

2000年9月4日五诊：摇头耸肩转平，喉尚偶有发声，手心烦热，易怒，心神不定。仍宗前义。

白蒺藜10克，石决明30克（先煎），黄连3克，黄芩9克，竹沥半夏10克，瓜蒌皮10克，胆南星6克，琥珀粉3克（吞服），竹叶10克，龙齿30克（先煎），生地黄12克，百合12克。7剂。

【按语】患儿素体纳佳，痰浊内壅，饮水多则呕吐痰涎，喉有异声，五心烦热，盗汗，舌红多刺苔薄腻，脉细滑，形体壮实。证属痰火壅盛，内扰心神，引动肝风上旋。治拟豁痰清心宁神。予《伤寒论》之半夏泻心汤泻心火、清痰热；加入胆南星、天竺黄、炒枳壳、姜竹茹以豁痰利咽；竹叶、龙齿、朱茯苓、琥珀、柏子仁清心镇惊安神；合钩藤平肝息风。再诊时，症情改善，夜寐转安，加入龙齿、牡蛎增强平肝潜阳、重镇安神之功。三诊时，症情好转，但手心烦热，再拟滋阴泻火宁神，加《金匮要略》之百合地黄汤，养阴清热安神，方随症变，自能收效。

病案 3

孙某，女，6 岁。

2003 年 5 月 31 日初诊：两腿交叉摩擦时作 3 年。静坐时常因阴痒引发两腿交叉摩擦，伴屏气、面红、神呆、目直视，唤之则神识转清，汗大出，两腿放松而面色转常，日发 2～3 次，已有 3 年。患儿纳佳，体胖颊红，怕热汗多，大便干结难行，2～3 日 1 次，舌尖红多芒刺苔薄白腻，脉细而弦。

西医诊断：不宁腿综合征。

辨证：相火旺盛，湿热下注。

治法：滋阴泄肝，清利湿热。

方药：知柏地黄丸加减。盐水炒黄柏 9 克，盐水炒知母 9 克，生地黄 10 克，牡丹皮 10 克，泽泻 10 克，猪苓 10 克，茯苓 10 克，炒柴胡 6 克，竹沥半夏 10 克，生甘草 5 克，黄连 3 克。7 剂。

2003 年 6 月 7 日二诊：每日仍发上症 2 次，发则面红耳赤、屏气擦腿约数分钟，甚至 1 小时方能缓解松弛，得大汗出而复常，大便干结，舌边尖红，苔薄腻。上方效果不显，相火依然旺盛，应拟峻泄相火，改投龙胆泻肝汤加减。

龙胆草 5 克，生地黄 12 克，当归 6 克，泽泻 10 克，竹叶 10 克，龙齿 30 克（先煎），牡丹皮 10 克，茯苓 15 克，炒莱菔子 10 克，连翘 10 克，生甘草 5 克。7 剂。

2003 年 6 月 14 日三诊：药后擦腿症发作次减，日 1 次，纳佳便调，舌红减，苔化薄白润，脉转濡细。相火渐降，阴阳尚失平衡，再拟滋阴潜阳泻火。桂枝加龙骨牡蛎汤加减。

桂枝 3 克，大白芍 6 克，龙齿 30 克（先煎），牡蛎 30 克（先煎），甘草 3 克，生地黄 12 克，牡丹皮 10 克，茯苓 15 克，泽泻 10 克，龙胆草 5 克，当归 9 克，竹叶 10 克。7 剂。

2003 年 6 月 21 日四诊：擦腿饭后易发，日发 1 次，两颊红减，舌尖红，苔薄白，脉细小弦。患儿兴奋好动，里热未清，相火时升。再拟泻肝滋阴以平相火。

龙胆草 6 克，黄芩 6 克，柴胡 5 克，生地黄 15 克，当归 9 克，泽泻 12 克，牡丹皮 10 克，竹叶 10 克，龙齿 30 克（先煎），茯苓 15 克，黄柏 9 克，甘草 5 克，滑石 12 克。14 剂。

2003 年 7 月 5 日五诊：药后擦腿未发，病情基本已和，舌红减，苔薄润，脉细弦。症情向愈，仍拟上法巩固。上方去当归，加炒枳壳 9 克。10 剂。

【按语】患儿素体壮实，又因饮食不节，嗜滋腻厚味；家长宠溺任之，使其性格乖张，情志失节，有形之火与无形之邪壅结体内，影响气机与水液的正常运行，而致阴阳失衡，相火上攻，湿热下注则见阴痒擦腿。治拟滋肾阴，泄相火。方选知柏地黄丸加减；加柴胡，可疏达肝经，入阴器，解邪热；伍竹沥半夏、黄连，燥湿化痰，清心火。二诊时，擦腿尚作，大便干结，相火仍旺，前方未效，改予龙胆泻肝汤加减，清泻肝胆实火，加竹叶、龙齿清心潜阳；莱菔子、连翘消导化积。三诊时，相火渐平，再拟滋阴潜阳泻火，予桂枝加龙骨牡蛎汤合六味地黄丸，以调和阴阳，潜镇摄纳，使阳能固密，阴能内守，阴阳平衡而获效。

二、注意缺陷多动障碍

注意缺陷多动障碍（ADHD）指发生于儿童时期，与同龄儿童相比，以明显注意集中困难、注意持续时间短暂、活动过度或冲动为主要特征。

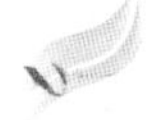

病案1

蔡某，男，11岁。

2010年2月3日初诊：眨眼动嘴、亢奋好动10个月。怕热汗多，反复感冒，性躁易怒，上课好动易分心，近发眨眼动嘴，力度大，学习成绩一般，曾服盐酸哌甲酯片，每日1粒，9个月，刻下已停药。平素纳佳，嗜肉类，两便调，舌胖红，苔白腻，脉弦。

西医诊断：注意缺陷多动障碍，抽动障碍。

中医诊断：儿童多动症。

辨证：属心火亢盛，上扰心神，多动不宁。

治法：清心泻火，宁神止痉。

方药：姜黄连5克，黄芩10克，竹沥半夏12克，石菖蒲10克，远志6克，木贼草10克，蝉蜕6克，赤芍10克，琥珀粉3克（吞服），竹叶10克，龙齿30克（先煎）。7剂。

2010年2月10日二诊：药后心火稍降，性躁略微自控，抽动时可自知自觉，稍有减轻，五心烦热，纳佳体实，舌红苔白，脉弦。

姜黄连6克，黄芩10克，竹沥半夏12克，石菖蒲10克，远志6克，蝉蜕6克，赤芍10克，青葙子10克，射干6克，竹叶10克，龙齿30克（先煎）。14剂。

2010年2月27日三诊：抽动明显减少，上课尚不能集中注意力，纳佳嗜荤，体壮里热，便调，舌红苔薄腻，脉弦。守方加减。

姜黄连6克，黄芩12克，竹沥半夏5克，青葙子15克，木贼草12克，竹叶10克，龙齿30克（先煎），茯神15克，石菖蒲10克，远志6克，琥珀粉3克（吞服），生地黄9克，百合12克。14剂。

后复诊，患儿自行转方服上方药1个月，眨眼动嘴均减，喉声亦少，颈部偶有不舒，摇头，注意力较前集中，症情改善，仍宗前义。上方去远志，加葛根10克，钩藤9克（后下）。14剂。巩固之。

【按语】注意缺陷多动障碍是儿童常见神经发育障碍疾病。这类孩子智力一般正常，但存在与实际年龄不相符合的注意力涣散，活动过多，冲动任性，自控能力差的特征，以致影响学习，临床常常合并抽动障碍。本例患儿为注意缺陷多动障碍合并抽动障碍，性躁易怒，嗜荤体壮，为痰火熏灼，扰动心神，引动肝风而致。先予泻心汤减味清热化痰安神；竹叶、龙齿泻火镇惊，宁神治烦热；石菖蒲、远志开窍醒脑益智；并佐入木贼草、蝉蜕等平肝息风止痒之品，使热清风平搐止，注意力逐渐提高，症情逐渐得到控制，复加百合、生地黄滋阴清热涵木以巩固疗效。

病案2

张某，男，10岁。

2005年2月23日初诊：上课多动，不能自控半年。上课5分钟即好动，不能坐定听讲，语言表达力差，性躁易怒，夜寐多梦，常发口疮碎痛，大便干结，小便黄赤，形体瘦小，舌质红，苔薄白，脉细弦数。

西医诊断：注意缺陷多动障碍。

中医诊断：儿童多动症。

辨证：心肝火旺，扰动心神。

治法：清心泻火，平肝安神。

方药：百合地黄汤加味。生地黄10克，百合15克，竹叶10克，青龙齿30克（先煎），珍珠母30克（先煎），陈皮5克，青皮5克，柏子仁10克，石菖蒲12克，远志6克，淮小麦30克，甘草6克，赤芍12克，琥珀3克（吞服），姜黄连5克，竹沥半夏10克。14剂。

医嘱：请家长配合，患儿作业不要外加太过，注意劳逸结合。

2005年3月10日二诊：药后上课较前安静，夜寐已安，大便畅通，舌淡红，苔薄白，脉细小数。药获初效，家长要求调理助长。守方加减增入补肾壮骨助长之品。

生地黄 10 克，百合 15 克，竹叶 10 克，青龙齿 30 克(先煎)，珍珠母 30 克(先煎)，姜黄连 3 克，柏子仁 10 克，石菖蒲 12 克，远志 6 克，浮小麦 30 克，甘草 3 克，赤芍 12 克，琥珀 3 克(吞服)，桑寄生 15 克，杜仲 10 克，怀牛膝 10 克。14 剂。

【按语】患儿因学习压力加重，劳累过度，体力不支，导致阴精虚耗，心肝火旺，上扰心神，引动肝风，而出现上课多动不能自控，激惹易怒，时发口疮，舌红苔薄，脉弦，阴虚生内热之因也。先予百合地黄汤合甘麦大枣汤滋阴清热，平肝泻火，养心安神。前方奏效，再予守方加味，滋补肝肾，助其生长，并嘱家长注意患儿劳逸结合，保精护神。王霞芳喜用琥珀清心泻火镇惊，配合竹叶、青龙齿清心火，安心神，镇惊息风，往往事半功倍。2 个月后电话随访，未再现上症，身高体重均明显增加。

病案 3

赵某，女，7 岁。

2004 年 6 月 19 日初诊：上课注意力难集中 1 年。1 个月前，因春游后引起，时有肢体抽搐多动，身不由主，心情烦躁，多动，汗出淋多，头晕时眩，纳和寐安，舌苔白腻，两脉细弦。

西医诊断：注意缺陷多动障碍，抽动障碍。

中医诊断：儿童多动症，儿童抽动症。

辨证：阴阳失调，肝风内动。

治法：调和阴阳，平肝镇惊息风。

方药：桂枝加龙骨牡蛎汤加减。桂枝 3 克，白芍 9 克，甘草 6 克，龙骨 15 克(先煎)，牡蛎 15 克(先煎)，代赭石 20 克(先煎)，钩藤 9 克(后下)，天麻 6 克，石决明 15 克(先煎)，磁石 30 克(先煎)。7 剂。

2004 年 6 月 26 日二诊：药后抽搐明显减少，情绪稳定，头晕已和，唯上课小动作多，尚有汗出，舌苔薄白，两脉细。守方加减。

桂枝 3 克，白芍 9 克，甘草 6 克，龙骨 15 克(先煎)，牡蛎 15 克(先煎)，磁石 30 克(先煎)，益智仁 12 克，远志 6 克，炙龟甲 9 克，生地黄 15 克，百合 15 克，淮小麦 30 克，大枣 7 枚。7 剂。

2004 年 7 月 4 日三诊：药后少有汗出，余症均平，再服 14 剂以资巩固。

【按语】本例患儿为平素脏腑阴阳失调，营卫不和，汗多头晕，多动烦躁，注意力不能集中，又因春游兴奋劳累而出现抽搐多动，故治疗本病从调和脏腑阴阳着手，以桂枝加龙骨牡蛎汤酌加滋肝潜阳、镇惊息风之品。药后诸症好转，唯阴阳两虚，心神失养，再加生地黄、百合、龟甲滋阴补肾，益智仁、远志温肾健脑，阴阳同调，髓海充盈，则症情向愈。

病案4

还某，男，10岁。

2009年2月13日初诊：上课注意力不集中，坐立不定半年。学习成绩中等以上，有腺样体肥大史，鼻塞涕阻，张口呼吸，颊红唇红，龈肿，咽红疱疹，喉痰有声，口臭纳佳，胃中嘈杂，夜多盗汗，大便偏干，日行1次，舌红，苔根薄腻，脉弦小滑。

西医诊断：注意缺陷多动障碍。

中医诊断：儿童多动症。

辨证：心胃积热上炎，心神受扰。

治法：清心宁神，兼利咽通窍。

方药：王氏泻心宁神汤合生地百合汤加味。姜黄连5克，竹沥半夏10克，黄芩10克，石菖蒲10克，远志6克，茯神10克，生地黄10克，百合10克，桔梗5克，炒牛蒡子9克，白芷9克，甘草5克。6剂。

2009年2月20日二诊（家长代诊）：药后鼻塞打鼾减轻，夜眠转安，盗汗亦和，上课尚能听讲，作业亦能自行完成。仍宗前义。上方加竹叶9克。7剂。

2009年2月27日三诊：上课注意力渐能集中，鼻炎改善，涕少鼻通，夜眠尚有鼻塞打鼾，纳可、胃嘈已平，大便转调，唇红干裂，口渴引饮，舌红，苔润，脉细小弦。守方加减。上方去牛蒡子、竹叶；加苦杏仁9克（后下），南沙参9克，北沙参9克。6剂。

2009年3月6日四诊：药后鼻通涕少，近日心情不舒，嗳气，喉中有痰，恶心，纳便调，自诉记忆力差，舌红，苔化薄。守方加四逆散疏肝解郁。

姜黄连5克，黄芩9克，半夏10克，石菖蒲15克，远志6克，柴胡6克，赤芍9克，炒枳壳6克，甘草5克，八月札6克，百合10克，生地黄12克。7剂。

2009年3月13日五诊：心情抑郁，常哭流涕，鼻炎改善，涕少痰化，舌红，苔薄润，脉弦。情志失和，肝失条达，仍宗前义。四逆散加味。

柴胡6克，炒枳壳6克，赤芍9克，甘草5克，八月札6克，广郁金9克，姜黄连5克，半夏10克，石菖蒲15克，生地黄12克，百合10克。14剂。

2009年3月27日六诊（家长代诊）：药后痰化，鼻炎大减，注意力较前集中，夜眠转安，纳可便调，仍守前义。上方去八月札，加炙远志 6 克。14 剂。

【按语】患儿平时饮食多油腻，膏粱厚味内滞，致使心胃积热，纳佳胃嘈；心主神明，患儿痰火上扰心神，心失所主，故神思涣散，注意力不能集中，上课坐立不定，烦躁不宁，多语多动。王霞芳以自验方泻心宁神汤合生地百合汤，泻火清心，滋阴宁神，加化痰通窍清咽之品，兼治鼻炎、腺样体肥大以通清窍。三诊后诸症均有改善，唯肝气郁结，心情不舒，常哭嗳气，守方加四逆散疏肝理气解郁，以图清心宁神，病情向愈。

病案 5

王某，女，9 岁。

2004 年 10 月 17 日初诊：上课好动、夜难入寐 1 年余。患儿形体矮小，面色萎黄，兼有虫斑，嗜零食，厌蔬菜，上课不能自控，多言好动，或突然起立走出教室，回家作业不能自行完成，学习成绩直线下降。刻下五心烦热，眼眵多，两便尚调，夜难入寐，舌偏红，苔黄腻，脉象滑数。

西医诊断：注意缺陷多动障碍。

中医诊断：儿童多动症。

辨证：平素饮食嗜厚味，热量过高，痰火壅盛，凌心扰神。

治法：燥湿豁痰，平肝清心安神。

方药：黄连 3 克，黄芩 9 克，竹沥半夏 10 克，朱茯苓 10 克，竹叶 9 克，青龙齿 30 克(先煎)，珍珠母 30 克(先煎)，磁石 30 克(先煎)，柏子仁 9 克，石菖蒲 15 克，远志 6 克。7 剂。

2004 年 10 月 24 日二诊：药后症情逐步好转，睡眠已安，神情转宁，纳谷渐增，不再挑食，两便尚调，苔化薄润，脉细小滑。再拟清心定志，滋肾安神。

生地黄 12 克，百合 15 克，淮小麦 30 克，炙甘草 5 克，大枣 5 枚，柏子仁 9 克，石菖蒲 15 克，远志 6 克，竹叶 9 克，青龙齿 30 克(先煎)，珍珠母 30 克(先煎)，磁石 30 克(先煎)，姜黄连 3 克，山茱萸 6 克。14 剂。

2004 年 11 月 7 日三诊：症情全面好转，已能安定听课，但尚有容易分心的习惯，纳佳寐安，面转清润，脉尚沉细。再拟滋肾补髓，养心安神。

生地黄 15 克，野百合 15 克，龟甲 6 克，益智仁 9 克，山茱萸 9 克，远志 6 克，石菖蒲 15 克，竹叶 9 克，青龙齿 30 克(先煎)，珍珠母 30 克(先煎)，姜黄连 3 克，淮小麦 30 克，炙甘草 6 克，大枣 5 枚。14 剂。

【按语】本例患儿平素饮食厚味，热量过高，痰火壅盛，扰神动风，上课不能自控，多言好动，难以坐定，辨为痰热熏灼、扰动心神之注意缺陷多动障碍。先予泻心宁神汤加减泻火豁痰，清心安神。药后痰热渐清，神情转宁，改用百合地黄合甘麦大枣汤滋阴涵木，兼清余热，养心宁神。最后用左归饮加味，滋水涵木，补肾填精养脑以助智力发育获得显效。

三、癫痫

病案1

林某，男，10月。

2009年8月5日初诊：昏厥抽搐、咬牙阵发5个月余。患儿出生5个月起，时发昏厥咬牙、肢体抽搐日10余次，约4秒钟后自行缓解。现经常外感发热，高热时抽搐加重，喉有痰声，胃纳不馨，大便臭秽量多散泄，咽红，舌红，苔黄薄腻，指纹紫滞。

西医诊断：癫痫。

中医诊断：痰厥，痫证。

辨证：痰热内壅，引动肝风。

治法：清心豁痰，平肝息风。

方药：天浆壳5枚，竹沥半夏9克，茯苓10克，竹叶6克，龙齿15克（先煎），姜黄连3克，炒枳壳4.5克，姜竹茹6克，钩藤9克（后下），神曲9克，生谷芽15克，生麦芽15克。7剂。

2009年8月12日二诊：服药后症状减轻，昨起抽搐次数又增，胃纳稍增，大便臭秽减轻，舌苔根腻，指纹紫滞。再拟豁痰健脾，镇惊安神。

竹沥半夏9克，天浆壳5枚，茯苓10克，竹叶9克，龙齿15克（先煎），琥珀粉3克（吞服），远志6克，钩藤9克（后下），陈皮6克，神曲9克，炒鸡内金6克。7剂。

2009年8月19日三诊：药后抽搐明显减轻，日六七次，夜寐尚安，纳可便调，苔已化薄，脉细小滑，两颊红赤，痰火未清，再拟清心安神。

竹叶9克，龙齿15克（先煎），黄连2克，胆南星3克，天竺黄6克，竹沥半夏9克，琥珀3克（吞服），茯苓10克，远志6克，陈皮6克，神曲6克。7剂。

此方加减陆续共服40剂，3个月后随访，抽搐未作，症情稳定，病已向和。

【按语】王霞芳认为各种病因（先天遗传、胎中受惊、痰热惊风、风痰扰神等）所致的癫痫常以痰火壅盛、扰动肝风者为多。患儿新生5个月即发昏厥咬牙、肢体抽搐每日10余次，喉有痰声，舌红苔黄腻，辨为痰火内蕴，引动肝风上旋，蒙窍扰神而昏厥、抽搐阵发。治当涤痰为先，兼以清心开窍，平肝息风镇惊。以竹沥半夏、天浆壳、天竺黄豁痰为主；黄连、竹叶泻热，清心肝之火；琥珀、远志、钩藤、龙齿宁心安神，镇惊定搐；同时加陈皮、茯苓、枳壳、竹茹顾护脾土，以杜生痰之源，预防复发。三诊时，患儿抽搐明显减轻，按原法治之，服药 40 剂后，抽搐得平，其症已安。

病案 2

王某，女，13 岁。

2012 年 5 月 7 日初诊：反复四肢抽搐 1 年余。患儿去年车祸导致颅脑外伤，当时查 CT 示：硬膜下血肿，急诊手术清除血肿，术后昏迷 4 日方苏醒；半月后出现四肢抽搐，考虑继发性癫痫，服用丙戊酸钠至今。目前癫痫发作每月 6～8 次，每次 3～5 分钟。刻下时觉头晕头痛，反应迟钝，面色㿠白，四肢无力，胃纳不佳，胸闷不舒，大便略溏，夜寐欠安，舌淡苔薄，脉细涩。

西医诊断：癫痫。

中医诊断：痫证。

辨证：外伤后瘀血内阻，脑脉失养。

治法：活血化瘀通络，益气养血健脾。

方药：八珍汤加减。柴胡 6 克，太子参 9 克，白术 9 克，山药 12 克，茯神 12 克，川芎 9 克，赤芍 12 克，丹参 9 克，牡丹皮 9 克，石菖蒲 9 克，朱远志 9 克，僵蚕 9 克。14 剂。

2012 年 5 月 21 日二诊：癫痫半月内发作 2 次，发病时间约 3 分钟内，仍有头痛头晕，药后胃纳转佳，大便成形，夜寐转安，舌淡红苔薄白，脉细。再拟益气活血息风。

太子参 9 克，白术 9 克，桃仁 9 克，红花 6 克，丹参 12 克，川芎 9 克，赤芍 9 克，生地黄 9 克，白芷 6 克，钩藤 9 克，僵蚕 9 克，甘草 6 克。14 剂。

2012 年 5 月 28 日三诊：家长自行停用西药半月，仅服上方中药汤剂，未见肢体抽搐发病，头痛转和，纳佳便调，舌淡红苔薄白，脉细。再拟原法巩固。上方加石决明 30 克(先煎)。14 剂。

随访半年，患儿未服用西药，每月偶发癫痫 1 次。

【按语】患儿因车祸颅脑外伤，虽经手术，然瘀血内阻，气血难供于脑，精明失司而继发痫证。瘀血为标，血运失司为本，故拟活血化瘀通络、益气养血止痉，选八珍汤加减治之。二诊时，癫痫发作次数减少，纳增便调，乃脾气初复之象，改投桃红四物汤合四君子汤加味，益气养血，活血化瘀通络，以达气血通畅息风之目的。三诊时，家长自行停服西药，但痫证未作，显示药证合拍，再守原法，稍佐平肝息风之品，防微杜渐。

病案3

刘某，男，9岁。

2015年11月6日初诊：患癫痫1年余。患儿因学习成绩差，家长棒打后致头颅外伤，引发癫痫，每周发病3～4次。颅脑CT示：左颞顶部软化灶。脑电图检查多次阳性。正在服卡马西平。痫发则双目斜视，肢体抽搐，口吐涎沫。平时常觉头痛耳闷，鼻塞不利，面色㿠白，口唇紫暗，舌淡苔薄，两脉细涩。

西医诊断：癫痫。

中医诊断：痫证。

辨证：外伤后瘀血阻窍致痫。

治法：活血化瘀，养血通窍止痉。

方药：柴胡9克，赤芍9克，川芎9克，丹参9克，当归9克，石菖蒲9克，远志6克，辛夷6克，蝉蜕6克，僵蚕9克，竹沥半夏9克。14剂。

2015年11月20日二诊：药后半月内偶发癫痫2次，间隔时间延长，发作程度减轻。上方尚合，桃红四物汤味续治。

赤芍9克，川芎9克，当归9克，生地黄9克，桃仁9克，红花3克，丹参9克，僵蚕9克，全蝎3克，石菖蒲9克，远志6克，钩藤9克，甘草3克。14剂。

2015年12月18日三诊：服上药后，患儿家长又自行加服14剂。现患儿头痛转和，家长自行停服西药1个月，患儿未发癫痫。再拟上方加白蒺藜10克，珍珠母30克(先煎)，28剂。

2016年1月18日四诊：1个月内癫痫发病1次，病发时肢搐、吐沫、目斜视，约1分钟缓解，偶有头痛。

生地黄9克，赤芍9克，白芍9克，川芎9克，桃仁9克，红花3克，竹叶9克，龙齿15克，钩藤9克，白蒺藜9克，石决明15克，全蝎3克，蜈蚣1条。28剂。

3个月后随访，患儿痫证偶作，症状大有改善，仅见目上翻，未有抽搐，瞬间即和，再拟前法巩固之。

【按语】《幼科释谜》曰："大抵血滞心窍，邪气在心，积惊成痫，通行心经，调平血脉，顺气豁痰，乃其要也。"本例患儿头颅外伤后瘀血内阻，窍道不通引发癫痫，兼有头痛鼻塞、耳闷等症，辨为肝郁血瘀、经脉阻滞所致，以疏肝理气、活血通窍为先。选柴胡、赤芍、当归、川芎、丹参等，乃取四物汤合四逆散之意疏肝理气，活血化瘀；半夏、石菖蒲、远志、辛夷、蝉蜕、僵蚕等芳香化痰，祛风通窍。二诊时，方药初见成效，改取桃红四物汤为基础，活血化瘀通络，加白蒺藜、石决明、钩藤、竹叶、龙齿、全蝎、蜈蚣等平肝息风镇惊，冀以停惊痫止抽搐也。停服西药后，中药调治数月，终获良效。

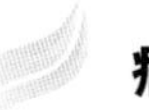

病案 4

蒲某，女，4 岁。

2015 年 12 月 4 日初诊：癫痫 2 年余。1 岁后发病，脑电图示异常痫波，已服丙戊酸钠 2 年。近半年内，患儿发病 2 次，四肢轻微颤抖，约 1 分钟后停止，昏睡、神志不清需半小时后方醒。刻下头晕，厌食，肢倦无力，大便尚调，形瘦矮小，身高体重均不达标，舌胖边有齿痕，苔薄腻，脉细小弦。追问患儿乃早产儿，孕 7 月时剖宫产，孕 3 月时孕母曾患肺炎。

西医诊断：癫痫。

中医诊断：痫证，疳证。

辨证：先天胎弱肾虚，后天脾虚痰浊为患。

治法：健脾消疳醒胃，化痰安神。

方药：藿香 9 克，焦白术 9 克，煨三棱 9 克，煨莪术 9 克，胡黄连 3 克，青皮 6 克，生谷芽 9 克，生麦芽 9 克，神曲 9 克，枳壳 6 克，木香 6 克，石菖蒲 9 克，远志 6 克。7 剂。

2015 年 12 月 11 日二诊：药后胃纳略增，舌尖泛红，苔根腻，再拟守方加减。

上方去藿香、白术，加川芎 9 克，竹叶 9 克。14 剂。

2015 年 12 月 25 日三诊：药后苔渐化薄，纳增知饥，食之有味，脉细小弦。家长自行停西药后，患儿头晕、肢体抽搐未作，神情安定。疳证已愈，仍宗前方加减。

上方去三棱、莪术，加太子参 9 克，白术 9 克，茯苓 10 克。14 剂。

2016 年 1 月 8 日四诊：胃开纳馨，苔化薄润，二便调，夜寐安，服中药后痫证未发，症已向和。改选六味地黄汤加味。

生地黄 9 克，熟地黄 6 克，山药 12 克，山茱萸 9 克，牡丹皮 9 克，茯苓 9 克，泽泻 9 克，龟甲 6 克，鳖甲 6 克，太子参 10 克，神曲 9 克，青皮 6 克，生谷芽 15 克，生麦芽 15 克，木香 6 克，枳壳 6 克。14 剂。

2016 年 1 月 22 日五诊：入冬以来痫证未作，要求配制膏方调理。

2016 年 2 月 22 日六诊：中药调治后，痫证未发已 10 个月，停服西药已有半年，身高体重均已合格。

【按语】本案乃早产儿，孕母患病胎儿早产，胎孕失养，本元肾虚怯弱，产后引发婴儿虚风内动，肢颤、昏迷而发痫证，乃先天胎疾，痫本属虚；加之后天脾虚失运厌食，水谷精微滋养不足，导致阴阳气血亏虚，而见头晕形瘦，生长缓慢已现疳证，急需胡黄连、三棱、莪术、神曲、麦芽等消疳运脾醒胃，治标为先。二诊时见胃气已动知饥索食，减消疳之品，加太子参、白术、茯苓进一步益气健脾，养营安神。三诊后，家长自行停予西药，患儿痫证未发，症情向和。改予六味地黄汤加龟甲、鳖甲血肉有情之品滋养阴精气血，补肾助长，但仍需辅以益气健脾养胃之品，补后天水谷精微滋养巩固疗效。家长要求膏方调理，据证配制补气养血、脾肾同调之膏方以培元固本，其中重用人参、紫河车，乃应《得配本草》“大补气血，尤治癫痫”之旨，为治虚痫之佳药。

病案 5

章某，女，6 岁。

2016 年 4 月 8 日初诊：癫痫发作 2 年。3 岁半时，患儿因雷雨时受惊，而发四肢抽搐，斜颈，神昏，约 5 分钟苏醒。4 月 4 日背唐诗时兴奋，突然双目上视，跌仆，手足抽搐约 3 分钟缓解。120 救护车送院，查脑 CT 正常，脑电图示癫痫。刻下夜梦惊醒，纳可，嗜食荤腥、甜食，厌蔬菜，大便干，舌偏红，苔薄腻，脉细弦滑。

西医诊断：癫痫。

中医诊断：痫证。

辨证：因突受惊吓引动肝风，气乱神迷发痫。

治法：平肝息风，安神定惊。

方药：竹叶 9 克，龙齿 15 克（先煎），磁石 15 克（先煎），钩藤 9 克（后下），天麻 9 克，白蒺藜 9 克，杭菊花 6 克，柴胡 6 克，白芍 9 克，生地黄 9 克，青皮 6 克，炙甘草 3 克。7 剂。

2016 年 4 月 15 日二诊：痫证未发，苔中尚腻，纳可，脉细小弦。再拟化痰息风镇惊。

竹沥半夏 9 克，天竺黄 9 克，胆南星 9 克，白附子 9 克，炙甘草 3 克，钩藤 9 克（后下），竹叶 15 克，龙齿 15 克（先煎），磁石 15 克（先煎），白蒺藜 9 克，珍珠母 30 克（先煎）。7 剂。

2016年4月23日三诊：外出游玩归来，曾有面部抽搐，瞬间即和(2秒)，苔化薄润，胃纳已馨。症情大为减轻，仍宗前义，毋庸更张。上方加天麻9克，全蝎3克。14剂。

2016年4月30日四诊：药后诸恙平和。再拟调扶气血，兼化痰浊巩固之。归芍六君汤加味。

当归9克，白芍10克，太子参10克，生白术10，茯神10克，炙甘草5克，制半夏9克，陈皮6克，钩藤9克(后下)，天麻9克，白蒺藜9克(先煎)，珍珠母30克(先煎)，磁石30克(先煎)。14剂。

上方加减调治半年，未发痫病。

【按语】《素问·举痛论》云："惊则气乱。"患儿平素嗜食荤腥、甜品，酝酿痰火为内因，一旦受惊，扰动心肝，气机逆乱，肝风夹痰上冲于脑，元神受扰，则四肢抽搐、神昏发痫。先拟清心火，平肝风，镇惊宁神。方以竹叶、龙齿、磁石清心镇惊；天麻、白蒺藜、钩藤、杭菊花平肝息风；柴胡、青皮、白芍、生地黄疏肝理气，养血息风；二诊时，痫症未作，苔略化尚腻，痰浊内蕴，防其动风，加重豁痰息风，以竹沥半夏、天竺黄、胆南星、白附子之属蠲除顽痰。三诊时，患儿兴奋后曾有面部抽搐，仅2秒自平，症情大为减轻，痫证未作，药证合拍，病已获效，后改以归芍六君子汤培本，酌加平肝镇惊息风之品调理，随访半年未见痫发。

病案6

李某，女，27月龄。

2016年5月20日初诊：癫痫频发1年。15月龄时，患儿手足抽搐阵作，脑电图示痫波频发，确诊癫痫。予服丙戊酸钠至今。刻下神情微呆，反应欠灵，喉有痰声漉漉，形体肥壮，舌红苔腻，指纹暗红。追问其母，生产患儿时因时间过长致患儿缺氧，而由顺产转剖宫产。

西医诊断：癫痫。

中医诊断：痫证。

辨证：因产伤缺氧，脑脉失健，又婴儿肥体多痰，痰浊阻络引动肝风而抽搐痫发。

治法：蠲痰清心，平肝息风。

方药：皂角6克，明矾1克，竹沥半夏9克，天竺黄6克，茯苓9克，甘草3克，竹叶9克，龙齿15克(先煎)，钩藤9克，白蒺藜9克，珍珠母15克(先煎)。14剂。

2016年6月3日二诊：服中药后抽搐未再现，偶有手抖，舌苔化薄中尚腻，喉有痰声，微咳，上方初收成效。改方下痰为主，清心潜阳息风，健脾杜痰，防痫再发。

（1）保赤散1料，内服下痰，中病即止。如见大便夹有痰液、通泄或次多即停服。

（2）陈皮6克，竹沥半夏9克，茯苓9克，甘草3克，胆南星10克，皂角6克，明矾1克，天竺黄6克，竹叶9克，龙齿15克。7剂。

2016年6月10日三诊：服用中药后，痰祛神清，连续3个月痫证未发。家长自行停服西药，昨日再次肢体抽搐1次，约数秒钟缓解。改方董氏定痫散1料，分28日，每日分2次吞服。

后继续吞服，以资巩固。随访半年未发癫痫。服药8个月后复查脑电图转阴性。

【按语】小儿心、肝常有余，肺、脾、肾常不足。患儿因产伤缺氧，气血不能上行致脑脉失健，脾、肾虚损致运化水湿乏权，聚湿酿痰，喉中痰声漉漉，随心肝有余之气内扰动风，发为痫证。当先蠲痰清心，平肝息风，痰祛气顺，神志即清。二诊，改用保赤散下痰清心，兼以平肝息风，再合星附六君子汤运脾燥湿蠲痰，则痰不再生而心清神安，其痫亦停，连续3个月痫证未发。三诊时，家长自行停西药后，再次引发轻度肢体抽搐1次，分析为痰浊虽化，但患儿正气本虚，则虚风内动，法随症变，而以王氏定痫散益气养血、息风培本，以资巩固。

病案7

陈某，男，6岁。

2016年7月1日初诊：患痴笑型癫痫3年余。MRI检查3次无异常；脑电图检查首次有痫波，经抗痫西药治疗后，检查无异常已2年。2015年9月，脑电图检查又现异常。今年5月出现痴笑、奔跑5～6秒缓解，神志正常，发病前自有知觉，发时面红后转苍白，目下睑青暗。迄今发病次频，日3～4次，服奥卡西平加量达0.45克，1日2次，近2周未发。刻下注意力难集中，精神萎软，自觉乏力，心烦易怒，纳可便调，夜眠辗转不宁，舌红苔薄腻罩灰，脉细弦。

西医诊断：癫痫。

中医诊断：痫证。

辨证：痰热内蕴，引动肝风。

治法：平肝息风宁神。

方药：白蒺藜10克，珍珠母15克（先煎），天麻10克，石决明15克（先煎），石菖蒲

10 克，胆南星 10 克，炙远志 6 克，茯神 10 克，琥珀粉 3 克(吞服)，黄连 3 克，黄芩 10 克。7 剂。

2016 年 7 月 8 日二诊：药后夜眠渐安，心神较宁，两手较前有力，纳佳体胖，唯时显胆怯，苔化薄白腻。上方尚合，仍宗前义。

上方加姜半夏 10 克、柏子仁 10 克。14 剂。

2016 年 7 月 21 日三诊：药后心情舒畅，喜笑但不痴笑，偶诉腿痛，痫症未发已有 1 个月。纳佳略体胖，喉有痰声，入睡晚，夜易醒，目下睑青暗，注意力难集中，舌边尖红赤有芒刺，苔薄白微腻，脉细小滑。肝风渐平，心火痰浊未清，再拟清心豁痰宁神。

黄连 3 克，黄芩 10 克，姜半夏 10 克，胆南星 10 克，茯神 10 克，白蒺藜 10 克，珍珠母 15 克(先煎)，石菖蒲 10 克，炙远志 6 克，柏子仁 10 克，竹叶 10 克，龙齿 15 克(先煎)，丹参 10 克。14 剂。

2016 年 8 月 5 日四诊：药后神振，痴笑未作，性情舒畅，语言对答如流，智力正常，活动正常，夜眠改善，入睡快，纳谷稍减，略有痰声，两便尚调，目下青暗消淡，苔化薄白，根微腻，脉细滑。此为心肝火降，痰浊未清。仍宗前义。

黄连 6 克，黄芩 10 克，姜半夏 10 克，石菖蒲 10 克，炙远志 6 克，茯神 10 克，白蒺藜 10 克，珍珠母 15 克(先煎)，竹叶 10 克，龙齿 15 克(先煎)，柏子仁 10 克，广郁金 10 克。14 剂。

2017 年 3 月 3 日五诊：上课注意力能集中，听课能懂，作业完成正确，神振，有自信，心情舒畅，不易发怒，无痴笑，不发痫，纳便均调，眠安，尚有梦呓，舌偏红，苔化薄微腻，脉滑小弦。服中药近 5 个月，症情向和，但仍服西药维持量(剂量同 2016 年 7 月初诊时，未增加)。再拟前法巩固。

黄连 3 克，黄芩 10 克，半夏 10 克，石菖蒲 10 克，炙远志 6 克，茯苓 10 克，胆南星 10 克，柏子仁 10 克，竹叶 10 克，龙齿 15 克，淮小麦 15 克，甘草 3 克，大枣 3 枚。14 剂。

【按语】患儿纳佳，体胖壮实，为痰火壅盛，肝风上旋扰神，而引发痴笑型癫痫，同时肝木乘土，出现精神萎软、神疲无力脾虚之象，属邪实正虚，痰火上扰则肝风内动，故先拟豁痰泻火清心，平肝息风。方用王霞芳经验方泻心宁神汤加减。黄连、黄芩、半夏三味为君药，以清热泻火；白蒺藜、石决明、珍珠母平肝息风；天麻、琥珀通络息风镇惊；胆南星、石菖蒲、远志、茯神涤痰宁心定痫。五诊时，患儿心神较宁，夜眠渐安，心情舒畅，痴笑未发。王霞芳采用仲景半夏泻心汤去干姜、人参以清心火、泻痰热，自拟经验方“泻心宁神汤”灵活运用于痰火壅盛动风，以实证为主所致的多种儿童精神神志疾病之初期，常收佳效。同时加入竹叶、龙齿两药，以清心潜阳、平肝宁神。后期复诊时，诸症缓解，痫证未作，加入甘麦大枣汤，以甘润平补，养心调肝，缓图其本，杜其复发。

病案 8

项某，女，9 岁。

2014 年 4 月 11 日初诊：失神时作 7 个月余。2014 年 3 月，患儿于某医院脑电图检查 2 次均示异常脑电图。近日外感发热后，咳嗽痰阻，纳少口臭，形瘦偏矮，面色萎黄，山根青筋可见，目下睑青暗，大便尚调，夜眠尚安，舌淡红苔根薄黄腻，脉濡细。针刺四缝穴无液。家长拒服抗痫西药，转求中医儿科诊治。

西医诊断：癫痫。

中医诊断：痫证。

辨证：本元怯弱，元神不足之虚痫。

治法：本拟益气养血培补元神，然其新感外邪，咳嗽痰阻纳少，乃病后痰湿未清，治拟兼顾，先予益气化痰，消导养胃。

方药：

（1）董氏开胃散 2 套，外敷 2 周。

（2）太子参 10 克，白术 10 克，陈皮 6 克，制半夏 10 克，茯苓 10 克，石菖蒲 10 克，炙远志 6 克，川芎 10 克，桔梗 5 克，生山楂 10 克，谷芽 10 克。14 剂。

2014 年 4 月 25 日二诊：药后咳减痰少，苔化薄微腻，纳谷不多，大便尚调，夜尿 1 次，神呆时作瞬间即和，面黄少华，形瘦，盗汗。再拟益气升清，活血醒脑，兼以苏胃。

黄芪 10 克，太子参 10 克，茯苓 10 克，川芎 10 克，姜半夏 10 克，苍术 10 克，石菖蒲 10 克，炙远志 6 克，砂仁 3 克（后下），白豆蔻 3 克（后下），谷芽 15 克，黄柏 10 克。14 剂。

2014 年 6 月 6 日三诊：服上方加减 40 剂后，胃口已开，夜尿 1 次，仍发神呆，瞬间即和，日 10 余次，无头晕，眠亦安，手心烦热。上法颇合，仍宗前义。

黄芪 10 克，苍术 10 克，太子参 10 克，葛根 10 克，柴胡 6 克，川芎 10 克，益智仁 10 克，黄芩 10 克，石菖蒲 10 克，炙远志 6 克，谷芽 10 克。14 剂。

2014 年 7 月 4 日四诊：纳馨，神呆少发，夜尿自醒不尿床，舌红苔根薄黄腻。症情递减，再拟豁痰清心安神。

太子参 10 克，黄芪 10 克，葛根 10 克，川芎 10 克，姜半夏 9 克，茯苓 9 克，竹茹6克，炒枳壳9克，苍术10克，黄芩10克。14剂。

2014年7月18日五诊：曾有癫痫小发作1次，失神次数大减，每月仅发2～3次，纳佳便调，面色转润，山根青筋色淡，神情活泼，学习成绩进步，舌边尚红，苔微腻，脉细小弦，手心尚烦热，汗多。上法颇合，仍宗前义。

黄连3克，姜半夏9克，茯苓9克，竹茹6克，炒枳壳9克，黄芪10克，石菖蒲10克，川芎10克，太子参10克，葛根10克。14剂。

后家长代诊，症情向愈。7月18日方去葛根，加竹叶10克，龙齿15克(先煎)。14剂。

2014年9月12日六诊：上方调治颇合，神呆停作已2个月，纳增胃开，面色由萎黄转两颊微红，体重增加明显，二便均调，舌红苔化，根尚薄腻，脉细带弦，眠安，抗力增加。5个月来未发感冒。

黄连3克，姜半夏9克，茯苓9克，竹茹6克，炒枳壳9克，柴胡6克，太子参10克，川芎10克，黄芪10克。14剂。

2016年8月5日七诊：患儿中药调治至今已2年余，症情全面向和，失神未再作。2016年7月26日复查脑电图：未见异常。纳佳便调，面转红润。神情活泼，目清体丰，舌边偏红，苔根薄白微腻，脉濡细，两便通调，病已向愈。继以益气升清，养血活血健脑，以资巩固。

太子参10克，北沙参10克，麦冬10克，黄芪20克，川芎10克，大白芍10克，丹参10克，牡丹皮10克，柴胡6克，石菖蒲10克，益智仁10克，黄芩5克。14剂。

【按语】患儿病因先天不足，本元虚弱，气血亏虚一时不能上供于脑而发神呆(失神)，瞬间即醒，脑电图检查2次均示异常脑电图。乃痫病轻症。形神不振，正虚为本，治应益气养血、培补元神。但因患儿新感外邪痰咳未止，不宜骤补留邪，先拟益气健脾化痰、升清开窍，方选六君子汤振奋胃气、扶正祛邪；治痫之法首先治痰，六君子汤具健脾祛痰开窍之功，一举二得。复诊时患儿邪化咳止，神呆仍时作次多，改为专治癫痫本病，用补中益气法。王霞芳认为补中益气汤有益气升阳之功，能助气血上充脑窍，为虚证痫病之扶元养神良方。四诊时胃纳已馨，尚有神呆小发作，舌红苔根尚黄腻，痰火未清，痫之宿根未除，再拟豁痰通窍清心宁神，改用温胆汤加益气升清之品。温胆汤具清降肝胆积热、化痰安神之功，对于痰热内扰所致的多种变证，具有独到疗效。后再加黄连清心肝火下痰热，连续服用，调治经年，失神不再复发，症情全面向愈，学习成绩达优。复查脑电图未见异常。本案未用治痫常法，而以补益气血升清祛痰收效，为治病求本之旨也。

病案 9

王某，男，7 岁。

2016 年 12 月 9 日初诊：肢体抽搐反复 6 年余。患者 10 月龄时曾发高热（体温 40℃），四肢抽搐持续 10 分钟，口吐白沫，两目上视，口唇青紫。查脑电图示阳性。诊断：癫痫。其后长期服用中药治疗，未曾服用西药。近 3 年来，每次发热超过 39℃就诱发癫痫，四肢抽搐。平时纳少，大便调，学习成绩差。刻下鼻塞，时咳有痰，咽肿蛾大，无发热，舌淡红，苔薄腻，脉细小滑。

西医诊断：癫痫。

中医诊断：痫证。

辨证：痰痫，兼感外邪。

治法：化痰止咳。

方药：二陈合甘桔汤加味。姜半夏 9 克，陈皮 6 克，橘络 6 克，茯苓 9 克，桔梗 6 克，甘草 3 克，炒牛蒡子 9 克，辛夷 6 克，苍耳子 9 克，苦杏仁 6 克（后下），川贝母 6 克，浙贝母 6 克，紫菀 9 克，百部 9 克。7 剂。

2016 年 12 月 16 日二诊：药后鼻通，咳和痰松，蛾肿稍减，胃纳仍少。仍守前义。

姜半夏 9 克，陈皮 6 克，橘络 6 克，茯苓 9 克，桔梗 6 克，甘草 3 克，白术 9 克，辛夷 6 克，苍耳子 9 克，苦杏仁 6 克（后下），川贝母 6 克，浙贝母 6 克，神曲 9 克，生谷芽 9 克，生麦芽 9 克。7 剂。

2016 年 12 月 23 日三诊：痰浊渐消，咳嗽转平，胃纳亦增，夜寐尚可，癫痫未发。六君子汤加桂枝汤加减，调理 3 个月，痫证未发。

【按语】本例患儿多次因高热导致惊厥抽搐，脑电图显示阳性，是属痫证。且近年每发高热必致痫发，病根已成。王霞芳谓壮热为痫证诱发因素，痰浊内蕴为病本，应从调治肺卫、化痰定惊入手，故首诊以二陈汤化痰，佐加宣肺疏风之品。二诊时，咳减痰松，食欲不振，脾胃运化乏权，守方再加白术、生谷芽、生麦芽、神曲等运脾消食护胃。三诊起病情全面改善，以桂枝汤合六君子汤调和营卫，益气健脾化痰，杜绝发痫之病源。经一段时间调治后，患儿营卫已和，痰浊已化，抗力增强，脏腑阴阳平衡，虽偶感外邪，再发高热也未引发癫痫。《备急千金要方》曰："儿有热，不欲哺乳，卧不安，又数惊，此痫之初也，凡小儿腹中有痰生则身寒热，寒热则血脉动，动则心不定，心不定则易惊，惊则痫发速也。"故王霞芳在四诊时选疏风退热方中加竹叶、龙齿、珍珠母乃宗此意。

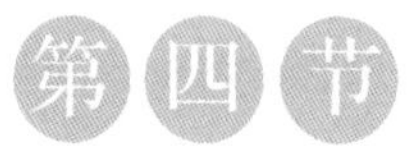

第四节 肺系疾病

本节载录王霞芳治疗小儿肺系疾病的病例，包括小儿鼻病、乳蛾、咳嗽、反复呼吸道感染、哮喘。

一、小儿鼻病

病案1

刘某，男，6岁。

2007年5月16日初诊：经常鼻衄4年余。患儿经常鼻衄，量多色鲜红，咽红偶咳，手心烦热汗出较多，纳少便干，舌红苔薄黄腻，脉浮数。

西医诊断：鼻出血。

中医诊断：鼻衄。

辨证：风热犯肺，肺经郁热。

治法：清热凉血，滋阴泻肺。

方药：泻白散加味。桑白皮9克，桑叶9克，焦栀子9克，生甘草5克，桔梗5克，炒牛蒡子9克，北沙参9克，太子参9克，生地黄9克，白茅根15克，芦根30克，炒藕节9克。7剂。

2007年5月23日二诊：胃纳稍增，汗出减少，鼻衄未作，舌红，苔薄黄，脉浮。患儿症情缓解，继以健脾益气，佐以凉血止血。异功散加味。

太子参9克，南沙参9克，白术9克，茯苓9克，甘草3克，陈皮5克，桑叶9克，焦栀子9克，桔梗6克，炒藕节9克，炒鸡内金9克，苦杏仁6克(后下)。7剂。

2007年5月30日三诊：纳增便调，汗减咳愈，鼻塞打嚏，苔薄润，脉浮。再拟益气健脾，祛风通窍。

太子参9克，南沙参9克，辛夷9克，蝉蜕9克，焦栀子9克，白芷9克，黄芩9克，石菖蒲9克，川芎6克，金银花9克，桑叶9克，甘草3克，桔梗5克。7剂。

服7剂后，诸症改善，再拟上法调理巩固而获愈。

【按语】 本案属肺经素有郁热，时值风热犯肺，火热炎于上，欲散邪于外，致鼻窍壅塞，汗出，喷嚏频作不止，经常鼻衄，反复发病已有4年；风热之邪熏蒸咽喉，故见咽红疱疹；肺失清肃，则咳嗽伴痰。方选泻白散为主，泻肺热，凉血止衄，加辛夷、白芷、石菖蒲、蝉蜕、川芎祛风通窍。辛夷辛温，散风寒，通鼻窍，具有良好的抗炎和抗过敏作用。川芎活血行气，祛风通络，有促进和改善微循环作用。黄芩善清上焦风热，焦栀子可清三焦之火，合桑白皮、桑叶、金银花清泄肺热，可止鼻衄。甘桔汤清利咽喉化痰；太子参、南沙参益气润肺扶正。诸药相合，攻补兼施，三诊即奏良效。

病案2

印某，男，12岁。

2008年1月11日初诊：反复鼻痒流涕喷嚏3年。晨起喷嚏鼻痒流涕，纳食欠馨，大便干结，咽部红痒，动辄汗出盗汗多，舌红苔薄，脉细滑。有哮喘史3年。

西医诊断：过敏性鼻炎。

中医诊断：鼻鼽。

辨证：脾气虚弱，肺失宣肃。

治法：益气升清，健脾通窍。

方药：太子参9克，白术9克，茯苓9克，陈皮6克，辛夷9克，苍耳子9克，石菖蒲9克，桔梗5克，甘草3克，炒牛蒡子9克，炒莱菔子9克，连翘9克，薏苡仁30克。14剂。

2008年1月18日二诊：药后鼻通无涕，纳食增加，大便转调，汗出大减。舌红苔润，脉象细滑。症情全面改善，方药初效，再拟行气活血通窍，调理巩固。异功散合玉屏风散加味。

太子参9克，白术9克，茯苓9克，陈皮6克，黄芪9克，防风6克，桔梗5克，甘草3克，蝉蜕6克，川芎6克，生地黄9克，赤芍9克，白芍9克。14剂。

【按语】哮喘患儿素体肺、脾、肾三脏不足，感邪后肺气失宣，外窍不利，常兼患过敏性鼻炎，故见鼻塞喷嚏流涕，喉痒咳嗽；脾虚健运无权，则食少脘痞；肺与大肠相表里，肺气失宣大肠传导失司，大便干结难行；肺卫失固故汗出较多，易反复感邪。当以治本为主，兼以疏风解表。先拟异功散益气健脾，加苍耳子、辛夷、石菖蒲升清祛风通窍；桔梗、牛蒡子、薏苡仁利咽化痰；莱菔子、连翘清热下痰通腑。全方标本兼治，药后诸症缓解。二诊根据久病有瘀、治病求本原则，继用异功散合黄芪、防风，益气升清、固护脾肺；加川芎活血行气，为“血中之气药”，又能上行头目；加生地黄、赤芍清热凉血，活血祛瘀，全方配伍严谨，药简力专，得获佳效。

病案3

朱某，女，5岁。

2008年9月5日初诊：鼻痒多嚏流涕3年。平时嚏多涕清或黄稠，不咳，纳佳体胖，大便偏干1～3日一行，眠可盗汗，舌胖淡红苔薄润，脉细滑。

西医诊断：过敏性鼻炎。

中医诊断：鼻鼽。

辨证：脾虚湿热内聚，侵犯鼻窍。

治法：益气升清，清热利湿，祛风通窍。

方药：太子参12克，辛夷10克，苍耳子10克，蝉蜕6克，白芷10克，石菖蒲10克，桔梗5克，甘草3克，黄芩9克，猪苓15克，茯苓15克，莱菔子10克，连翘10克。7剂。

2008年9月13日二诊：药后鼻炎症状大减，嚏涕少，纳佳，大便转调日行1次，盗汗递减。上方颇合，仍宗前义。

原方加滑石10克(包煎)。7剂。

2008年9月20日三诊：又感新邪，头痛，晨嚏鼻塞涕阻，咽红，不咳，纳减，大便尚调，2～3日1次，苔薄白，脉浮小滑，守方加减。

9月5日方去猪苓，加荆芥9克。7剂。

2008年10月5日四诊：邪化胃和，仍觉鼻痒多嚏流涕，舌红苔薄润，脉浮细。上方加黄芪15克。7剂。

2008年10月26日五诊：药后鼻塞减，嚏涕均少，鼻炎全面改善，大便转调，再拟原方巩固之。

【按语】患儿脾虚湿盛之体，反复感邪，清阳不升，水湿内停，阻塞鼻窍，湿久蕴而化热，鼻炎反复不愈。王霞芳临诊常选用桔梗、甘草、黄芩、辛夷、苍耳子、白芷、石菖蒲等清热利湿，芳香祛风通窍；猪苓、茯苓、滑石(六一散)化湿利小便；莱菔子、连翘泻热通腑，使邪热湿浊从上下分利而出；张元素《医学启源》云“黄芩泻肺火治脾湿”，故王霞芳喜加黄芩苦寒燥湿，配白芷、石菖蒲等品可兼制其辛温之弊，芳香燥湿效更显。患儿体弱盗汗，易感风邪，导致鼻炎反复发作，乃中气虚清阳难升，表卫失固，故于鼻炎全面改善后，重用黄芪益气升清、固卫御邪善后之。

病案4

周某，男，4岁8月。

2015 年 1 月 30 日初诊：多嚏流涕、发热 2 日。生后 6 个月起即有多嚏流涕，近 2 年反复发热咳嗽，患支气管肺炎 2 次。过敏原检测示螨虫、霉菌、鸡蛋过敏，正在用粉尘螨滴剂(畅迪)进行螨虫脱敏，长期服用孟鲁司特钠。昨起发热，体温 38℃以上，服柴桂颗粒热已退。现咳嗽涕多，纳少挑食，厌肉、鱼、多种蔬菜，大便偏干，睡眠不宁，盗汗阵出踢被，面淡黄目下青暗，山根青筋深，太阳穴青筋明显，形瘦，咽红，舌边红苔薄白，脉细小滑。

西医诊断：过敏性鼻炎，反复呼吸道感染。

中医诊断：鼻鼽。

辨证：脾运本弱，肺卫失固汗出感邪。

治法：宣肺解表，兼以健脾醒胃。

方药：

(1) 针刺四缝穴，1 指有液。

(2) 董氏开胃散外敷 2 周。

(3) 荆芥 3 克，苏梗 9 克，薄荷 3 克(后下)，桔梗 6 克，甘草 3 克，炒牛蒡子 9 克，辛夷 9 克，甜苦杏仁(各) 9 克，陈皮 6 克，茯神 9 克，连翘 9 克，莱菔子 9 克。7 剂。

(4) 医嘱：平时衣被不可过厚，及时加减，注意颈部保暖；忌海鲜、发物。

2015 年 2 月 5 日二诊：药后 3 日嚏涕大减，偶咳有痰，皮肤瘙痒，纳谷略增，面转清润，太阳穴青筋减淡，舌红苔薄白润，脉小滑。上方获效，再拟益气祛风健脾化痰，六君子汤加减。

(1) 针刺四缝穴，无液。

(2) 南沙参 9 克，白术 9 克，茯苓 9 克，陈皮 6 克，制半夏 9 克，荆芥 3 克，防风 3 克，蝉蜕 6 克，辛夷 9 克，川芎 9 克，牡丹皮 9 克，丹参 9 克，金银花 9 克，炒莱菔子 9 克。7 剂。

【按语】患儿自幼起病肺卫失固，质薄汗出腠理疏松，过敏体质易感外邪为外因；后天脾运失健，纳少挑食，生湿酿痰为内因，故反复感冒嚏涕咳嗽。初诊新感外邪，宜先宣肺解表治标，兼施针刺四缝穴及外敷“董氏开胃散”消导健脾以苏胃气，内外合治取得初效。本为脾肺两虚，症情改善后治当以六君子汤益气健脾化痰，配合祛风通窍之品以固后效。患儿过敏皮肤瘙痒，王霞芳常加用荆芥、蝉蜕、金银花、牡丹皮、丹参、川芎等清热凉血活血，祛风止痒。

病案 5

陶某，男，4 岁。

2015年10月3日初诊：经常打嚏流涕或咳1年。春秋季易感冒，咽红或痒，动则汗多，盗汗阵出，纳佳便调，面色淡黄少华，舌淡红胖苔薄白腻，脉细缓。

西医诊断：过敏性鼻炎。

中医诊断：鼻鼽，汗证。

辨证：过敏体质，腠疏多汗易感风邪，营卫失和而易感冒。

治法：调和营卫，益气固表，祛风通窍。

方药：桂枝汤合补中益气汤加减。桂枝3克，炒白芍9克，甘草3克，生姜2片，大枣3枚，太子参9克，生白术9克，黄芪9克，辛夷9克，蝉蜕6克，茯苓9克，桔梗6克，竹叶9克。7剂。

经上方加减调治月余，患儿汗减，抗力增强，鼻通无涕病愈。

【按语】患儿素体气虚多汗易感，为营卫不和。《伤寒论》曰："荣行脉中，卫行脉外，复发其汗，荣卫和则愈，宜桂枝汤。"临床多见此类患儿，风邪犯肺，鼻为肺窍，常发喷嚏流涕，故选桂枝汤调和营卫。王霞芳擅以桂枝汤加味治疗小儿腠理疏松，易汗出感风邪，致反复感冒咳嗽、鼻炎或发热等肺系疾病。柯琴曰："头痛、发热、恶寒、恶风、鼻鸣、干呕等病，但见一症即是，不必悉具，唯以脉弱、自汗为主。"《医学入门》曰："凡鼻涕鼽、渊鼽，久甚不愈者……必内伤肺胃，清气不能上升，非外感也，宜补中益气汤以和之，此皆治本之论。"故以太子参、白术、黄芪益气升清，药味简洁，清淡灵验，屡取佳效。

二、乳蛾

病案1

徐某，男，4岁。

2006年7月7日初诊：乳蛾肿痛1周。患儿因化脓性扁桃体炎经住院治疗后好转，出院1周又咽痛，蛾肿如卵，纳减进食脘胀嗳气，面黄形瘦，大便干结，肛痛难解，盗汗淋多，舌红苔微黄腻，脉滑小数。

西医诊断：扁桃体炎。

中医诊断：乳蛾。

辨证：风热之邪上攻咽关，湿热内蕴，内外相合乳蛾肿痛。

治法：表里双解，泻火化湿利咽。

方药：桔梗汤合小柴胡汤加减。

柴胡5克，黄芩6克，太子参10克，桔梗5克，生甘草3克，炒牛蒡子10克，大青叶 15 克，藿香 10 克，厚朴 10 克，炒枳壳 10 克，连翘 10 克，炒莱菔子 10 克，炒鸡内金 10 克，生谷芽 15 克。7 剂。

2006 年 7 月 14 日二诊：咽痛蛾肿递减，知饥索食，纳谷已增尚有嗳气，大便通调，动则汗出，盗汗，舌红苔薄白腻。上方颇合，守方加减。

藿香 10 克，厚朴 10 克，薏苡仁 30 克，滑石 12 克，桔梗 5 克，生甘草 3 克，炒牛蒡子 10 克，金银花 10 克，大青叶 15 克，炒莱菔子 10 克，连翘 10 克，炒鸡内金 10 克，生谷芽 15 克。7 剂。

2006 年 7 月 21 日三诊：近因贪凉受风打嚏流涕，次日即和，纳谷略减，大便偏软，夜眠易醒，盗汗。守方加减。

上方去金银花、滑石，加佛手，7 剂。

2006 年 7 月 28 日四诊：纳增不多，大便转调，夜眠转安，入睡困难，盗汗已减，仍心烦叫吵。藿朴三仁汤加减。

藿香 10 克，川朴 10 克，苦杏仁 6 克(后下)，薏苡仁 30 克，桔梗 5 克，炒牛蒡子 10 克，茯神 10 克，柏子仁 10 克，炒鸡内金 10 克，生谷芽 15 克。7 剂。

随访 2 个月，未见反复。

【按语】《疡科心得集》云："夫风温客热，首先犯肺，化火循经，上逆入络，结聚咽喉，肿如蚕蛾。"咽喉为胃之系，脾胃有热胃火炽盛，上冲咽喉而乳蛾肿大。脾胃积热，气机逆调，嗳气腹胀，大肠传导失司，则大便干结。治当疏风清热，消肿利咽。柴胡、黄芩解表清里；桔梗、生甘草、牛蒡子利咽消肿；大青叶清热解毒；连翘、莱菔子通腑泻热；藿香、厚朴、炒枳壳、炒鸡内金、谷芽芳香行气，消食开胃。末诊以藿朴三仁汤芳香化湿，宣畅气机，炒鸡内金、谷芽消食开胃。全方清热利咽，泻火解毒，兼以芳香化湿，健脾开胃，方随证变，步步为营而收效。

病案 2

颜某，男，5 岁。

2006 年 7 月 17 日初诊：高热、乳蛾肿痛 2 日。体温 39.3℃，乳蛾肿大如卵，上有脓性分泌物，昨起连咳不断，舌红苔薄白，脉浮数。家长予服退热药后，热降未清，两肺听诊正常。

西医诊断：化脓性扁桃体炎，咳嗽。

中医诊断：乳蛾。

辨证：风热上袭邪结咽喉，痰热内阻肺失宣肃。

治法：清热解毒利咽，化痰散结止咳。

方药：银翘散合止嗽散加减。

金银花10克，连翘10克，荆芥6克，薄荷5克(后下)，桔梗6克，生甘草3克，薏苡仁30克，炒牛蒡子10克，前胡9克，百部9克，紫菀9克，陈皮6克，浙贝母10克，苦杏仁6克(后下)。3剂。

2006年7月31日二诊：药后热即退净，咳减痰松色淡黄，蛾肿消小，脓性分泌物消退，纳增不多，大便干2日1次，舌红苔化薄润。改用桑杏汤加味。

桑叶10克，苦杏仁9克(后下)，瓜蒌仁9克，南沙参10克，桔梗5克，甘草3克，牛蒡子9克，蝉蜕6克，枇杷叶10克，冬瓜子15克，芦根30克。7剂。

2006年8月7日三诊：痰化咳停，胃纳已增，夜寐梦多，大便干，2日1次，舌红，苔薄白。两肺听诊正常。病已向和，仍宗前义，继以泻肺化痰开胃，肺脾同调巩固之。

桑叶10克，苦杏仁9克(后下)，瓜蒌仁9克，太子参10克，南沙参10克，茯神9克，炒枳壳9克，炒莱菔子9，连翘9克，炒鸡内金9克，生谷芽15克。7剂。

【按语】化脓性扁桃体炎，高热咳嗽，但热无寒，辨属中医温病范畴，邪热炽盛于肺卫，化火熏蒸咽喉，则乳蛾肿痛渗出脓液，高热咳嗽连作不息。急以银翘散加味，辛凉发汗解表，泻火退热；止嗽散疏散外邪，宣肺化痰止咳；二诊热退已净，咳减，改以桑杏汤加千金苇茎汤清肺化痰止咳而获效。三诊痰化咳停，当治本以巩固疗效，继用桑杏汤加炒枳壳、炒莱菔子、连翘消导通腑，使邪热下泄，病至后期配太子参、南沙参消补兼施，培土生金，扶正祛邪巩固之。

治疗化脓性扁桃体炎，王霞芳擅以银翘散加清热解毒之品，合千金苇茎汤清肺化痰、散结排脓治疗，常获佳效。

病案3

余某，男，6岁。

2008年8月5日初诊：有慢性扁桃体炎病史3年余。反复发病，咽部隐痛有梗阻感，干咳无痰，乳蛾淡红肿大如卵上有凹痕，咽干唇红，食欲不振，手足心烦热，舌红苔少，脉细带数。

西医诊断：慢性扁桃体炎。

中医诊断：乳蛾。

辨证：阴亏虚火上炎。

治法：养阴清肺，生津润燥。

方药：桔梗汤合沙参麦冬汤加减。南沙参9克，北沙参9克，玄参9克，麦冬

6克，桔梗6克，炒牛蒡子9克，生甘草3克，桑白皮9克，川贝母3克，浙贝母9克，射干6克，黄芩6克，连翘6克。7剂。

2008年8月12日二诊：咳减有痰，蛾肿减小，纳增不多，大便干结隔日1次，舌红苔薄白，脉细数。再拟清化痰热，肃肺止咳。桑杏汤加桔梗汤加减。

桑叶9克，枇杷叶15克，苦杏仁6克（后下），桔梗6克，炒牛蒡子9克，瓜蒌仁9克，金银花9克，连翘9克，炒莱菔子9克，生甘草3克，川贝母6克，浙贝母9克，蝉蜕6克，冬瓜子15克，芦根30克，南沙参9克。7剂。

2008年8月19日三诊：咳停痰化，偶嚏无涕，纳食增加，咽红蛾肿已消隐，夜梦较多，大便干结，隔日1次，舌红，苔薄白。继以清肺润燥，通腑泻热。

桑叶9克，苦杏仁6克（后下），瓜蒌仁9克，太子参9克，南沙参9克，炒枳壳9克，炒莱菔子9克，连翘9克，茯神9克，炒鸡内金6克，生谷芽15克。7剂。

【按语】清代陈士铎《辨证录·卷之三》曰："阴蛾则日轻夜重，若阳蛾则日重夜轻矣，斯少阴肾火，下无可藏之地，直奔而上炎于咽喉也。"王霞芳认为，小儿为稚阴稚阳，热病久病伤阴，或素体阴虚者，均可出现肺肾阴虚之证，治宜养阴清肺生津润燥，方用沙参麦冬汤合桔梗汤加减。虚火乳蛾多无发热或有低热，病期较长，气阴两虚，故饮食宜清淡，忌食辛辣、炙烤之品，以免引动肺胃之火，耗伤阴津，加重病情。

病案4

盛某，女，4岁。

2016年7月1日初诊：发热、咽喉肿痛2日。近1年，扁桃体炎、化脓性扁桃体炎反复多次，现发热2日，体温38.5℃，咽痛蛾肿，咳呛有痰难咳，鼻塞涕稠倒流，纳呆形瘦，大便日1次，干结难行，烦躁易怒，怕热动则汗多，盗汗，舌深红苔腻微黄，脉滑数。有便秘、肛裂史。

西医诊断：急性扁桃体炎。

中医诊断：乳蛾。

辨证：痰火上炎，蕴结咽喉。

治法：清利泻火。

方药：桑杏汤加减。桑叶9克，苦杏仁9克（后下），瓜蒌仁9克，桔梗9克，炒牛蒡子9克，生甘草3克，辛夷9克，石菖蒲9克，白芷9克，黄芩6克，金银花9克，连翘9克，炒莱菔子9克。7剂。

医嘱：饮食宜清淡，忌辛温、煎炸、饮料甜品等高热量食品；衣被宜单薄凉爽。

2016 年 7 月 8 日二诊：药后高热虽退，仍有低热，蛾肿不痛，咳已大减有痰难咳，涕少，鼻通鼾消，盗汗淋多，纳谷递增，大便通畅，舌尖红苔薄白微腻，脉细小滑。上方尚和，仍宗前义。

上方去瓜蒌仁，7 剂。

2016 年 7 月 15 日三诊：上方颇合，热净，偶咳有痰，鼻涕少量无鼾，汗出大减，盗汗已和，纳增胃开，大便调畅，咽红痒，腿有皮疹，舌边尖红苔根薄白腻。诸恙大有改善，唯痰热未清，再予清化巩固之。

桑叶 9 克，枇杷叶 9 克，桔梗 9 克，炒牛蒡子 9 克，甘草 3 克，辛夷 9 克，石菖蒲 9 克，金银花 9 克，连翘 9 克，炒莱菔子 9 克，牡丹皮 9 克，丹参 9 克。14 剂。

【按语】患儿反复咽痛蛾肿、鼻塞涕稠、咳嗽痰多、烦躁易怒为痰火壅盛上行，当先泻火化痰、利咽消肿，拟桑杏汤合甘桔汤加炒牛蒡子、黄芩、金银花泻火解毒，化痰利咽；辛夷、石菖蒲、白芷祛风通窍利湿；连翘、莱菔子通腑泻热。二诊，低热未净，蛾肿递减，症情改善，守方治疗。三诊，热退已净，痰化咳减，纳增胃开，大便也调，再拟上方去苦杏仁，兼有腿部皮疹，加牡丹皮、丹参凉血祛风止痒。

三、咳嗽

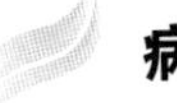

病案 1

张某，女，3 岁。

2008 年 11 月 14 日初诊：咳嗽 3 日。咽痒咳频喉有痰声，痰白清稀，喷嚏流涕，纳少，大便稀薄，舌淡红苔薄白，脉浮。

西医诊断：咳嗽。

中医诊断：咳嗽。

辨证：风邪袭肺。

治法：疏风宣肺化痰。

方药：王霞芳经验方宣肺止咳汤出入。荆芥 5 克，苦杏仁 9 克(后下)，桔梗 5 克，炒牛蒡子 10 克，生甘草 3 克，陈皮 6 克，橘络 6 克，制半夏 9 克，辛夷 9 克，蝉蜕 6 克，浙贝母 6 克，前胡 6 克，紫菀 6 克，炙百部 9 克。7 剂。

2008 年 11 月 21 日二诊：药后咳嗽大减，尚有喉痰，嚏涕减少，纳食增加，大便糊状。证属痰浊未清，再以健脾化痰。

陈皮6克，橘络6克，制半夏9克，茯苓9克，生甘草3克，桑叶9克，甜杏仁6克，苦杏仁6克(后下)，北沙参9克，浙贝母9克，川贝母6克，炙紫苏子9克，炒苍耳子6克。7剂。

2008年11月28日三诊：邪化咳和，无涕，夜眠欠安，大便稍稀日行1次。证属病后营卫不和，肺脾俱虚，继以培土生金、益气健脾。

太子参9克，白术9克，茯神9克，陈皮6克，橘络6克，制半夏9克，桂枝3克，白芍9克，大枣5枚，生姜3片，生甘草3克，黄芪9克，炒扁豆9克。7剂。

服7剂后痊愈。

【按语】患儿形气未充，肌肤柔弱，卫外功能较差，故在冬春气候多变之时，易为六淫外邪侵袭。本证属风寒袭肺，肺失宣肃，用王霞芳验方宣肺止咳汤宣肺祛风、化痰止咳。该方以止嗽散为基础；制半夏、苦杏仁降气消痰；辛夷、蝉蜕宣肺祛风通窍；陈皮、橘络同用可通络化痰。二诊时，痰浊未清，再以二陈汤健脾化痰，合桑杏汤清肺防痰化热。故三诊时，咳嗽已愈，再以六君子汤合桂枝汤益气扶正调理善后而痊愈。

病案2

陈某，男，8岁。

2010年6月4日初诊：咳嗽持续3周。患儿3周前因起居不慎受凉，初起鼻塞清涕，喷嚏咽痒，继之咳嗽咽痛，家长自予双黄连口服，嚏涕减少，咳嗽加剧，痰多质稠色黄绿，胃纳尚可，大便偏干，咽红乳蛾红肿，舌红苔薄白，脉小滑。

西医诊断：咳嗽。

中医诊断：咳嗽。

辨证：素体肺脾气虚，卫外失固，痰湿内生，新感外邪，痰热互结，属痰热蕴肺上逆而咳。

治法：清肺化痰止咳。

方药：桑杏汤加减。桑叶10克，苦杏仁9克(后下)，瓜蒌仁10克，川贝母5克，浙贝母10克，南沙参10克，北沙参10克，陈皮5克，橘络5克，制半夏10克，黄芩6克，前胡6克，紫菀6克，炙百部9克。7剂。

2010年6月11日二诊(家长代诊)：药后咳嗽大减，痰色淡黄，大便转调。

上方去黄芩、紫菀；加炒莱菔子9克，连翘9克。14剂。

2010年6月25日三诊：咳减未止咯痰色绿，纳佳便干，眠安，寝汗减少，舌红苔根薄腻，脉细滑。痰浊未清，再拟清化。温胆汤合三子养亲汤加减。

姜半夏10克,陈皮5克,橘络5克,茯苓9克,竹茹6克,炒枳实6克,炙紫苏子10克,苦杏仁9克(后下),炒莱菔子10克,连翘10克,炙百部9克,生甘草3克。7剂。

2010年7月2日复诊:偶有单声咳,胸闷不舒,纳可便干,眠安,舌红苔薄腻,脉细滑。改方小陷胸汤加味。

黄连3克,瓜蒌仁10克,姜半夏9克,太子参10克,南沙参10克,紫苏梗9克,射干6克,川贝母5克,浙贝母10克,苦杏仁6克(后下),蝉蜕6克。7剂。

【按语】《灵枢·百病始生》谓:"风雨寒热不得虚,邪不能独伤人。"患儿素体肺脾两虚,卫外失固,故屡感外邪;脾虚痰湿内蕴,故咳嗽反复3周不愈;外感后邪热留恋,痰热互结而咳嗽,是"正虚不能达邪"也。选桑杏汤加味清肺化痰,南沙参、北沙参以益气扶正祛痰止嗽,以期"邪去正自安"。肺与大肠相表里,肺失宣肃,则大肠传导失司,浊气不降。王霞芳善用通下痰浊法,如苦杏仁、瓜蒌仁、连翘、炒莱菔子等宣肺泻热,下痰通腑。末诊,咳嗽向和,自诉胸脘痞闷,苔腻,乃《伤寒论》"小结胸病,正在心下,按之则痛,脉浮滑者,小陷胸汤主之"之谓。王霞芳擅用小陷胸汤治疗痰热互结之胸闷痞证。黄连苦寒泻火,瓜蒌荡涤痰热,半夏化痰散结,三药合用辛开苦降,寒温并用;再伍川贝母、浙贝母、苦杏仁、苏梗等清化痰热,宽胸散结而愈久咳。

病案3

胡某,男,4岁。

2008年12月8日初诊:反复咳嗽1年余。每于清晨咳嗽多发,喉有痰声,喷嚏流涕。近日呛咳阵作,咯痰不爽,动辄气促,鼻塞流涕,纳少便干,夜眠欠安,盗汗淋多,舌苔白腻。

西医诊断:咳嗽。

中医诊断:咳嗽。

辨证:风痰扰肺。

治法:疏风散邪祛痰。

方药:三拗汤加味。炙麻黄5克,苦杏仁6克(后下),生甘草3克,黄芩6克,制半夏9克,辛夷9克,蝉蜕6克,僵蚕9克,紫菀6克,炙百部9克,款冬花9克,麻黄根9克,茯神9克,炒鸡内金9克。7剂。

2008年12月15日二诊:药后咳嗽大减,夜间偶有单咳,纳增便调,盗汗稍减,夜眠欠安,舌红苔薄白。再拟健脾化痰,益气敛汗。

陈皮6克,制半夏10克,茯苓10克,生甘草3克,太子参9克,桑叶10克,苦杏仁 6 克(后下)，浮小麦 15 克，麻黄根 9 克，炒鸡内金 9 克，大枣 5 枚。7 剂。

服 7 剂后，患儿诸症痊愈。

【按语】王霞芳认为本例患儿咳嗽类属西医学咳嗽变异性哮喘，多为风邪袭肺，肺失宣降，津液不布凝聚为痰，阻塞气道，肺气上逆所致。方选三拗汤加味宣肺化痰止咳；加辛夷、蝉蜕、僵蚕，重在祛风散邪通窍道；黄芩、制半夏善化上焦痰热；紫菀、款冬花、百部配麻黄，止咳降逆平气促。药后咳已大减，但痰热未清，再以六君子合桑杏汤加减，益气健脾、清肺化痰，扶正调理善后而痊愈。

病案 4

吴某，女，9 岁。

2019 年 9 月 20 日初诊：咳嗽持续半年。干咳频作，鼻通无涕，纳少，大便稀薄日行 1 次，无腹痛，无发热，形体偏瘦，面白边淡黄，咽红燥渴，舌边尖红苔薄微黄，脉寸尺沉弱，关上小弦。

西医诊断：咳嗽。

中医诊断：咳嗽。

辨证：肺胃阴虚，气火上逆。

治法：清养肺胃，降逆下气。

方药：麦门冬汤加减。麦冬 12 克，制半夏 6 克，南沙参 9 克，太子参 9 克，百合 9 克，桔梗 6 克，生甘草 3 克，川贝母 6 克，炒白术 9 克，茯苓 9 克，蝉蜕 6 克，车前子 9 克(包煎)。7 剂。

2019 年 9 月 27 日二诊：药后干咳次减，纳谷一般，大便成形，舌红尖有芒刺苔根薄微腻，脉沉细小弦。上方颇合，仍宗前义。

上方去车前子；加橘络 6 克。14 剂。

2019 年 10 月 11 日三诊：药后基本不咳，无痰声，纳可，大便偶散，舌尖红苔薄白，脉沉细小滑。再拟上方巩固。

上方去南沙参、蝉蜕，橘络；加太子参 9 克，白扁豆 9 克，莲子 9 克，芡实 12 克。14 剂。

服 14 剂后，患儿诸症痊愈。

【按语】本病表现在肺，但其源在胃，土为金母也。患儿自幼纳少形瘦，舌红苔薄，咽红燥渴为胃津不足，而肺阴津亦亏，肺胃阴虚，气火上逆则咳呛频繁少痰。王霞芳宗《金匮》"大逆上气，咽喉不利，止逆下气者，麦门冬汤主之"之意，方选麦门冬汤加减，用治肺津不足虚火上炎之咽燥久咳。麦门冬汤生津滋润，降虚火利咽喉，气逆平则咳呛自平。麦冬、太子参、沙参配百合，滋养肺胃之阴，生津，清虚热；半夏本为燥湿化痰，然入滋润方中却能下气化痰降逆，具双相调节作用。土为万物之母，脏腑禀气于脾胃而能强，故复诊时合炒白术、茯苓、白扁豆、莲子、芡实以扶土补金，巩固善后为治本之法。

病案 5

董某，男，3 岁半。

2006 年 11 月 10 日初诊：反复咳嗽、尿床半年。久咳咯痰难，听诊双肺呼吸音粗，闻及痰鸣音少许。近 3 个月夜间尿床，纳少，大便偏干日行 1 次，形瘦矮小，面㿠白。舌边尖红苔薄微腻，脉沉细。

西医诊断：咳嗽，遗尿。

中医诊断：久咳，遗尿。

辨证：肺肾同病。

治法：金水同治。

方药：金水六君煎加减。陈皮 5 克，橘络 5 克，制半夏 9 克，茯神 9 克，生甘草 3 克，款冬花 10 克，紫菀 6 克，苦杏仁 6 克(后下)，生地黄 10 克，乌药 9 克，益智仁 10 克，桑螵蛸 10 克，菟丝子 10 克，生谷芽 15 克，生麦芽 15 克。14 剂。

2006 年 11 月 25 日二诊：药后咳嗽大减，气促转平痰少难咳，胃口略开，夜尿及尿床次减，大便转调，苔微腻。继予健脾化痰，益肾缩尿。

陈皮 5 克，橘络 5 克，制半夏 9 克，茯神 9 克，生甘草 3 克，苦杏仁 6 克(后下)，竹茹 9 克，乌药 9 克，益智仁 10 克，生谷芽 15 克，神曲 15 克。7 剂。

2006 年 12 月 2 日三诊：咳嗽向和，胃纳转佳，但时有尿床，再拟肺、脾、肾同调。

陈皮 5 克，橘络 5 克，制半夏 9 克，茯神 9 克，生甘草 3 克，生龙骨 30 克(先煎)，生牡蛎 30 克(先煎)，紫菀 6 克，桑螵蛸 10 克，菟丝子 10 克。14 剂。

2006 年 12 月 16 日四诊：咳嗽已平，夜尿 1 次无尿床，惟纳谷不多，苔微薄腻。续肺脾同治，调养善后。

陈皮 5 克，橘络 5 克，制半夏 9 克，太子参 9 克，南沙参 9 克，生白术 6 克，茯神 9 克，山药 15 克，白扁豆 15 克，生谷芽 15 克，神曲 15 克，生甘草 3 克。14 剂。

【按语】 患儿属脾虚痰湿不清，肺肾两虚，久咳不愈，夜尿时遗，投金水六君煎加减，肺、脾、肾三经同治，因纳少便干，去熟地黄、当归滋腻碍脾之弊，改用生地黄滋肾润肠，加菟丝子、桑螵蛸及缩泉丸以固下止遗，使咳、痰、夜尿诸证悉减。

后期咳平，夜尿1次无尿床，唯独纳谷不多，苔尚微腻，终以参苓白术散加味，旨在培土生金，得获康复强体，预防复发。

病案6

周某，3岁，男。

2007年3月19日初诊：咳嗽痰多半月余。患儿纳谷不馨，便下溏泄，夜寐欠安，盗汗，舌淡红苔薄润，指纹淡红方达风关。

西医诊断：咳嗽，腹泻。

中医诊断：咳嗽，泄泻。

辨证：脾肺两虚，痰湿不化下泄。

治法：益气扶脾杜痰。

方药：星附六君子汤加减。制胆南星6克，白附子6克，党参6克，炒白术9克，茯苓9克，生甘草3克，陈皮5克，橘络5克，姜半夏9克，炮姜3克，煨诃子6克。5剂。

2007年3月24日二诊：药后咳痰略减，纳增便溏，盗汗，舌淡苔薄白，原法治之。上方去炮姜；加麻黄根9克。5剂。

2007年3月29日三诊：药后咳痰均和，纳谷增多，大便成形，汗出减少。继用六君子汤以巩固。

党参6克，炒白术9克，茯苓9克，生甘草3克，陈皮5克，橘络5克，姜半夏9克，麻黄根6克。7剂。

【按语】"脾为生痰之源，肺为储痰之器"。患儿素体阳虚，脾失健运，水谷不化精微，反凝成痰上壅于肺，则咳嗽痰多难祛；脾土虚寒则便下溏薄，治当益气健脾蠲痰，温中和泻。方用星附六君子祛除顽痰，以杜绝生痰之源，痰蠲气道自通则咳停；合理中汤中党参、炒白术、炮姜温中扶脾，加煨诃子收敛止泻，麻黄根敛汗。王霞芳强调，临证时需注意必须内无积滞方可用收涩之品。

病案7

朱某，男，8月。

2010年7月12日初诊：反复咳嗽5个月。患儿出生2月时，曾患支气管肺炎住院治疗。近5个月咳嗽不断，喉中痰鸣，咳剧时气促，纳呆，大便每日5～6次质糊色深黄，小便短少，舌淡红苔薄白腻，指纹稍红紫见于风关。

西医诊断：咳嗽，腹泻。

中医诊断：久咳，泄泻。

辨证：中阳不振，痰湿内停。

治法：温阳化饮，健脾利湿，止咳化痰。

方药：苓桂术甘汤加减。茯苓 10 克，桂枝 3 克，炒白术 10 克，甘草 3 克，党参 10 克，姜半夏 10 克，陈皮 6 克，桔梗 3 克，紫菀 6 克，炙百部 10 克，浙贝母 10 克。7 剂。

2010 年 7 月 19 日二诊：药后咳和喘平，胃纳稍增，昨日大便散泄 1 次，色黄质糊，夜间惊哭，盗汗较多，舌红苔薄白。患儿夜惊汗多，证属病后阴阳失调，以桂枝加龙骨牡蛎汤镇惊安神、通阳敛汗。

桂枝 3 克，煅龙骨 30 克，煅牡蛎 30 克，党参 10 克，姜黄连 3 克，茯神 10 克，柏子仁 10 克，大枣 5 枚，生姜 3 片，生甘草 3 克。7 剂。

2010 年 7 月 26 日三诊：病中受凉又咳 3 日，夜间阵咳，喉中痰鸣，偶有气喘，大便稀薄，日 1～2 次，胃纳尚可，夜寐转安，盗汗减少。患儿体虚，咳喘病情反复，再以苓桂术甘汤温中化饮。

茯苓 10 克，桂枝 3 克，炒白术 10 克，生甘草 3 克，炙甘草 3 克，姜半夏 10 克，陈皮 6 克，橘络 6 克，党参 10 克，射干 6 克，前胡 10 克，炙百部 10 克。14 剂。

药后诸症痊愈。随访半年未复发。

【按语】患儿新生后 2 个月即患肺炎，继之持续咳嗽 5 个月，咳剧痰鸣气促，大便泄泻日 5～6 次，乃先天脾阳不振，痰饮犯肺之咳喘。脾胃虚弱，清阳不振，运化失司，故大便稀溏；脾虚生化无源，土不生金，肺脾气虚，正气不足，故病情容易反复发作。用苓桂术甘汤温化痰饮，健脾利湿；六君子汤益气健脾，燥湿扶元；紫菀、炙百部、浙贝母、桔梗祛痰止咳，得获初效。二诊，选桂枝加龙骨牡蛎汤镇惊安神、通阳敛汗。诸药合用，温阳健脾以化痰饮，淡渗利湿以平咳喘，阳气振，痰饮得化，诸证自除，标本兼顾，切合病机，故收良效。

四、反复呼吸道感染

病案 1

曾某，男，4 岁。

2015 年 11 月 20 日初诊：经常感冒咳嗽 2 年（每年 6 次以上）。应用抗生素、孟鲁司特钠及药物雾化等，1 周后能缓解。近日，鼻微塞，面苍白，额淡黄，鼻旁、目下青暗，乳蛾肿大，动则汗出，盗汗，纳佳，两便通调。舌红，苔薄白。听诊：两肺(—)。

西医诊断：反复呼吸道感染。

中医诊断：感冒，咳嗽。

辨证：肺卫两虚，腠理疏松。

治法：调和营卫，益气固表，预防复感。

方药：桂枝汤加味。桂枝 3 克，炒白芍 6 克，甘草 3 克，生姜 3 片，大枣 5 枚，陈皮 6 克，制半夏 10 克，太子参 10 克，南沙参 10 克，桔梗 10 克，炒牛蒡子 10 克，辛夷 10 克。7 剂。

医嘱：衣被不宜太厚，减少汗出；减少奶粉，忌海鲜等。

2015 年 11 月 27 日二诊：药后鼻通微吸，蛾肿略减，盗汗亦减，入睡晚，午睡时长，两目少神，纳可便调，舌红，苔化薄润。上方尚合，仍宗前义。上方去太子参，加蝉蜕 6 克。14 剂。

2015 年 12 月 11 日三诊：前天起，又阵咳无痰，乳蛾红肿，纳便均调，盗汗递减，舌红，苔薄白，脉细滑。复感新邪，肺气失宣，宣肺止咳汤加减。

荆芥 6 克，苏梗 10 克，桔梗 6 克，甘草 3 克，炒牛蒡子 10 克，桑叶 10 克，陈皮 6 克，制半夏 10 克，苦杏仁 10 克(后下)，前胡 10 克，炙百部 10 克。14 剂。

【按语】患儿动则汗出，盗汗，乃因营卫不和而腠理疏松，易汗出感邪而感冒。王霞芳常用桂枝汤加味调和营卫，脾肺同治，改善患儿体质，御邪防病。因患儿就诊时兼见乳蛾肿大，鼻微塞等症，为表邪未清，故加用桔梗、炒牛蒡子利咽消肿，辛夷祛风通窍；观患儿面苍白，额淡黄，鼻旁、目下青暗，考虑患儿系脾虚，痰阻肺络，故加用太子参、南沙参、制半夏、陈皮，益气健脾，理气化痰。7 剂后症情明显改善，仍宗前义。三诊时，新感风邪袭肺而致咳嗽，改予王霞芳自拟方“宣肺止咳汤”加减，疏邪宣肺，邪化则咳止。

病案 2

华某，男，7 岁。

2005 年 2 月 24 日初诊：反复感冒、夜尿多 2 年，咳嗽 1 周。患儿近 2 年经常感冒咳嗽，小便短数，夜尿每夜 2 次，时有遗尿，目下青暗，睡眠欠安，纳少盗汗。刻下咳嗽，经治咳减有痰，鼻衄时作，舌苔薄白，脉细滑尺沉。

西医诊断：反复呼吸道感染，遗尿。

中医诊断：感冒，遗尿。

辨证：肺虚脾弱，肾失固摄。

治法：泻肺健脾化痰，滋肾缩尿。

方药：桑白皮 9 克，焦栀子 9 克，苦杏仁 9 克（后下），川贝母 5 克，浙贝母 9 克，南沙参 10 克，生谷芽 15 克，覆盆子 10 克，桑螵蛸 10 克，菟丝子 9 克，白莲须 6 克，缩泉丸 9 克（包煎）。7 剂。

2005 年 3 月 1 日二诊：药后痰化咳平，夜尿偶作，纳谷稍增，夜寐转安，盗汗亦减，大便尚调，尚有鼻衄，舌红苔净。再拟泻肺滋肾。

桑白皮 9 克，焦栀子 9 克，太子参 9 克，生地黄 12 克，山茱萸 6 克，菟丝子 9 克，炒藕节 10 克，竹叶 6 克，龙齿 30 克，桑螵蛸 10 克，缩泉丸 9 克（包煎）。14 剂。

2005 年 3 月 15 日三诊：小便短数，夜遗已和，鼻衄止，纳可便调，盗汗好转，唯睡眠欠安，目下青暗，舌苔薄净。脾肾两虚，阴不敛阳。治拟调和阴阳，补脾滋肾缩尿。

桂枝 3 克，炒白芍 6 克，龙齿 30 克（先煎），牡蛎 30 克（先煎），炙甘草 3 克，太子参 9 克，生地黄 10 克，山茱萸 6 克，覆盆子 10 克，桑螵蛸 10 克，白莲须 6 克，缩泉丸 9 克（包煎）。14 剂。

14 剂后，诸恙向愈。

【按语】患儿反复感冒兼有尿频、遗尿、纳少，属于肺、脾、肾三脏之气不固所致。肺为水之上源，主敷布津液，脾主运化水湿，肺脾气虚则水道制约无权，所谓“上虚不能制下”。外邪袭肺，气虚无力祛邪，久而化热，先拟泻肺热、化痰止咳治标，兼以益气健脾、补肾缩尿、清上滋下。王霞芳曰：“治水者必须治气，治肾者必须治肺。”二诊，用补益之法，补肺气、健脾运、固肾元，相辅相成，标本兼顾而获咳停遗止。三诊，以桂枝加龙骨牡蛎汤加味协调阴阳，滋阴潜阳，津液得以固涩，气化有权，则膀胱开合有度。

病案 3

龙某，女，4 岁。

2016 年 7 月 1 日初诊：反复感冒，发热、咳嗽 1 年余。患儿 1 岁时，腹泻 2 周，继之食欲不振，形体日瘦，易感外邪发热、咳嗽，每月发病。刻下纳少厌食，流涕，形体羸瘦，营养不良，轻度贫血，面色㿠白，山根及目下睑青暗，大便尚调，偶或稀薄，舌红，苔根薄白腻，脉濡细软。

西医诊断：反复感冒，发热，咳嗽。

中医诊断：反复感冒，发热，咳嗽。

辨证：厌食已久，气血不足，脾虚及肺。

治法：益气补肺，健脾养胃。

方药：异功散加味。

（1）针刺四缝穴，2 指有液。

（2）党参 6 克，炒白术 9 克，茯苓 9 克，甘草 3 克，辛夷 6 克，白芷 6 克，黄芩 9 克，砂仁 3 克，陈皮 5 克，制半夏 9 克，神曲 9 克，荷叶 6 克。8 剂。

医嘱：宜食温、软、有营养食物；忌冷饮、奶糖、零食、海鲜、油炸食品。

2016 年 7 月 8 日二诊：纳谷仍少，大便时散，无腹痛，口疮碎痛，形瘦，舌红，苔根白腻化薄，脉濡细。仍宗前义。

（1）针刺四缝穴，2 指有液。

（2）党参 6 克，炒白术 9 克，茯苓 9 克，甘草 3 克，白芷 6 克，陈皮 5 克，制半夏 9 克，神曲 6 克，荷叶 6 克，姜黄连 3 克，煨木香 3 克，生山楂 9 克。6 剂。

2016 年 7 月 15 日三诊：药后鼻通向愈，大便成形，日 1 次，纳谷增加，早餐少进，入睡难，盗汗多，舌红，苔根薄白微腻，脉濡。症情全面改善，方药中的，久病尚需调扶巩固。

（1）针刺四缝穴已无液。

（2）上方去党参、白芷、制半夏；加太子参 9 克，龙齿 30 克（先煎），炒谷芽 9 克。14 剂。

【按语】患儿因腹泻后伤及脾胃，出现食欲不振、厌食；脾虚不能运化水谷，后天精血乏源，致形体羸瘦，营养不良、贫血（轻度），面苍白，山根及目下睑青暗，肺脾两虚气血亏耗，导致反复感冒，或发热、咳嗽，鼻炎严重，每月发病已年余。本例系脾病及肺，母病及子，致肺脾同病。治拟六君子汤加味益气补肺、健脾化痰；加辛夷、白芷通鼻窍；配神曲、荷叶升清运脾。诸药合用，调理脾肺，标本同治。药后中气上升，肺窍已通，脾运尚弱，加木香健脾，山楂、谷芽理气消食养胃；出现口疮碎痛、入睡难，加黄连、龙齿泻心宁神；全程配合针刺四缝穴，能清热除烦、通畅百脉、调和脏腑，达纳增胃开之佳效。

五、哮喘

病案 1

贾某，女，8 岁。

2008 年 7 月 12 日初诊：夜间阵咳气促半个月。患儿哮喘反复 7 年，每年秋冬发病。近半月因空调贪凉，夜间咳呛阵作，痰多气促吸难，目痒，鼻痒多嚏，纳少形瘦，便干，盗汗，舌尖红苔白腻，脉细滑。听诊：两肺呼吸音低，呼气延长。

西医诊断：哮喘。

中医诊断：哮喘。

辨证：痰饮内伏，复感外寒，肺失宣肃。

治法：急宜宣肺化痰，通络平喘。

方药：宣肺通络平喘汤加减。

炙麻黄 6 克，苦杏仁 9 克（后下），炙苏子 12 克，姜半夏 10 克，黄芩 6 克，款冬花 10 克，紫菀 6 克，炙百部 9 克，僵蚕 12 克，辛夷 9 克，蝉蜕 9 克，桔梗 5 克，炒牛蒡子 10 克，炒莱菔子 10 克，炒鸡内金 10 克。7 剂。

2008 年 7 月 19 日二诊：夜间阵咳而喘，须服盐酸丙卡特罗糖浆方缓解。纳谷不多，大便转调，苔薄白腻，脉滑。里有寒饮未消，再拟温化。上方去莱菔子、炒鸡内金、黄芩，加射干 6 克，细辛 3 克。4 剂。

2008 年 7 月 23 日三诊：上方颇合，服药 2 剂，夜静不咳，偶有打嚏，或目痒，纳增胃开便调，舌苔薄白，脉细小滑。咳喘转平，家长要求进行哮喘穴位敷贴治疗 1 个月。

后随访，哮喘入秋未发。

【按语】患儿哮喘秋冬多作数年，宿根内伏。今时值夏令，因空调受冷，风痰郁肺引发咳喘。王霞芳予自验方“宣肺通络平喘汤”宣肺化痰，祛风通络平喘。二诊时，咳喘如前，苔仍白腻，再细辨此乃寒饮袭肺，即加射干、细辛增强祛寒化饮之力，服药 2 剂喘咳均平。

夏令“三伏”，气温最高，阳气旺盛，经络通畅，症情缓解之时，正是扶正培本、温养阳气、祛除寒饮的有利时机。故喘平后，采用“冬病夏治”中药穴位敷贴，增强抗病御邪之功，颇合天人相应之旨，防患于未然。

病案 2

许某，女，5 岁。

2007 年 12 月 14 日初诊：发热，咳喘 5 日。外院诊断为哮喘急性发病，已用抗生素及平喘药静脉滴注治疗 3 日。刻下体温 38℃，咳嗽阵作，痰多气喘，喉有水鸡声，夜间尤甚，难以平卧，乳蛾肿痛，口渴引饮，大便干结，动则汗出，盗汗淋多，舌红赤，苔薄白，脉滑数。

西医诊断：哮喘。

中医诊断：哮喘。

辨证：痰热内壅，外邪袭肺。

治法：宣肺清热，化痰通络平喘。

方药：麻杏石甘汤加味。炙麻黄5克，苦杏仁6克(后下)，甘草3克，生石膏30克(先煎)，炙苏子10克，葶苈子10克，僵蚕10克，半夏10克，炙紫菀6克，炙百部10克，广地龙6克，全瓜蒌10克，炒莱菔子10克。6剂。

2007年12月21日二诊：服上方发热即退，哮喘亦平，偶有微咳，喉有痰声，乳蛾肿减，胃纳欠佳，大便偏干，间日1次，盗汗较多，舌偏红，苔薄白，脉浮滑。再拟益气健脾，化痰利咽，防喘复发。六君子汤合桔梗汤加味。

陈皮6克，橘络6克，姜半夏10克，太子参10克，茯苓10克，白术10克，甘草3克，桔梗5克，炒牛蒡子10克，甜苦杏仁各6克，瓜蒌仁10克，炒枳实6克，炒枳壳6克。6剂。

服后诸症均和。

【按语】本证属风邪袭肺，痰热内壅而致咳喘。初诊方用麻杏石甘汤加味宣肺泻热，下痰止咳平喘。药后热退喘平，微咳有痰，纳少便干，再以六君子汤健脾化痰，培土生金，以杜生痰之源；合桔梗汤利咽消蛾。又肺与大肠相表里，六腑以降为顺，以通为用，王霞芳临床常用下痰通腑法治疗上焦痰热内壅之咳喘，药用杏仁、瓜蒌仁、牛蒡子、炒枳实、莱菔子等通腑泻热以达泻痰平喘之目的，上病下治。

病案3

沈某，男，6岁。

2018年4月13日初诊：反复咳嗽或喘7个月。2017年9月患儿因游泳后引发哮喘，每月发作1次；2008年3月起引发哮喘，嚏涕咳嗽持续，痰色淡黄，经西药雾化和口服盐酸丙卡特罗糖浆、肺咳颗粒后症状得缓解。患儿素体过敏，皮肤瘙痒，鼻痒，好动，入睡晚，胃纳欠佳，口秽，动辄汗出淋多，二便自调。形体瘦高，肋骨外翻，鸡胸，舌红苔根微黄腻，脉细数小滑。

西医诊断：咳喘。

中医诊断：喘证，疳症。

辨证：阴虚夹痰湿。

治法：肺脾同治。

方药：

(1) 针刺四缝穴,2 指有液少量。

(2) 董氏开胃贴,穴位外敷 2 周。

(3) 制半夏 9 克,陈皮 6 克,茯苓 9 克,甘草 3 克,南沙参 9 克,北沙参 10 克,苦杏仁 6 克(后下),辛夷 6 克,蝉蜕 3 克,僵蚕 9 克,黄芩 6 克,麻黄根 9 克,炙苏子 9 克,百部 9 克。14 剂。

2018 年 4 月 27 日二诊:药后苔前化净,根尚薄黄微腻,纳谷略增。脉濡细。上周因气候突变,又咳 2 日,续服上药,咳渐转好,口渴喜饮,好动,睡可梦魇。

(1) 针刺四缝穴,1 指有液少量。

(2) 董氏开胃贴穴位外敷 2 周。

(3) 南沙参 9 克,北沙参 10 克,竹叶 9 克,龙齿 15 克(先煎),麦冬 9 克,甘草 3 克,炙苏子 9 克,苦杏仁 6 克(后下),薏苡仁 20 克,辛夷 9 克,蝉蜕 5 克,僵蚕 9 克,麻黄根 9 克。14 剂。

2018 年 5 月 11 日三诊:纳谷已馨,知饥索食,渴饮亦减,便调,唯跑步则咳并有气喘。2 周内发咳喘 3 次,经雾化治疗,咳喘转平,时有嚏涕,汗出递减,夜寐转安,舌苔薄腻,脉细小滑。胃纳虽增,但脾湿未清,面转清润,山根青筋渐隐,显露胃强脾弱之象。再拟益气润肺,健运化痰止咳巩固之。

(1) 针刺四缝,无液。

(2) 董氏开胃贴穴位外敷 2 周。

(3) 南沙参 9 克,太子参 9 克,苍术 9 克,生白术 9 克,陈皮 6 克,半夏 9 克,茯苓 9 克,炙苏子 9 克,葶苈子 9 克,辛夷 12 克,车前子 15 克,甘草 3 克。14 剂。

【按语】患儿自幼鼻痒皮肤瘙痒,乃过敏体质,易感风邪;又喂养失当,奶粉喂养过久伤脾,日久痰浊内生,郁而化热,壅塞气道,合苔脉辨证,为肺热阴虚夹痰,若受外邪则肺气郁闭,反复咳喘。患儿脾胃失和,"胃不和则卧不安",故见挑食口秽,夜卧不安。初诊,予二陈汤健脾化痰;南沙参、北沙参滋阴润肺化痰;蝉蜕、僵蚕、麻黄根(汗多不宜用麻黄)宣肺祛风,平喘敛汗;黄芩、炙苏子、百部泻肺热,降气化痰。咳喘虽为肺病,其本却为脾伤生痰于里,故治肺喘同时,须挑刺四缝穴,外用开胃贴敷脐激发胃气,调节脾胃运化功能,使水谷之气化为精微,此治病求本也。药后患儿黄腻苔渐化,纳谷日增,咳喘转平,脾运渐复,痰浊清化,肺得宣肃。续以原方加减调治 1 个月,患儿诸症皆平,可谓效如桴鼓。

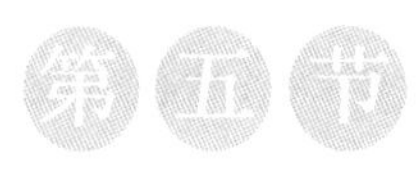

其他疾病

一、头晕、头痛

病案 1

宋某，女，10 岁。

2015 年 3 月 6 日初诊：头晕反复 2 年。原有鼻炎、咽炎，偶有发热，入睡难有梦，无盗汗，嗜食甜品口臭，纳佳体胖超标，大便干粗如羊屎，有肛裂史。自诉近数日头晕，肢倦嗜睡，脘腹胀满，昨起呕吐 2 次，腹痛腹泻 3 次，脉濡细，舌红苔薄腻微黄。

西医诊断：头晕，呕吐，腹泻。

中医诊断：头晕，呕吐，泄泻。

辨证：脾虚运化乏力，水湿内盛。

治法：温阳化气，利气化湿。

方药：五苓散合香连丸。桂枝 3 克，焦白术 10 克，猪苓 10 克，茯苓 10 克，泽泻 10 克，砂仁 3 克(后下)，白豆蔻 3 克，藿香 10 克，黄连 3 克，木香 10 克。14 剂。

医嘱：忌生冷、油炸食品，控制甜品及凉性果蔬。

2015 年 3 月 13 日二诊：体检血常规、尿常规均正常，无器质性疾病发现。药后头晕已和，吐止，小便通利，大便成形，运动后腹胀已消，肢体轻松，心情转平悦，诸恙均大有改善，舌红苔腻微黄，脉细小滑，乃脾运失健，水湿尚未化尽，改投四苓散合三仁汤加味。

苍术 10 克，猪苓 10 克，茯苓 10 克，泽泻 10 克，藿香 10 克，砂仁 3 克，白豆蔻 3 克，滑石 15 克，甘草 3 克，厚朴 10 克，黄芩 10 克，苦杏仁 10 克(后下)，薏苡仁 10 克。14 剂。

2015 年 3 月 27 日三诊：自诉恙和，身无所苦，以往神困嗜睡，服中药后神振，不再困倦，心情愉悦。病情向愈，再拟清化湿热。上方去砂仁，加薏苡仁 30 克，白术 10 克。14 剂。

2015 年 4 月 10 日四诊：症情向愈，唯肢体困重，嗜睡，二便已调，喉有痰声，舌红,苔白腻,脉细滑。方药中的。再拟芳香益气,健脾化湿。

苍术10克,白术10克,猪苓10克,茯苓10克,泽泻10克,藿香10克,厚朴10克,苦杏仁10克(后下),薏苡仁15克,砂仁3克,白豆蔻3克,车前子10克,党参10克,制半夏10克。14剂。

2015年5月29日五诊:纳佳,大便已调,苔化薄白润,脉细和,唯体形偏胖矮。四苓散加补肾壮骨助长之品。

苍术9克,白术9克,猪苓9克,茯苓9克,泽泻9克,薏苡仁30克,黄芩9克,杜仲9克,桑寄生9克,狗脊9克,川牛膝19克,菟丝子9克。14剂。

【按语】患儿素体胃强纳佳能食,然脾虚运化乏力,水湿泛滥,肢体肥胖,水饮上逆则头晕,近日表邪内传脾胃致上吐下泻,辨属阳虚水湿内盛,兼感外邪,先拟温阳化气、利湿调中。方选五苓散温阳解表,化气利水;加砂仁、薏苡仁、白豆蔻芳香淡渗,清中焦湿热;合香连丸燥湿理气,止吐泻。药后小便通,大便调,吐泻止,头晕已和,但水湿未净。二诊改选四苓散,苍术易白术,加厚朴、黄芩清中焦湿热,薏苡仁合六一散淡渗利湿,使湿邪从小便而去。四诊时,症情向愈,加党参益气补中扶正。末诊时,病已向愈,唯身形偏矮,加杜仲、桑寄生、狗脊、牛膝、菟丝子补肝肾、强筋骨以助长。

病案2

黄某,男,9岁。

2014年1月17日初诊:头晕、头痛反复3个月。既往有过敏性鼻炎史8年,哮喘史4年。3个月前患儿因咳嗽小便滴漏,家长予服紫河车1条进补,继之拒食,小便失禁,经常湿裤,精神亢奋,引发上课好动,注意力不集中,成绩直线下降(由优良至倒数十名以内),自诉头晕、头痛(颞顶部)欲吐。脑电图:轻度异常,左颞区偶见病性活动(7岁时发热后,脑电图检查曾轻度异常)。刻下新感1周,发热虽退,流涕打嚏咳痰,眠可梦呓,口干引饮嗜冷饮,纳佳,大便难行2日1次,颊红唇红,生长发育良好,舌红苔中大剥两侧苔黄微腻,脉细弦滑。

西医诊断:头晕,头痛,痫证待排。

中医诊断:头晕,头痛。

辨证:素体阴亏阳亢,兼有痰热上扰心神。

治法:泻火平肝息风,养阴宁神,兼治外感。

方药:白蒺藜10克,石决明30克(先煎),黄连6克,黄芩9克,制半夏10克,石斛10克,乌梅6克,北沙参10克,桑叶10克,苦杏仁9克(后下),陈皮6克,橘络

6克，南沙参10克，茯神12克，生谷芽15克。7剂。

2014年1月24日二诊：服上方后头晕、头痛未作，咳止，鼻塞严重，纳谷略增，唇红，口干引饮。大便偏干量少2～3日一行，夜眠易醒盗汗不多，舌红，苔前化净后薄白，脉细小弦。痰浊已化，阴虚象露。改投百合地黄汤加味。

生地黄10克，百合15克，白蒺藜10克，石决明30克(先煎)，石斛10克，乌梅6克，北沙参15克，生谷芽15克，石菖蒲10克，炙远志6克，淡竹叶10克，生龙齿30克(先煎)，茯神12克。7剂。

2014年2月21日三诊：头痛、头晕已和，鼻炎减轻，有涕，仍好动，唇红，口渴改善，胃口一般，眠可，大便转调，舌红苔净，脉细带弦。再拟滋阴养胃平肝息风，预防引发痫证。

白蒺藜10克，石决明30克(先煎)，石斛10克，乌梅5克，北沙参10克，生地黄10克，百合15克，太子参10克，山楂15克，蝉蜕6克，辛夷6克。7剂。

【按语】患儿既往有过敏性鼻炎、哮喘病史，素体痰浊内伏，后因误补紫河车，导致内热阳亢，心肝火旺挟痰上扰，出现上课好动、注意力不集中、头晕头痛，脑电图检查曾轻度异常，痫证待排；痰浊郁久化热，耗伤胃阴，兼夹外邪，故见舌红苔剥两侧苔腻、脉细弦滑，乃虚中夹实。先拟清肺化痰止咳、泻火平肝息风。方选仲景半夏泻心汤，泻心火蠲痰浊，因无寒象则去干姜；白蒺藜、石决明、竹叶、茯神、石菖蒲、远志平肝息风，豁痰开窍，清心宁神；南沙参、北沙参、石斛、乌梅、谷芽润肺滋阴，养胃扶元；桑叶、苦杏仁、橘皮络兼顾外感咳嗽。二诊时，头晕头痛未作，鼻塞严重，纳少口干引饮，苔化薄净，阴虚象露，改投《金匮要略》百合地黄汤加味，益心营清虚热，安神定魄。三诊时，患儿头痛、头晕已愈，鼻炎减轻有涕，加蝉蜕、辛夷疏风通窍，加山楂酸甘化阴开胃，太子参以调扶巩固，以防痫证发之。

二、肢节疼痛症(痹证)

病案

张某，女，8岁。

2002年12月11日初诊：四肢指节疼痛剧烈3周。患儿素体健康，喜凉不畏寒，上月尚在－20℃的雪地上跑玩；近3周来，患儿突发双手腕至指端疼痛，双下肢自膝至趾端红肿疼痛剧烈，须浸入冷水自觉痛减，在上海某医院住院治疗10日。已予服激素，症情未缓，痛极昼夜不能睡卧，哭吵不宁，由父亲请假出院抱来中医求治。刻下两手色紫暗，掌面紫暗间有如黄豆大白色斑点，下肢胫骨下1/3处微红肿，按之不凹陷，疼痛剧，足背至趾端紫红，触之痛剧，足底色如掌面，怕热多汗，纳可尿频，大便散泄日2次，舌红赤苔白腻多芒刺，脉浮紧尺沉细。

西医诊断：结节性红斑肢痛症。

中医诊断：中风历节病。

辨证：因贪凉受寒湿气弥漫，气滞血瘀，瘀久化热发为历节痛，属风湿热痹。

治法：急先活血化瘀通络，祛风清热宣痹。

方药：桂枝芍药知母汤加减。桂枝6克，炙麻黄5克，赤芍15克，知母9克，当归10克，党参10克，甘草5克，川芎9克，白术15克，黄芪15克，防风9克，桑枝15克，薏苡仁30克，川牛膝10克。2剂。

2002年12月13日二诊：服上方1剂，疼痛减半，不再哭吵，夜能入睡，手指脚踝肿减，自诉双膝下胫骨旁肌肉痛，足背肿痛肤色紫暗，怕热汗出，鼻上尤多，大便软散，日2～3次，溲通，舌紫红苔化薄白微腻，左脉细紧尺沉，右手尚埋留置针，呼痛拒按。药已中病，原法加重。上方改白术为焦白术15克，加桂枝、炙麻黄均至9克，加丹参15克。3剂。

2002年12月16日三诊：药下自觉腹中燥热，大便软散，日3～4次，汗出淋多，手足怕冷，指肿渐消，左手渐转红疼痛大减，右手如前，腿胫部痛差，苔脉如上。已出院3日，泼尼松减至每次10毫克，每日3次。再予上方去知母，加虎杖、徐长卿各15克。3剂。

2002年12月18日四诊：手足肿减微温，由紫转淡红，不动不痛，自觉肘膝手足如有虫蚁爬，不能伸直过度伸展则痛。唯药入则大便散泄，日4～5次。再予上方加茯苓15克。4剂。

2002年12月23日五诊：手指转温，手背皮肤转淡紫红，掌面白斑显减，自诉两膝下如有虫爬，足趾麻木色紫暗按如冰冷，肢节疼痛虽已缓解，但夜难平卧，必须足踏着地感冷才能入睡，舌红苔化根薄白微腻，脉细小弦数。再拟益气活血，温通经脉。患儿即将返温州，要求配方带药。

桂枝10克，赤芍18克，炙麻黄9克，丹参15克，焦白术15克，当归10克，党参15克，黄芪15克，川芎9克，防风9克，桑枝15克，牛膝10克，薏苡仁30克，甘草5克，虎杖15克，徐长卿15克。7剂。

2003年2月，患儿同乡来沪求医，带来感谢信，告知患儿服完中药已康复，停服激素，赴校上课。

【按语】患儿素体健壮，曾赴北方探亲，连日在雪地上奔跑玩雪，风、寒、湿三气杂至，合而流注于筋骨，搏结于关节，发为痛痹。四肢指节肿痛剧烈，色转紫暗，浸入冷水则痛减，怕热汗多，乃因风湿寒邪侵入，日久郁而化热，转成风湿热痹。宗《金匮要略》“诸肢节疼痛，身体尫羸，脚肿如脱，头眩短气，温温欲吐，桂枝芍药知母汤主之”，王霞芳选桂枝知母芍药汤通阴阳，和气血，祛风除湿。桂枝、麻黄配防风、白术通阳驱风寒，兼除表里之湿；芍药、知母、甘草养血和阴调中；因患儿恶热，得冷则痛减，故去附子、干姜之辛热；加黄芪、川芎、当归益气行血通络；薏苡仁淡渗利湿效佳；桑枝、牛膝引药直达四肢指节，气行血活，风湿俱蠲。诸药合用，1 剂而痛减，经方之效验立显。复诊时，患儿自诉两膝下如有虫爬，乃药力已入经脉，气血畅行脉中之佳兆，原法加重，顽痛迅即向愈。

三、肥胖症

病案

居某，男，10 岁。

2008 年 3 月 7 日初诊：形体肥胖 5 年。患儿素体偏胖，纳佳嗜食，近年来自觉肢体困重，易感疲乏，口有异味，喉常痰鸣，引发鼻炎，舌淡红苔薄白腻，脉沉濡。

西医诊断：肥胖症。

中医诊断：肥胖。

辨证：纳食过多，痰湿内蕴，肢体肥盛。

治法：益气健脾，利湿消肿。

方药：四苓汤合六君子汤加味。白术 10 克，猪苓 15 克，泽泻 15 克，茯苓 10 克，陈皮 5 克，姜半夏 10 克，甘草 3 克，太子参 10 克，炙苏子 10 克，炒莱菔子 10 克，辛夷 10 克，石菖蒲 10 克，赤芍 10 克。7 剂。

医嘱：调整饮食结构，控制食量，忌食糖果零食、甜味饮料，及高糖、高脂类食物，必须加强运动锻炼。

2008 年 3 月 14 日二诊：药后鼻塞涕少痰减体胖汗多，两颊皮疹红痒，舌淡红苔薄白腻。治宜健脾化湿，凉血祛风散邪，守方加减。

白术 10 克，猪苓 15 克，泽泻 15，茯苓 10 克，陈皮 5 克，姜半夏 10 克，甘草 3 克，太子参 10 克，炙苏子 10 克，炒莱菔子 10 克，辛夷 10 克，石菖蒲 10 克，赤芍 10 克，牡丹皮 10 克，丹参 10 克，蝉蜕 9 克。7 剂。

2008 年 3 月 21 日三诊：药后痰化神清，精神转佳，口气亦除，舌淡红苔薄白，脉濡缓。诸症改善，体重虽有减轻但仍超标，继以上方加减续服，巩固治疗。

【按语】《脾胃论》云："脾胃俱旺，则能食而肥……或食少而肥，虽肥而四肢不举，盖脾实而邪气盛也。"本例特点为虚实夹杂，能食而脾气不足，运化失司痰湿内蕴，体胖而肢体困重疲乏，喉痰有声，病自内生，属本虚标实。治疗当以补虚泻实为法。予四苓散利湿消肿治其标，六君子汤益气健脾化湿祛痰治其本。全方益气健脾行气、化痰利湿、活血化瘀标本兼治，以祛除体内多余之水湿、痰热、瘀脂等内邪而获效。其肥胖形成多年，非一日之功，尚须持续服药一段时期，更要注重饮食宜忌及节制总量，结合积极进行体育锻炼，以提高疗效。其中祛湿化痰法是治疗本病的最常用方法。

四、疝气

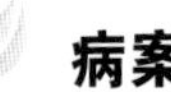

病案

沈某，女，4 岁。

2015 年 10 月 16 日初诊：左下腹疝发作反复 1 月。上月发现患儿左下腹直立或哭吵时有疝下坠，质软如鸽蛋大小，平时性躁易怒，纳谷不多，挑食，近来夜餐递减，大便尚调时或间隔，小便可，夜寐欠安，舌红苔薄润，脉细小弦。

西医诊断：脐疝。

中医诊断：疝气。

辨证：肝气郁结，清气下陷。

治法：益气升清，疏肝调气消疝。

方药：补中益气汤合四逆散加减。太子参 9 克，白术 9 克，黄芪 9 克，升麻 9 克，橘核 9 克，荔核 9 克，柴胡 9 克，白芍 9 克，枳壳 9 克，甘草 6 克，陈皮 9 克，制半夏 9 克。7 剂。

2015 年 10 月 23 日二诊：服药 1 周腹疝减轻一半，纳谷略增，大便转软日 1 次，近新感流涕 2 日，咳嗽已有 1 月余，舌红苔薄润，脉细滑。治需兼顾外感咳嗽。

上方去升麻、枳壳；加桔梗 6 克，蝉蜕 6 克，辛夷 6 克。7 剂。

2015 年 10 月 30 日三诊：邪化无涕偶有单咳，哭时左少腹疝偶有 1 次下坠，纳可，大便日行入水则散色黄，小便通利，舌淡红苔根薄白，脉细。治从原法。

10 月 16 日方去半夏，加桔梗 6 克，太子参改为党参 9 克，白术改为炒白术 9 克。14 剂。

2015年11月13日四诊：药后腹疝未发12日，昨因运动比赛跳动后，左少腹疝微突起2次；咳愈痰净，发育良好，小便通利，大便成形日1次。舌淡红苔薄润，脉濡细。症情全面向愈，仍宗前义。

上方14剂，巩固之。

【按语】 疝气发病部位多为肝经所循行之处，故曰“诸疝皆归肝经”，本案疝气病机乃肝气郁结，清气下陷所致，治拟益气升清疏肝理气散郁，所谓“治疝必先治气”。方选补中益气汤合四逆散加减，黄芪、白术、太子参补益中气，合升麻、枳壳升降调畅气机为君；柴胡引入肝经，配白芍、橘核、荔核柔肝理气散结止痛；佐陈皮、半夏理气健脾。二诊时腹疝消散减半，又感新邪涕咳，酌加桔梗、蝉蜕、辛夷宣肺疏风通窍兼治标。服上方随证加减1个月，以巩固之。

五、鞘膜积液

病案1

俞某，男，4岁。

2015年7月10日初诊：左侧睾丸反复下坠2年。哭吵时睾丸下坠，腹部胀满，B超检查示：左侧睾丸鞘膜积液。平时纳佳，迄今饮奶量多（每日600毫升），大便尚调，小便尚利，舌常苔薄润，脉细。

西医诊断：鞘膜积液。

中医诊断：水疝。

辨证：中气虚陷，水湿下注。

治法：益气升清，温阳化气兼以利湿。

方药：太子参9克，生白术9克，黄芪9克，茯苓9克，桂枝3克，猪苓9克，泽泻9克，柴胡6克，陈皮9克，甘草3克。6剂。

医嘱：减少奶量，增加米面主食；运动适量控制，勿使其大哭。

2015年7月17日二诊：睾丸下坠次减，症情略有好转，小便通利，苔薄润，上法尚合。

守方加升麻9克。8剂。

2015年7月24日三诊：症情递减，但哭吵时仍有睾丸下坠，舌红苔润，仍从前义。

上方去桂枝，加葛根9克。14剂。

2015年8月7日四诊：哭闹和活动后睾丸肿胀明显，苔薄中微腻，食欲欠佳，服上方后大便稀薄日 2～3 次，小便欠畅。

藿香 9 克，焦白术 9 克，猪苓 9 克，茯苓 9 克，泽泻 9 克，桂枝 3 克，陈皮 6 克，橘核 6 克，砂仁 3 克，滑石 10 克，乌药 9 克，小茴香 6 克。14 剂。

【按语】本病为中气虚陷，水湿下注阴囊所致，先拟益气升清，温阳化气利湿，方选补中益气汤益气升清，合五苓散温阳化饮。二诊睾丸下坠次减，症情略有好转，增升麻加重益气升清之力。三诊症情递减，但哭吵时仍有睾丸下坠，原方去桂枝，加葛根升发清阳。四诊哭闹和活动后睾丸肿胀明显，大便稀薄日 2～3 次，小便欠畅，乃气机失利，水湿下滞，再予五苓散加藿香、砂仁、焦白术调畅中焦气机，温阳化饮燥湿健脾；陈皮、橘核、乌药、小茴香疏肝行气，温肾散寒止痛；滑石通利小便，使邪有出路，气行寒化湿除则诸症自和。

病案 2

宋某，男，4 岁。

2008 年 8 月 19 日初诊：右侧精索腱鞘积液 3 月。患儿于 3 个月前发现右侧阴囊逐渐肿大，肿物大小不随体位变化，经某外院诊断为：右侧睾丸鞘膜积液。检查：右侧阴囊内可触及 4 厘米×3 厘米大小圆形肿物，质软光滑，无压痛，睾丸及附睾均未触及。实验室检查：未做。伴形体瘦小，面色少华，纳食欠佳。舌红苔薄白，脉沉细。

西医诊断：鞘膜积液。

中医诊断：水疝。

辨证：水湿内聚，下注阴器。

治法：温阳化气，利水渗湿。

方药：五苓散加味。

(1) 桂枝 3 克，茯苓 10 克，猪苓 10 克，泽泻 10 克，白术 10 克，车前子 10 克，大腹皮 10 克，木香 6 克，乌药 6 克，橘核 6 克。14 剂。

(2) 外洗剂：金银花 30 克，蝉蜕 30 克，紫苏叶 10 克。14 剂。水煎待水温降，外敷患处。

2008 年 9 月 3 日二诊：积液虽减，右侧阴囊尚偏大，纳可，每日嗜饮奶制品 550 毫升，大便偏干。

(1) 上方加太子参 10 克。14 剂。

(2) 外洗剂同上方。14 剂。

(3) 医嘱：减少奶量、饮料；增加主食喂养，荤素搭配科学合理，增加营养。

2008年9月17日三诊：右侧阴囊肿块明显缩小，纳可，大便偏干难行。舌红苔薄润。

上方去车前子、橘核，加连翘10克，莱菔子10克，服14剂后肿块消失，复查B超正常。随访1年未见复发。

【按语】患儿素体脾虚，津液输布失司，水湿内聚下注阴器致病。选五苓散中桂枝通阳化气；白术、猪苓、茯苓、泽泻健脾助运化湿利水，促使津液输布正常。现代研究亦证实五苓散有促进血液循环利尿等作用。车前子、大腹皮加强利尿，消除水肿作用。"积液"位居阴囊，是肝经循行处，局部寒凝水液停聚而成；加之小儿尿溢不自晓，阴部更易受凉，故药选乌药暖肝散寒；阴囊肿痛又为气机运行阻滞，经脉不通所致，故用橘核、木香理气散结止痛。又小儿阴囊皮肤薄嫩，宗脉汇聚，血运丰富，故王霞芳常配合外治法，药物由皮肤渗透吸收，缩短疗程，提高疗效。药选紫苏辛温化气利水；金银花甘寒芳香，既可清透邪热，又能解血分热毒；蝉蜕疏风散邪。全方温阳散寒行气通络、利水消肿三法同施。方药切中病机，标本兼顾，内外并治，故收取良效，使小儿避免手术治疗的痛苦，值得提倡和应用。

六、湿疹

病案1

刘某，男，23月龄。

2013年6月6日初诊：皮肤湿疹反复1年半。孪生儿(小)，早产2月半，出生体重1.5千克，出生身长40厘米，因肺发育不成熟，新生后即住上海市某医院住院54日，诊断：新生儿呼吸窘迫综合征、败血症、动脉导管未闭、卵圆孔未闭。患儿系混合喂养，身高体重生长良好已达标，肢体活动、语言正常，唯有奶癣、湿疹反复引发，以面部、颈、胸、两手为多。过敏原、微量元素测试未见阳性结果。刻下：皮疹细红痒，纳可，大便偏干，眠可，盗汗多，舌红苔腻微黄，指纹紫红方达风关。

西医诊断：新生儿呼吸窘迫综合征，败血症，动脉导管未闭，卵圆孔未闭。

中医诊断：奶癣，湿疮。

辨证：先天肺气本虚，脾蕴湿热而现湿疹，泛发于肌肤。

治法：疏解风邪，清热化湿解毒。

方药：

(1) 荆芥4.5克，金银花9克，赤芍9克，牡丹皮9克，丹参9克，蝉蜕9克，蒲公英 9 克，甘草 3 克。8 剂。每日煎汤口服。

(2) 外洗剂：荆芥 9 克，牡丹皮 12 克，金银花 15 克，紫花地丁 20 克，苦参 10 克，赤芍 15 克，3 剂，煎汤外洗。

(3) 医嘱：衣被宜宽大而薄；饮食宜清淡，忌辛温、油炸食品、巧克力、糖果等。

2013 年 6 月 13 日二诊：药后皮疹逐步减少，纳可，大便软烂，盗汗减，五心烦热，头汗多，两颊皮疹红痒严重搔之肤破，耳后及颈淋巴结可及。守方加减。

(1) 上方加白鲜皮 9 克、地肤子 9 克。14 剂。煎汤内服。

(2) 外洗剂：金银花 20 克，牡丹皮 15 克，丹参 15 克，苦参 15 克，猪苓 15 克，紫花地丁 20 克。7 剂，煎汤外洗。

2013 年 6 月 27 日三诊：上方颇合，药后湿疹减半，尤其头面部皮疹红痒转隐，苔化薄润，纳佳，大便软烂量可日 2～3 次，小便清利。效不更方。

(1) 金银花 9 克，赤芍 9 克，牡丹皮 15 克，丹参 15 克，蝉蜕 9 克，蒲公英 9 克，甘草 3 克，荆芥 4.5 克，白鲜皮 9 克，地肤子 9 克，滑石 15 克。14 剂。

(2) 外洗剂：金银花 15 克，豨莶草 15 克，苦参 15 克，牡丹皮 15 克，赤芍 15 克，茯苓 15 克，紫花地丁 30 克。7 剂。

2013 年 7 月 11 日四诊：湿疹大减，稀疏色淡，纳佳，大便次减日 1～2 次，尚稀薄，小便尚利，舌红苔化薄润。方药奏效，守方加重。

(1) 口服汤药：上方去蒲公英，加茯苓 9 克，紫花地丁 9 克。

(2) 外洗方：上方去茯苓、苦参，加土茯苓 30 克，黄芩 15 克。7 剂。

2013 年 7 月 25 日五诊：湿疹已十去其九(手背腕部尚有)，舌淡红苔薄白，纳佳，昨日大便 5～6 次软烂。病已向愈，守法巩固之。

(1) 金银花 9 克，牡丹皮 15 克，丹参 15 克，蝉蜕 9 克，荆芥 4.5 克，白鲜皮 9 克，地肤子 9 克，滑石 15 克，姜黄连 3 克，炒白术 9 克，甘草 3 克。14 剂。

(2) 外洗剂：上方去紫花地丁。7 剂。

【按语】王霞芳指出患儿早产，先天肺脾发育未全，肺主气合于皮毛，肺气虚则肌腠疏松，易为风湿所乘；脾虚酿湿，湿浊内蕴与风热相搏而患湿疹。治拟清热解毒，活血祛风止痒。首诊方中荆芥、金银花、蝉蜕疏风祛邪热，配赤芍、牡丹皮、丹参凉血活血祛风止痒；蒲公英清热解毒；生甘草味甘清热，又能调和诸药。外洗剂加苦参、紫花地丁增强清热燥湿之力。二诊时皮疹减少，有五心烦热，头汗多，加白鲜皮、地肤子清热燥湿止痒。三诊时湿疹减半，大便软烂，小便清利，加滑石清热利湿，使湿邪自下而出。末诊时湿疹十去其九，大便软烂日 5～6 次，湿疹后期病已向愈，脾气尚虚水湿未净，守方加炒白术补脾益气，燥湿利水巩固之。

病案 2

张某，男，13 岁。

2018 年 5 月 11 日初诊：湿疹反复发作 10 余年。新生 1 月背部皮疹红痒，喷用西药 1 日自愈；3 岁时耳廓背面发皮疹红痒 2 周，未用药自退；6 岁时右耳背、外踝、大腿内侧湿疹反复瘙痒。过敏原检测：牛羊肉，奶类，尘螨，灰尘及霾均呈阳性。刻下：观两眼上下睑皮疹红肿成圈，项背、臂肘内侧、下肢腘窝皮疹红痒，搔之出血有滋，口腔溃疡，口角生疮，纳佳，嗜食海鲜，自幼怕热，近感新邪，痰咳 2 周，口渴喜饮冷开水，两便均调，脉弦滑，舌胖淡红边有齿痕，苔薄白腻中裂。

西医诊断：湿疹。

中医诊断：湿疮。

辨证：湿热内蕴，血热风盛。

治法：疏风清热，凉血化湿。

方药：王霞芳自验方荆蝉祛风汤加减。荆芥 9 克，牡丹皮 18 克，丹参 9 克，金银花 9 克，苦参 9 克，黄芩 9 克，川芎 9 克，赤芍 9 克，蝉蜕 6 克，土茯苓 30 克，紫花地丁 15 克，豨莶草 9 克，青葙子 9 克，生地黄 9 克。14 剂。

2018 年 5 月 25 日二诊：两眼皮疹肿痒减半，未见新发，搔之出血少，四肢皮疹大半已隐痒减，胸部皮疹已消，口疮亦平，怕热喜凉，纳便均调，舌苔前化根微腻罩灰，脉细弦滑。上法颇合，湿浊大化，血热未清，再拟清热化湿，凉血祛风。上方酌加泻白散治之。

桑白皮 18 克，地骨皮 9 克，荆芥 9 克，牡丹皮 18 克，丹参 9 克，苦参 9 克，赤芍 9 克，青葙子 9 克，金银花 9 克，黄芩 9 克，生地黄 9 克，土茯苓 30 克，紫花地丁 15 克，蝉蜕 6 克。14 剂。

2018 年 6 月 8 日三诊：两眼睑肿消尚红痒，右眼下睑有霰粒肿 1 个，胸部及四肢肘内腘窝凹皮疹均消，口疮未复发。舌胖红常苔薄微腻，脉细小弦，症已向和尚须巩固之。

上方去荆芥，加蒲公英 15 克。14 剂。

【按语】患儿过敏体质，易感外邪，又嗜食海鲜，湿热内蕴，风邪合血热趋于肌表，故周身多处皮疹红痒搔之出血，口腔溃疡，病已 10 余年，反复不愈。首诊以验方荆蝉祛风汤加减疏风清热，凉血化湿治之。其中荆芥走表入血分，配蝉蜕疏风解表透疹；重用牡丹皮配川芎、赤芍、丹参、金银花、紫花地丁凉血活血，清热解毒；苦参、土茯苓、豨莶草清热利湿止痒；考虑药物苦寒太过防其伤伐脾胃，故取黄芩既清上焦肺热又可坚肠止泻；患儿眼睑湿疹严重，王霞芳喜用青葙子专入肝经泻其郁热；苔见中裂，阴分已伤，故加生地黄凉血护阴。方药全面兼顾，二诊睑部水肿、皮疹瘙痒减半，湿祛大半，上焦血热未清外泛于皮毛，故加泻白散清泻肺热。三诊眼睑肿消，皮疹未净，眼部霰粒种为原发病灶，仍需巩固治疗，原方加蒲公英加强清热解毒而收效。

七、荨麻疹

病案

沙某，男，6 岁。

2014 年 2 月 21 日初诊：荨麻疹阵发 1 周。幼有奶癣病史；3 岁时引发湿疹、哮喘受凉则发；曾患血管炎、鼻炎、结膜炎、疱疹性咽峡炎等。迄今反复感冒、荨麻疹，或发热、咳嗽。过敏原检查：尘螨、屋尘、牛奶过敏。已服盐酸西替利嗪、氯雷他定等抗过敏药，未果。上周又发荨麻疹，目下睑、两颊细疹红痒，多嚏，形瘦面黄，纳可厌蔬果，入睡难，流涎磨牙，大便干粗肛痛，1～2 日一行，舌边尖红苔微黄腻，脉细小滑。

西医诊断：荨麻疹。

中医诊断：瘾疹。

辨证：过敏体质腠疏易感外邪，内有湿热，外泛肌表引发荨麻疹。

治法：祛风清热解毒，凉血止痒。

方药：

（1）荆芥 6 克，防风 5 克，赤芍 12 克，牡丹皮 10 克，丹参 10 克，金银花 9 克，苦参 10 克，蝉蜕 6 克，辛夷 10 克，苍耳子 6 克，川芎 6 克，蒲公英 15 克，紫花地丁 15 克，桔梗 3 克。7 剂。

（2）针刺四缝穴，5 指有液。

（3）医嘱：忌海鲜、羊肉、鸡、蒜、葱、姜等发物；多食凉性蔬菜、水果。

2014 年 2 月 28 日二诊：服上方 3 剂后肤痒递减，荨麻疹未发，夜间怕热踢被，皮肤干痒喜搔。近日打嚏流涕，偶咳，入睡改善，纳可，口臭，尿道口红痛，二便尚调，舌红苔薄微黄，脉细小弦。症情减轻守方加减。

（1）针刺四缝穴，1 指有液。

(2) 中药：上方去防风、辛夷，加重赤芍 15 克，黄芩 9 克，甘草 5 克，滑石 10 克（包煎）。14 剂。

2014 年 3 月 14 日三诊：荨麻疹未发，颈、面部皮肤干痒微红，鼻炎过敏，涕少，下阴肤痒，纳谷近减，大便日行微黏，舌红减淡苔根薄腻，脉细小滑。仍宗前义。

(1) 针刺四缝穴，无液。

(2) 荆芥 6 克，赤芍 15 克，牡丹皮 10 克，丹参 10 克，苦参 10 克，生地黄 10 克，川芎 9 克，蝉蜕 6 克，金银花 10 克，蒲公英 15 克，滑石 12 克（包煎），甘草 3 克。14 剂。

2014 年 4 月 11 日四诊：荨麻疹未发，面、颈部皮疹渐隐，皮肤干糙，唇周红痒，鼻痒打嚏涕少，自诉阴囊红痛，纳谷一般，大便成形，舌红苔黄腻罩灰，脉沉细小数。症情改善，守方加减巩固治疗。

荆芥 6 克，赤芍 15 克，牡丹皮 10 克，丹参 10 克，金银花 18 克，蝉蜕 6 克，苦参 10 克，乌梢蛇 15 克，辛夷 10 克，蒲公英 15 克，土茯苓 30 克，甘草 5 克。14 剂。

2014 年 4 月 25 日五诊：曾因发热引发荨麻疹 2 次，皮疹虽隐，皮肤干痒，尚咳有痰，咽红，纳谷不多嗜零食，大便偏干，舌边尖红苔薄腻罩灰，脉细小滑。体质过敏为本，风邪外袭为标，拟标本兼治。

苍术 10 克，黄柏 9 克，荆芥 6 克，金银花 10 克，牡丹皮 10 克，丹参 10 克，苦参 10 克，蝉蜕 6 克，乌梢蛇 15 克，赤芍 15 克，土茯苓 30 克，紫花地丁 15 克，苦杏仁 9 克（后下）。7 剂。

2014 年 5 月 16 日六诊：上月底又发热 3 日，但未发荨麻疹，血常规：白细胞高。刻下面部皮疹又发红痒，搔之出血。舌边红赤苔薄白腻，脉细小数。虽曾发热而荨麻疹未现，病渐向和，再拟清热凉血祛风止痒，治其病本。

荆芥 6 克，牡丹皮 12 克，丹参 12 克，赤芍 15 克，苦参 10 克，蝉蜕 6 克，乌梢蛇 15 克，蒲公英 15 克，紫花地丁 15 克，广地龙 12 克，白茅根 30 克，川芎 9 克。14 剂。

【按语】患儿为过敏体质，表虚易感外邪，故反复感冒、发热、咳嗽；内有湿热郁于肺经，发于肌肤，引发荨麻疹，先拟清热燥湿，祛风止痒。以王氏荆蝉祛风汤加减治之，荆芥、防风、蝉蜕祛风燥湿止痒；金银花、苦参、蒲公英、紫花地丁清热凉血解毒；赤芍、牡丹皮、丹参、川芎凉血活血祛风止痒，配桔梗、辛夷、苍耳子载药上行宣通鼻窍；二诊时肤痒递减，荨麻疹未发，风邪渐散血热亦减，唯湿热留滞下注，则现尿道口痛，故加黄芩苦寒燥湿，滑石、甘草取六一散之意，使湿热之邪从小便而解；三诊时荨麻疹未发，方药初效，酌减防风，加生地黄滋阴凉血清热；四诊时荨麻疹未发，但唇周红痒，鼻痒打嚏，舌红苔腻罩灰，酌加解毒利湿之土茯苓；五诊时又因外感发热引发荨麻疹，咳嗽有痰，舌边尖红苔薄腻色灰，湿热体质内因为本，风邪外袭为标，拟标本兼治。加苍术、黄柏辛燥苦寒祛风湿，苦杏仁宣肺化痰止咳；六诊时虽曾发热，但未发荨麻疹，乃因过敏体质易感风邪，常发皮疹，经中药数诊调治病渐向和，再拟清热凉血祛风止痒，治其病本，防其复发。

八、霰粒肿

病案

张某，女，6岁。

2015年3月15日初诊：右眼霰粒肿2月。右眼上睑小疱疹如绿豆大，色稍红质坚，纳佳，大便服中药方能下，舌尖红，苔根微黄腻紧，脉濡细。西医诊断：霰粒肿，建议手术治疗。因需全身麻醉。家长拒绝，转请中医诊治。

西医诊断：霰粒肿。

中医诊断：胞生痰核。

辨证：风热毒邪侵袭眼睑，脾胃积热，肝火循经上炎，热毒阻于胞睑。

治法：祛风清热，解毒散结。

方药：金银花10克，连翘10克，蝉蜕6克，薏苡仁30克，荆芥6克，赤芍10克，牡丹皮10克，丹参10克，桑白皮10克，黄芩9克，川朴6克，苦杏仁6克(后下)，蒲公英15克，地骨皮10克，土茯苓30克。7剂。

2015年3月21日二诊：霰粒肿已破头，有白色少量分泌物，咽红微痛，纳佳，大便通调，舌红苔根薄腻，脉濡细。

上方去苦杏仁、蝉蜕、川朴，加苦参10克，甘草3克。7剂。

2015年5月6日三诊：右眼霰粒肿按之稍软，唇红，纳佳，便调，舌尖红，苔化薄微腻，脉沉细小弦。前法尚合，上方加重。

上方加重赤芍15克，黄芩10克，藿香12克。7剂。

2015年5月19日四诊：霰粒肿消小一半，舌苔根薄黄腻，脉细小弦。

蝉蜕6克，薏苡仁30克，赤芍5克，牡丹皮15克，丹参15克，桑白皮15克，黄芩12克，白芷9克，炙穿山甲片6克，皂角刺10克，桔梗9克，生甘草5克，青葙子10克，白茅根30克。7剂。

2015年6月9日五诊：霰粒肿消小，皮色尚红，液少，小便短数，夜尿，纳佳，苔根薄微腻，脉细和。

上方去白芷，加柴胡6克，车前子12克（包煎），滑石10克（包煎）。10剂。

其后家长告之霰粒肿已平未再复发。

【按语】王霞芳认为霰粒肿病机主要为风热毒邪侵袭眼睑，或因饮食不节导致脾胃积热，或肝火循经上炎，热毒阻于胞睑而发，治则以祛风清热、解毒散结为主，佐以清肝泻火或健脾祛湿等。小儿脏腑娇嫩，形气未充，风热之邪易袭胞睑，发为此病，又脾常不足，运化失司，水湿内生，郁久化热，故患儿苔根微黄腻紧，王霞芳方选金蝉脱衣汤加减，方中金银花、连翘、蝉蜕清热疏风；赤芍、牡丹皮、丹参、地骨皮清热凉血，配伍荆芥辛温祛风，入血分行血，使凉血而不留瘀；桑白皮清泻肺热；薏苡仁、川朴清化湿浊；黄芩、蒲公英、土茯苓清热解毒。二诊时霰粒肿已破头，有白色少量分泌物，纳佳，便调，加苦参增其清热燥湿之功。三诊患儿唇红，舌尖红，苔化薄但仍微腻，前法尚合，血分之热未清，加重赤芍凉血活血，黄芩、藿香清热化湿。四诊时霰粒肿消小一半，故将前方调整，酌加软坚散结之炙穿山甲片、皂角刺，清泻肝火之青葙子。五诊时散粒肿消小，皮色尚红，液少，小便短数，夜尿，增车前子、滑石清热利湿，使湿热之邪从小便而走。

九、舌上小舌

病案

左某，女，2岁。

2006年1月14日初诊：舌上新生“小舌”2月。舌面溃疡反复发病，屡敷锡类散后，出现舌面增生物，如米粒大。上海某医院拟诊：乳头状病毒疣待排，血管瘤肿待排；上海市某医院颌面外科诊断：舌背肿块，建议手术（须全身麻醉）。家长拒绝手术，转求中医诊治。刻下，观视舌面组织样小粒，色同舌质，触之痛，能自然进食，咀嚼时常出血。新感10日，尚有微咳，纳可，大便偏干间日1次，指纹红未达风关，舌红苔薄白微腻。

西医诊断：舌背肿块。

中医诊断：重舌。

辨证：心胃火盛上炎，肺经蕴热。

治则：泻心胃之火，清上焦肺热。

方药：导赤散合泻白散加减。桑白皮10克，地骨皮10克，淡竹叶10克，生地黄10克，甘草5克，赤芍10克，牡丹皮10克，薏苡仁30克，炒枳壳9克，炒莱菔子10克，金银花10克，连翘10克，南沙参10克。5剂。

2006年1月24日二诊：舌上“小舌”略有缩小，色转鲜红，不痛，苔薄白腻，纳减，便干艰行，2～3日1次，须用开塞露方解。改方：

上方去南沙参、生地黄、枳壳；加枳实9克，丹参10克，莪术6克，桃仁10克，炒鸡内金9克，谷芽15克，生大黄3克(后下)。5剂。

2006年2月8日三诊：纳增胃开，大便仍秘，须加大黄方解，舌上“小舌”如前。

竹叶10克，生地黄10克，焦栀子10克，牡丹皮15克，丹参15克，赤芍15克，煨三棱6克，煨莪术6克，桃仁10克，枳实10克，甘草5克，生大黄3克(后下)，炒鸡内金9克，谷芽15克。7剂。

2006年2月25日四诊：药后大便日行尚调，“小舌”消小如粟米大，脉细弦，眠易醒，口干。已获微效，守方加减。

上方去鸡内金，加柏子仁10克，牡蛎30克(先煎)。7剂。

2006年3月17日五诊：舌上“小舌”已转平，色泽形态正常，苔润，指纹红细短，未达风关。若不加大黄则仍便秘，加泡大黄后解便转稀。守方加减。

上方去大黄，加茯神10克，火麻仁10克。7剂。

2006年12月1日六诊：因外感咳嗽来复诊，观舌上“小舌”已平，舌色正常，未再复发。

【按语】 患儿饮食不节，嗜食厚味甜品，纳佳体壮，阳盛有余，大便干结或秘，心胃火旺上炎，引发口疮、舌面碎痛。用“锡类散”外敷泻肝清火力微，然心胃火盛上炎，肺经蕴热，故舌上增生“小舌”(近似重舌)。舌为心之苗，亟须泻心胃之火，清上焦肺热。选导赤散合泻白散乃崇钱乙五脏辨证之旨；又陈飞霞曰：“心者，手少阴火也……热甚……舌破成疮，又为重舌木舌。”导赤散泻心经实热；泻白散泻肺清热；加金银花、连翘、枳壳、莱菔子、生大黄通腑泻热，上病下治，心火得以下彻；三棱、莪术、桃仁、丹参、牡蛎兼以活血化瘀，消肿散结。心火泄，瘀肿消，其病自愈。

十、中耳炎

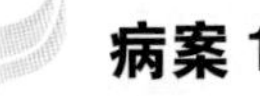

病案1

孙某，男，14岁。

2017年2月17日初诊：右耳耳鸣、耳痛、听力下降6个月。患儿于去年8月起右耳耳痛，听力明显下降，口角疮时发，咽痛、额痛，外院鼻内镜检查示：鼓膜内陷、积液，鼻窦炎。西医诊断：右耳鼓膜内陷积液，鼻窦炎；予西药治疗（欠详）症状未缓解，建议耳内置管引流，因出国游学在即，家长未接受置管。转求中医治疗。刻下：右耳耳鸣耳痛，听力失聪，舌红常苔薄白，脉沉弦实。平素纳佳嗜肉，体壮怕热，手汗多，渴喜饮冷，二便尚调。

西医诊断：右耳鼓膜内陷积液，鼻窦炎。

中医诊断：耳闭失聪，鼻渊。

辨证：气虚湿盛化热，饮邪上袭清窍。

治法：清热化湿，益气升清通窍。

方药：补中益气汤加减。黄芪10克，太子参9克，北沙参9克，白术9克，柴胡6克，黄芩5克，赤芍9克，石菖蒲9克，川芎6克，桔梗6克，甘草6克，竹叶9克，生地黄9克。7剂。

医嘱：忌食生冷、辛辣、烧烤、油腻厚味之品。饮食宜清淡。不能游泳。

2017年2月24日二诊：右耳时有耳鸣如蚊子叫，药后时感右耳鼓膜微振有声，听力可恢复几分钟到半小时，额痛大减，咽痛差，鼻塞涕少稠糜，偶有鼻衄量少，纳佳便调，渴喜饮冷。舌常尖红苔薄白，脉细小弦。上方尚合，守方继进。

上方去竹叶，加白茅根30克，白芷9克。7剂。

2017年3月3日三诊：今觉右耳闻声较响，听觉时敏时差，耳鸣减轻，额痛递减；鼻炎重，涕多堵塞，鼻衄少，唇干裂微出血，怕热汗多，口渴引饮，舌边尖深红多芒刺苔薄白润。治宗前义。

上方去北沙参、赤芍、桔梗，加滑石20克，加重黄芪为20克。14剂。

2017年3月17日四诊：头痛停发，右耳听觉稍有改善，耳鸣如蚊叫，鼻塞涕稠，舌红减苔薄腻微黄，脉濡代滑。再拟健脾祛湿，补气升清通窍，方拟四苓散加味。

苍术9克，白术9克，茯苓15克，猪苓9克，泽泻9克，黄芪20克，太子参18克，薏苡仁20克，黄芩9克，姜黄连3克，白芷9克，桔梗6克，石菖蒲9克，川芎9克。14剂。

2017年3月31日五诊：自诉近日右耳气通，听觉恢复正常约2小时，鼻塞涕阻，咯痰白稠臭秽，舌胖淡红苔化薄腻而松，脉小弦滑。上方颇合，毋庸更张。

上方去姜黄连，加焦栀子9克，白茅根30克。14剂。

2017年4月7日六诊：主诉右耳自通，闷感消失6小时左右，尚有耳鸣，鼻塞减半涕少色白，鼻衄止，舌胖淡红苔薄白根微腻，脉沉濡。治疗有效，继续守方加减。

3月17日方去太子参，加党参9克，制半夏9克，加重黄芪至30克。14剂。

2017年4月21日七诊：听觉恢复已稳定，自觉右耳道通畅灵敏，鼻炎大有改善，涕少色淡黄，舌胖淡红苔根薄腻紧微黄，上法颇合，仍宗前义。

守方去白茅根，加滑石20克，甘草6克。14剂。

2017年5月19日八诊：自觉耳闷缓解20余日，入夜有时觉听觉欠敏。舌胖淡红边有齿痕，苔腻紧微黄，脉濡带弦。湿浊未净，中气尚弱，症情改善尚未痊愈。加重益气升清，清热健脾化湿。

守方北沙参改为太子参9克，加陈皮6克。14剂。

药后患儿自觉右耳全天通气，听觉复常，鼻通无涕，纳便均调，病已向愈，即将出国求学，要求续方，继予补中益气健脾升清方药7剂，带药出国巩固治疗之。

【按语】患儿平素渴喜饮冷，纳佳嗜食膏粱厚味损伤脾胃，脾失健运痰湿内盛，中焦阳气被遏，难以鼓舞清阳之气上升；肺气不足，敷布津液失司，则饮邪浸淫于上凝于耳窍致病；痰湿壅于肺窍而成鼻渊。患儿虽诉耳病，实则鼻渊为本。病因乃肺脾中气不足，清阳被遏，浊阴不降，饮邪上袭清窍致病。七窍本相通，鼻窍为浊涕阻塞，流注于鼻耳腔内，致耳膜内陷积液、耳鸣失聪。故治须耳鼻兼顾，脾肺同治，补益中气升清降浊，利湿化饮活血通窍。首诊选补中益气汤加减，以柴胡、白芷、桔梗引参、术、芪上行直达少阳阳明病所；配川芎、赤芍、石菖蒲等芳香活血行气，以通窍道治耳痛、头痛之症。三诊后头痛耳痛虽和，然鼻塞严重，听觉尚欠聪，改以健脾除湿与益气升清并行，选四苓散，以苍术加芩、连同用，苦寒合辛温更增燥湿化浊之力；增加黄芪、太子参用量峻补中气，气盛则湿自化，少佐川芎、赤芍活血通络，气行血活以通窍，清阳出上窍，则耳鼻之病均愈。王霞芳以中医整体观为指导思想，宗八纲辨证、脏腑经络辨治，透过现象看本质，治病求本，推理论治，并注重守方，终获病愈。

病案2

王某，女，5岁。

2012年4月25日初诊：反复鼻塞耳胀痛1年余。他院诊断为分泌性中耳炎、腺样体肥大，已行耳道引流术及腺样体手术，但症情仍反复引发。喷嚏少涕，或咳，鼻塞夜鼾，纳少恶心，二便调，寐中盗汗，唇红赤，舌红苔薄润，脉细沉。

西医诊断：中耳炎。

中医诊断：耳闭。

辨证：邪袭少阳，气机不利。

治法：和解少阳。

方药：小柴胡汤加减。柴胡 6 克，黄芩 10 克，半夏 10 克，桔梗 6 克，南沙参 10 克，太子参 10 克，辛夷 10 克，蝉蜕 6 克，石菖蒲 10 克，白芷 10 克，苦杏仁 9 克（后下），薏苡仁 10 克，炙甘草 5 克。7 剂。

2012 年 5 月 14 日二诊：药后咽痛缓解，大便干结 2 日未解，耳胀不适仍有发作但程度减轻，舌淡红、苔薄白，脉弦细，再拟前法治之。上方去南沙参，加银翘各 10 克 丹参 10 克 远志 10 克。7 剂。

2012 年 5 月 21 日三诊：耳胀鼻塞明显缓解，纳可便调，舌淡红、苔薄白，脉细。续予调理。

柴胡 6 克，黄芩 10 克，半夏 6 克，南沙参 10 克，辛夷 10 克，蝉蜕 6 克，石菖蒲 10 克，远志 10 克，大枣 5 枚，苦杏仁 9 克（后下），薏苡仁 10 克，炙甘草 5 克，丹参 10 克。14 剂。

2012 年 6 月 9 日四诊：患儿鼻塞大减，偶有单声咳，感风则喷嚏流涕，纳可便调，舌红苔薄白，脉细。予五苓散加减善后。

桂枝 6 克，白术 10 克，泽泻 10 克，猪苓 10 克，茯苓 10 克，川芎 10 克，柴胡 10 克，黄芩 10 克，石菖蒲 10 克，蝉蜕 6 克，辛夷 10 克。14 剂。

【按语】王霞芳认为中耳炎发病为风热邪毒侵及足少阳胆经，循经上犯，停聚耳窍，气机不利，则见耳胀痛不适等症。其病在少阳经，肝胆相连，肝郁乘脾，脾胃不和则恶心不欲食。王霞芳选用小柴胡汤为主方和解少阳，调和气机。以黄芩清热泻火，柴胡循经入肝胆以解郁疏肝，两味合用清泄少阳之火，升降配合，则清升浊降而上清耳窍；南沙参、太子参益气和中，助柴胡升发之力；石菖蒲、远志芳香开窍；薏苡仁渗湿利水，同时予石菖蒲、白芷等上行祛风通络，消肿排脓。耳闭日久，气机不和，气滞血凝，故加丹参清热养阴、活血化瘀。服药后患儿症情大减，故以五苓散温阳化气利水，实为化饮健脾以防再发。

十一、病毒性脑炎

病案

林某，男，11 岁。

2003 年 9 月 12 日初诊：神萎易怒，反应迟钝 1 个月。患病毒性脑炎（2003

年7月1日至7月10日)住浙江某医院治疗。继之又往上海某医院住院(7月12日至9月1日)。当时反复呕吐10日,肢体抽搐,言语不清。实验室检查:脑脊液COXIgM(+),EBVIgG(+)。7月12日脑MRI(-);7月31日复查脑MRI示轻度脑萎缩;8月26日复查轻度脑萎缩,诊断:病毒性脑炎、癫痫。予抗惊厥,及氢化可的松、泼尼松治疗后肺部感染已被控制,但消化道应激出血,转来中医儿科求诊。刻下:面色青暗少华,神萎思睡,神志昏迷转渐有意识,但语言困难,反应迟钝,健忘,纳可,大便偏干,2～3日一次,睡眠不安,手足时抽动,舌质红苔薄白腻,脉细滑弦。

西医诊断:病毒性脑炎,癫痫。

中医诊断:痫证。

辨证:温毒犯脑,邪入营血,气机失运清阳不升,痰瘀阻络,脑失清廓,继发癫痫(尚服用苯巴比妥、氯硝西泮、丙戊酸钠)。

治法:活血化瘀,益气升清,豁痰开窍。

方药:王清任解毒活血汤加减。葛根10克,柴胡6克,川芎9克,当归10克,赤芍15克,桃仁10克,红花6克,炒枳壳9克,连翘10克,炒莱菔子10克,太子参15克,竹沥半夏10克。3剂。

医嘱:暂停服地西泮;若有突发情况应去急诊求治。

2003年9月15日二诊:药后神志转清,四肢未再抽搐,已能发声,语音欠清,能睁眼看书及电视,读书较难,纳食尚可不再呕吐,大便转调,性躁易怒,夜寐梦呓,舌红苔化薄白润,左手腕内侧湿疹史,每年夏季均发。上法初效,再拟加重益气活血,升清通窍。

上方去炒莱菔子、连翘,加僵蚕10克,丹参15克,黄芪10克。4剂。

2003年9月19日三诊:药后神志恢复正常,语言清晰,对答正确。舌红苔根微黄腻,时喜伸张手指如抓物状,两脚摆动。性格变化,不依顺就心烦易怒,纳可便调,夜寐梦多,湿疹转干。仍宗前义。

予9月12日方去炒莱菔子、连翘,加石菖蒲12克,丹参15克,僵蚕10克。4剂。

另麝香1支,每日吞服1/10支。

2003年9月22日四诊:自诉头晕头痛已除,神清目有精光,语言对答如流,能看书、看电视,但厌学习,心烦易怒,纳可,嗜蟹、虾,厌蔬菜,大便尚调,舌红苔根尚腻,脉细弦滑。症情大有改善,唯病至后期气虚窍阻,痰瘀未清,再拟益气升清通窍,活血化痰健脑。请求带方药回家。拟补中益气汤加味主之。

太子参 15 克，白术 10 克，黄芪 15 克，葛根 10 克，柴胡 6 克，川芎 9 克，赤芍 15 克，丹参 15 克，当归 10 克，石菖蒲 10 克，竹沥半夏 15 克，炒枳壳 9 克，全蝎 3 克，僵蚕 15 克。7 剂。

【按语】王霞芳认为，本例病毒性脑炎后症见神萎思睡、语言困难、反应迟钝健忘、手足时有抽动等症，辨证为温毒犯脑，清阳不升，痰瘀阻络，脑失清廓。故方选王清任解毒活血汤加减治疗，方中当归、川芎、赤芍、桃仁、红花活血化瘀；连翘、葛根、柴胡清热解毒；枳壳宽中理气；莱菔子、竹沥半夏清利痰浊；太子参益气扶元，此方清热活血解毒，益气升清化痰。二诊神志转清，未再抽搐，语音欠清，性躁易怒，夜寐梦呓，加僵蚕、丹参、黄芪益气活血，升清通窍。三诊后病情好转，加服麝香，以开窍醒脑。四诊时已神清目有精光，语言对答如流，但厌学习，心烦易怒，王霞芳认为患儿症情大有改善，唯病至后期气虚窍阻，痰瘀未清，再拟益气升清通窍，活血化痰健脑，再拟补中益气汤加味调理善后。

十二、传染性软疣

病案

陈某，女，3 岁。

2005 年 2 月 5 日初诊：面部、四肢、臀部软性小疣，反复频发已有 2 年余。经夹治后复发，体胖颊红，鼻痒挖之出血，舌红苔薄润，脉细数。大便干结，艰行，肛痛。

西医诊断：传染性软疣。

中医诊断：鼠乳。

辨证：正气不足，风湿热毒邪客于肌肤，湿毒与瘀血互结。

治法：清热解毒，凉血化瘀。

方药：荆芥 6 克，金银花 12 克，连翘 12 克，赤芍 15 克，焦栀子 10 克，蝉蜕 9 克，苦参 12 克，牡丹皮 10 克，丹参 10 克，蒲公英 15 克，马齿苋 15 克，甘草 6 克。7 剂。

2005 年 2 月 14 日二诊：软性小疣未见新发，上有白点，挤之即平，苔润舌红，纳可。大便偏干。

上方加野菊花 15 克。7 剂。

2005 年 2 月 26 日三诊：小疣全面全隐，苔中薄腻，大便 2 日 1 次，干结，肛痛，咽痛。

上方去焦栀子，加炒牛蒡子10克，莱菔子10克，薏苡仁30克。7剂。

【按语】患儿软性小疣频发，证属年幼正气不足，风湿热毒邪客于肌肤，以致腠理闭塞，气血运行不畅，内不得疏泄，外不得透达，致使湿毒与瘀血互结为患，故治以金银花、连翘、马齿苋、蒲公英、栀子清热泻火解毒，荆芥、蝉蜕疏风清热，赤芍、丹参、牡丹皮凉血活血，苦参清热燥湿。二诊加用野菊花以增解毒之力，三诊症见咽痛便干则调整用药，以莱菔子、薏苡仁健脾消导化湿，牛蒡子清热利咽。寥寥三诊，诊法得当，药到病除。

十三、淋巴结炎

病案1

虞某，女，15岁。

2008年3月22日初诊：左侧淋巴结肿痛伴发热3日。颈部淋巴结反复肿痛2年。患儿3日前出现左侧淋巴结肿痛，体温波动于39℃左右，在外院就诊口服抗生素治疗未见明显疗效，即转来中医科就诊。刻下：左侧颈部淋巴结肿痛，咽痛，蛾肿如卵，咳嗽痰黄，发热高时无汗，纳食减少，大便偏干2日1次，舌红苔黄厚腻，脉滑数。检查：左侧颈部肿块1.0厘米×1.0厘米大小，质硬，活动度好。

西医诊断：颈部淋巴结炎。

中医诊断：臖核。

辨证：外感风温邪毒，痰毒蕴结。

治法：疏风清热解毒，软坚散结。

方药：荆芥6克，柴胡6克，黄芩10克，姜黄连5克，夏枯草12克，浙贝母10克，金银花10克，连翘10克，薄荷5克，皂角刺10克，炙穿山甲9克，山慈菇10克，赤芍10克。5剂。

2008年3月27日二诊：药后3日热已退净，左侧淋巴结稍有缩小，质硬，重按则痛，精神转振，咳嗽渐消，纳食增加，大便转调，仍宗前义。

上方去金银花、连翘、薄荷；加牡蛎30克(先煎)，牡丹皮10克，丹参10克。7剂。

2008年4月4日三诊：左淋巴结渐隐消小，按之不痛，质中，纳可便调，舌红苔薄腻。再拟清肺化痰，软坚散结。

桑叶 10 克，薏苡仁 20 克，南沙参 10 克，北沙参 10 克，柴胡 6 克，黄芩 9 克，夏枯草 9 克，浙贝母 9 克，牡丹皮 10 克，丹参 10 克，甘草 3 克。7 剂。

随访 1 月未见反复。

【按语】 王霞芳认为该女童素体痰火内郁，经常感冒发热，乃淋巴系统发育尚欠完善，邪热入侵与痰火交结于颈部，引起急性淋巴结炎症，伴有发热、头痛、项强等症。本病属于中医外科“臀核”范畴。常由于风温邪毒侵入，兼挟痰火郁于少阳，经脉壅滞，气血流行受阻，导致颈部、耳后、颌下肿块疼痛（腮腺炎等）。正如《疡科心得集》中论述：“颈痈生于颈之两旁，多因风温阻于少阳而发。”据此病机，故治以疏风清热解毒，软坚消肿散结，小柴胡汤加减。柴胡上行入颈部，可透泄少阳之邪，并能疏解气机之郁滞；黄芩苦寒，清泄少阳之热，合黄连泻火解毒，兼为黄连解毒汤之义；夏枯草苦寒泻热散结，配穿山甲、皂角刺、浙贝母走窜豁痰软坚散结，专治肝郁化火，痰火凝聚之瘰疬。因其高热表证未解（急性炎症），故加银翘散之半，辛凉疏散风热，清热解毒；全方疏风泻火散瘀，凉血软坚散结，方药对证，效如桴鼓。

病案 2

汤某，男，4 岁。

2004 年 6 月 9 日初诊：咳嗽反复 2 个月，淋巴结肿大 1 周。近 2 个月患儿反复外感咳嗽，经抗生素治疗后咳减，但淋巴结肿大未消退，右侧淋巴结肿大如鸡蛋大，按之有数粒，质中不痛，热平汗多，纳可便调，血常规正常，舌质红苔薄白，脉小滑。

西医诊断：淋巴结炎。

中医诊断：痰核。

辨证：患儿质疏易感，邪结少阳。

治法：宣化和解散结。

方药：小柴胡汤加减。柴胡 6 克，黄芩 9 克，半夏 9 克，陈皮 5 克，橘络 5 克，浙贝母 10 克，夏枯草 9 克，甘草 5 克，南沙参 12 克，苦杏仁 6 克（后下），薏苡仁 20 克，冬瓜子 15 克，芦根 30 克，牡蛎 30 克（先煎）。5 剂。

2004 年 6 月 14 日二诊：咳已向和，右颈淋巴结明显缩小，质中，舌红苔薄白，脉小滑，再拟前法。

上方去薏苡仁，加炙穿山甲片 6 克。进药 10 剂后，淋巴结明显缩小，如花生米大小，后继治愈而停药。

【按语】 颈旁、耳后为少阳经脉循行部位，该患儿体质薄弱，近2个月反复感邪，痰热互结少阳，致淋巴结肿大，按之有数粒，质中不痛。故以小柴胡汤和解少阳，宣化痰核，加炙穿山甲、牡蛎、浙贝母、薏苡仁、夏枯草等泻火软坚散结而收效。

第五章

医论医话篇

中医医案是流派传承人研学导师学术经验的捷径

一、撰写中医医案的重要性

中医学博大精深，文化底蕴深厚，数千年来，代有名医辈出，经无数名医代代薪火相传，造福于国人健康繁衍，功不可没。然近数百年因西风东渐，西医药发展迅速，劲势传入；又由于中医自身的保守，固守家传，宝贵经验秘不外传；旧社会不重视中医学，导致中医医术频频失传、文献散佚遗没、后继乏人，日断衰退。中华人民共和国成立以来，党中央领导对此高度重视，历任党和国家领导人屡次指出：中国医药学是一个伟大的宝库，应当努力发掘，加以提高；把中医提升到中西医并重的地位等，都是英明的国策。及时成立了国家中医药管理局；颁布了《中华人民共和国中医药法》，有了振兴和发展中医药的专职机构和立法，全国相继成立了名老中医工作室，并挖掘近代中医各科的流派经验，组成流派基地建设，整合了各流派的渊源、分支、诊疗特色，以及学科奠基人、历届传承人及其后学者，老中青组成的团队集中思路，整理总结流派的学术理论和临床诊疗特色，从继承、发扬，再通过临床实践、科学研究，不断有所发现，有所改进，进而才有研究创新。

目前培养高层次的中医药优秀人才是刻不容缓的重要策略，唯有继承好，才能持续发展壮大。作为传承人，除了需要继续精研中医经典著作，结合西医学理论，进行梳理、解析、提炼，方能总结创新新颖的中医药理论。但理论的提高升华是不能脱离临床实践的，所以另一主要任务是传承当代导师的学术思路及临床经验特色。经典的中医医案记录了导师临床诊疗的全过程，内容详实，文辞优美，历代医家均很重视记载编撰。诚如大学者章太炎言：“中医之成绩，医案最著。欲求前人之经验心得，医案最有线索可寻。循此专研，事半功倍。”清代医家周学海曾言：“宋以后医书，唯医案最好看，不似注释古书之多穿凿也。每部医案中必有一生最得力处，潜心研究最能汲取众家所长。”名家之言已道出中医医案的研究价值。

二、中医医案最能体现中医学辨证论治、理法方药的整体性

一份资料完整的中医医案除记录了病证，并在明理、辨证、识病、求因、立法、选方、用药剂量的加减变化过程中，都包含了天人相应、阴阳五行、脏腑经络、四诊八纲、方剂药物等全面知识，是中医特色"整体观"的最好体现。

三、中医医案对中医学理论的发展创新

历代医案著作均将《内经》《伤寒论》《温病学》等中医经典的思想内容贯穿其中，如叶天士所著《临证指南医案》等。后世医家可从中汲取精华、经验，运用于自己的临床实践中，加以论证，再总结上升为新经验、新论点、诊疗上的新体验、方药运用上的新见解，融入导师和自身的医案之中，不仅是中医理论的有力验证，同时丰富、发展、创新了中医理论。

四、中医医案是中医学术流派传承和发展的最好教材

医案能如实地记载各流派独特的学术思想和临床技能，是流派传承人学习历代导师宝贵学术的捷径。尤其是濒临断代或已失传小科的学术流派，后辈仍可依据医案类文献学习并发扬流派精粹。可以不局限于当代导师的学术思想和临床医技。

我们可以通过对导师医案的整理研究，继承大师、名医及流派的独到学术思想，是探寻中医临床诊治规律的有效途径。对于提高临床疗效、发挥中医特色、培养临床优秀人才都有深层意义。

所以撰写医案是中医业者学习临床的重要基本功之一，对医案的整理研究，是中医学的优良传统。在中医学术发展过程中突现了起、承、转、合的作用。

今举例恩师中医儿科泰斗董廷瑶之医案加以阐释。

病案 1

徐某，男，9 个月。

1978 年 1 月 5 日初诊：3 个月来已发 2 次肠套叠，西医以空气加压灌肠复位止痛。近日腹痛又作，纳呆泛恶，便下泄利，四肢不温，面青唇黯，舌苔薄白，家长

拒绝西医手术治疗，慕名来董师诊所求治。师谓：辨证推理而论，病因在于肠部血行瘀滞，不通则痛，法当以理气活血通络为主。

当归尾 6 克，醋炒五灵脂 6 克，小茴香 4.5 克，广木香 2.4 克，肉桂 1.8 克(后下)，红花 4.5 克，青皮 4.5 克，乳香 3 克，没药 3 克，延胡索 4.5 克。4 剂。

1978 年 1 月 9 日二诊：药后腹部柔软，疼痛已解，面润肢温，舌净苔润，纳和便实，病痛已获缓解，再以前法巩固之。

当归尾 6 克，赤芍 6 克，小茴香 4.5 克，枳壳 4.5 克，木香 2.4 克，青皮 4.5 克，红花 4.5 克，乳香 3 克，没药 3 克，醋炒五灵脂 6 克。5 剂。

【按语】患儿腹痛连作，伴四肢不温，面青唇黯，苔白，纳呆泄利，西医诊断：复发性肠套叠。董师辨证为下焦寒凝气滞瘀痛。《素问·举痛论》云："寒气入经而稽迟，泣而不行……客于脉中则气不通，故卒然而痛。"遵《经》旨，先拟理气活血通络，选王清任"少腹逐瘀汤"加减温经散寒，行瘀通络利气定痛。二诊后其病即安，未再复发，免去手术之苦。董师认为小儿复发性肠套叠，腹痛反复发作，乃因寒凝气机运行失常，血络瘀滞，套入部分肠道麻痹，乃是肠道络瘀，不通则痛，病机大致相同。创用活血利气温通法而收效，乃取王清任氏少腹逐瘀汤加减化裁，温通经络，利气活血，化瘀止痛。我们在门诊时收集此类病例 15 例，症状病机大同小异，以上法治疗以后，通过随访，均不再发病。我们从整理董师治疗肠套叠病案中，既认识到《内经》的"寒主痛"、寒气侵入络脉，气机阻塞不通则痛之病机；又领会到王清任从气血论治寒凝气滞瘀阻脉络之各种痛症，采用活血化瘀通络之旨意。而董师则提出从脏腑八纲辨证，不如明确加上气血两纲更为完善也。

病案 2

诸某，女，6 岁。

初诊：下肢抽搐频发 4 年余。患儿自出生后 18 个月起，即发生两下肢抽搐，日发数次至 10 余次不等，发作后大汗一身而搐止。虽经多方检查治疗，病因不明，迄今未已。来诊时见其面色一般，形神尚活，胃纳欠佳，两脉弦数，舌尖红苔白腻。辨证属血分瘀热，筋失濡养。先拟养血治血，方选桃红四物汤加减。

生地黄 30 克，当归 6 克，桃仁 9 克，红花 4.5 克，广地龙 6 克，川牛膝 9 克，赤芍 6 克，秦艽 6 克，炙甘草 2.4 克。4 剂。

二诊：药后足筋仍搐，日发次频，神志清晰，细询之则诉心慌胆怯，脉舌如前，再试以活血息风宁神法治之。

上方去牛膝、秦艽；加全蝎 1.5 克，远志 4.5 克，龙齿 15 克（先煎），7 剂。

三诊：抽搐次数虽见略减，但不明显。仍诉胆怯心慌，神志不安，然而静坐即搐，起动不搐，脉舌同前。前法无果，于是更法治之，拟从痰热内扰，心胆不宁着手。温胆汤加味主之。

陈皮 4.5 克，制半夏 9 克，茯苓 9 克，炙甘草 2.4 克，竹茹 9 克，枳实 4.5 克，石菖蒲 4.5 克，当归 6 克，龙齿 15 克（先煎）。7 剂。

四诊：服上方药后 3 日，足搐即止。今晨又抽掣一次但较轻，胃纳已动，脉尚弦，舌苔薄腻，方获初效，毋庸更张。

原方加远志 4.5 克。7 剂。

以后又续服 14 剂以资巩固，足搐从此停发。

【按语】温胆汤为《神农本草经》半夏汤所演变。《灵枢·邪客》云："补其不足，泻其有余，调其虚实，以通其道而去其邪"；后《医方集解》总结为"使上下通则阴阳和"。方中诸药在性能上可说是半夏汤的衍变发展，也能使上下通、阴阳和。试看本例心慌胆怯，胃纳欠佳而下肢抽搐，两脉弦数，舌尖红苔白腻，其主因是痰火内扰肝胆动风致搐，故投以温胆汤，药症惬当，药后痰热清化，胆气自降而筋脉得养，少阳枢机自能出入表里，即是"上下通、阴阳和"的具体表现。3 剂而显效，7 剂而病安，续服之而获病愈。由此可见，痰热内扰是病之本，足筋抽搐乃病之标：初、二诊治标不治本，故而罔效，三诊时治合病本，效如桴鼓。

培土生金法是中医学在临床上运用的一种治则，常用于疾病后期见有脾肺两虚、大便溏泄、胃纳不振、中州不能化精上输于肺，可据五行学说之土能生金论点，采用培土生金法治疗。临床上遇到此类脾虚导致肺弱，脾肺同病病案颇多，如小儿肺炎后期，炎症不能吸收，啰音始终存在；或肺痈空洞久久不能愈合者；或反复感冒痰咳不愈者，在精确辨证之下，应用培土生金法，效佳。

病案 3

沙某，男，11 岁。

1991 年 11 月 2 日初诊：血尿 1 周。患儿出生 8 个月时，因颊内黏膜破损而出血不止，此后反复多次出血，屡在本市各医院诊治，诊断为"血友病"。本次因血尿 2 日而入院，当时肉眼血尿明显，量多色鲜，经予止血剂及输血治疗，血尿未止。遂于第五日转中医儿科治疗。

初诊：患儿初生 8 月，发现血友病，迄今 10 年有余，全身各部屡患出血。近日溲血甚剧，形神软弱，舌苔花腻，脉象细微。证属内伤之症，气虚不能摄血。所谓有形之血，赖无形之气统摄也。治拟仿东垣寓意，用补气生血法，方选当归补血汤加味。

炙黄芪 24 克，当归 6 克，炙甘草 2.4 克，炒阿胶 9 克，党参 6 克，仙鹤草 9 克，大熟地黄 15 克，墨旱莲 9 克，藕节炭 9 克，制首乌 12 克，生牡蛎 24 克（先煎）。3 剂。

二诊：服上方 2 剂后血尿已消，余象亦平；即以原方加减，共服 7 剂，病情稳定出院。

1992 年 3 月 2 日三诊：患儿于去年 11 月间大量尿血，曾服当归补血汤血止出院。今因换牙，齿鼻出血 7 日不止，致第二次住院。现齿龈渗血，口气浊臭，舌质光红少苔，两脉细数，胃脘不舒，口干便涩。西医因其已有继发性贫血，故予输血。辨证当为阴虚火浮，治拟清胃散合玉女煎加减以滋阴降火。

升麻 1.8 克，川连 1.8 克，当归 6 克，生地黄 12 克，牡丹皮 9 克，麦冬 9 克，生石膏 12 克（先煎），人中白 9 克，怀牛膝 9 克，2 剂；并以马勃填塞出血局部。

1992 年 3 月 5 日四诊：药后齿鼻衄血已止，诸恙均和，守方去升麻，加玄参 9 克，1 剂；此后继用养血止血之剂，续服 10 剂，获病情巩固而出院。

1992 年 6 月 5 日五诊：近日因齿龈衄血和膝关节出血，今第三次入院。症见齿龈出血，量多色鲜，唇红口干，面色苍白，舌面光洁，脉象细数。乃阴虚血耗，当以止血为先。拟四生丸加味。

生侧柏叶 9 克，生地黄炭 12 克，干荷叶 9 克，生藕节 9 克，仙鹤草 9 克，焦甘草 3 克，炒白芍 6 克，牡丹皮 9 克，麦冬 9 克，蒲黄炭 9 克，2 剂。

药后牙衄即止，再予养血之剂，以善其后。其间曾因新感发热，改予解表后热退。又因肢膝不利，以养血舒筋之品而诸症皆平。住院 3 周，基本纠正了继发贫血及出血症状出院。

【按语】本例患儿先后 3 次住院，虽为同一血友病，但每次治疗各不相同。第一次从审病辨证求因中，认为是气虚不能摄血，而非一般之膀胱积热所致的实证溺血，故以补气摄血法投治，血尿即止。方中重用黄芪，数倍于当归，盖有形之血不能自生，乃生于无形之气故也。名为“当归补血汤”补气生血，亦益气统血；气行则血行，气壮则血行循经，外充皮肤，内摄脾元，使溺血、崩漏诸症获止。第二次住院时，见齿鼻出血，为阴虚火热上盛之象，故以清胃散合玉女煎；盖牙龈为阳明络脉循行之处，胃有积热，即熏灼上升而致衄血。方中石膏清阳明之热，牛膝折上逆之气火，生地黄滋营血之阴，配以升散降火、滋阴养血诸品，促使热清火平，衄血自止。第三次因齿龈衄血和膝关节出血，是阴虚血耗症状明显，又因久病耗血过多，深虑其气随血脱也，故采取止血为先，此亦抓住标本缓急的重要一环。本案可见辨证论治既不同于对症治疗，更不同于辨病论治。说明了中医学既可异病同治，也可同病异治，活泼灵变而绝不呆板拘泥。

继承师志、兢兢业业
——忆恩师中医儿科泰斗董廷瑶

恩师已经仙逝多年，迄今董师的音容笑貌仍时时浮现在脑际。40 年的师生谊，到恩师晚年更显得浓浓师恩情。老师对吾辈的苦心栽培，循循善诱，言教身传，望徒成才，令我们终身受益，难忘师恩！在此叩拜谢师。

董师不但家传渊源，学识渊博，医术高超，被尊为中医儿科泰斗，而且医德高尚，医风严谨，临诊不问贫富贵贱，均一一细心视察，认真诊治，全心为患儿治病救护。他常说“医者仁心，才有仁术”。平素严肃的老师，面对患儿却十分慈祥和蔼，笑容满面，所以患儿对他都很亲切，笑呼老公公健康长寿！恩师也常说小朋友对我的信任和亲热是我最大的安慰。在 80 余年临床中，他救治了无数重病患儿，我们深深被董师崇高的医德医风所感动。师风长存！敬爱的老师，我们一定谨遵师训，终生全心全意地为病儿的康复服务。

我的恩师毕生热爱中医事业，身体力行。为发扬壮大中医队伍，他连续在静安区举办中医带徒班，和市卫生局的中医研究班担任班主任达 10 余届，并亲登讲台教学，培育了数百名高层次的中医人才，充实了全市各医院的中医科，提高了中医队伍的理论水平和临床医术疗效。董师在教学中谆谆嘱咐一定要熟读中医典籍及方剂，领悟经旨，渗透经义，理论指导实践，才不致耽误病情，成为真正能救死扶伤的中医师。记得由于我的怠惰，疏于书写论文，恩师曾严厉地指责：如果不及时将临床实践中的经验体会总结成论文，则不能上升为理论，今后又怎能指导临床？都如你这样，中医就没有进步，中医事业就无望发展了。闻言使我面红耳赤，羞愧不已。从此，我立志摒弃其他娱乐活动，集中精力埋首苦读，勤奋学习写作，边写边改，往往经月才能写成一篇。恩师却立即批阅，连夜还召我面授，红笔批注，指出不足之处，细致地提出修改意见。望着白发苍苍已近九旬高龄的恩师专注关怀的神情，我不禁为之震撼：一代名医的恩师为培养我这差生，苦心孤诣，耗费多少心血，不是期望中医儿科后继有人吗？我岂可懈怠，怎能辜负老师的殷切期望。资质差，起步晚，根底浅，我就复读经典、勤做临床，多写论文多修改，从基础起刻苦修炼。恩师看到我有点滴进步，即写信鼓励我，更坚定了我的学医信心。有如此名师指导点化，我万分珍惜，不但临诊要精心为患儿诊治，更要全面继承恩师丰富的学术理论和经验；时不可待，努力收集资料总结成文，及时将老师临床确有实效的宝贵经验编写成文。一则可与全国广大同仁交流，名医经验的文字记载有益于中医学术继续繁荣昌盛，弘扬中医药特色，提高后辈的诊疗水平，使中医药不断有所发展，更好地为广大患者服务；再则可流传于后世，使后学者可进一步探索董氏儿科的学术精髓，更有待于将来的中医精英从中继承而有发展创新，在21世纪使中医药走向世界，为全人类健康服务。

已在病榻上困顿受苦了近2年，日见消瘦的恩师，却仍思路清晰，时刻关注着中医事业的发展。每逢我去探望时，他总要问我些目前中医界的状况，常问董氏继承组年轻医生的学习与进步，常说：中医学精深奥妙，内含科学哲理，必须精勤苦研，不可浅尝辄止。既要读书累卷，又要临床万千，反复思考，心领神会，方能明理、识病、辨证、求因、立法、选方、配伍、适量、知变，此九点乃吾数十年临床的主要学术论点，今交代于你们，你们千万要自强，切不可一知半解地应用于临床，误儿生命。20多年来在恩师的督教下，我深知自身根基浅薄，必须矢志不渝，谨遵师训，钻研学问，锲而不舍地提高自身学术修养及临床诊疗水准。中医科研困难重重，遥望彼岸艰辛跋涉，却是历史赋予我们的重大任务。在此我向恩师敬谨奉告：我们一定要精诚团结，谨遵恩师遗训，承上启下，薪火相传地把董氏儿科精湛的学术经验毫无保留地传授给年轻的中医接班人，代代传授，愿后来居上，推陈出新，使中医学瑰宝光耀四方，永葆青春，推进人类医药事业，为儿童健康保驾护航。

敬爱的恩师，您的事业已有后来继承人，我们永远怀念您！请安息吧！

愚徒　王霞芳敬书于2002年

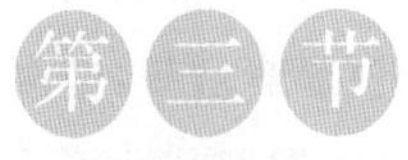

第三节 二陈汤类方的应用

小儿素称“稚阴稚阳”，以其脾胃功能未趋完善，若喂养不当或恣啖生冷，极易生湿酿痰，运化无权。进而气机阻滞，升降失常，则呕恶吐乳，乳食递减，哭吵不宁等消化道疾病屡见不鲜；复罹风寒外邪则呈咳嗽气促，呕吐痰涎兼发呼吸道疾患。董师常以二陈汤加味治疗上述诸症，审因论治，活法应变，辄能得心应手。试作简介于后。

一、二陈汤复方的应用

考二陈汤通治一般痰饮为病，故汪昂称此为治痰之总剂，实乃擅治湿痰之专方也。董师常以二陈汤加复方治疗小儿外感咳嗽或哮喘等证。风寒外束，肺气闭塞，痰浊内阻，咳嗽气促，舌苔薄白，脉象浮滑者。常以二陈合麻黄汤或三拗汤为基本方宣肺定喘，化痰止咳。若痰多喉鸣久者酌加三子（苏子、白芥子、莱菔子），痰浊去，肺气降，则咳喘均和。如见小儿面皖自汗，胃纳不馨，易感外邪而每多咳呕痰涎，舌苔薄润，脉象濡软者，乃禀赋素薄、营卫不和、脾运失健之故，则予二陈合桂枝汤调和营卫，健脾化痰，药后不但咳吐渐停，且收汗敛胃开之效。吾师临床用之，卓见良效。倘素有宿饮，哮喘虽瘥，然寒饮伏遏胸中，遇寒咳喘频作，法当温通阳气以蠲饮寒，苓桂术甘汤为主方，此时合二陈汤尤能顺气化痰，健脾蠲饮，每得温化而咳喘自平。

病案

姚某，男，6 个月。

咳嗽月余，痰阻不爽，二便尚调，舌苔薄白。西医拟诊：支气管炎。证属风寒在表，痰浊阻络。治以宣肺化痰。麻黄 2.4 克，苦杏仁 6 克（后下），清甘草 2.4 克，陈皮 3 克，姜半夏 9 克，紫菀 6 克，牛蒡子 9 克，白芥子 4.5 克，炙苏子 6 克，竹茹 6 克，2 剂。药后风寒表散，痰咳已松，续以二陈加杏仁、厚朴等，旋得痊愈。

二、六君子汤及星附六君汤的应用

小儿阴阳两稚，肺脾不足，若伤于乳食，痰湿内滞每见泄利胀满；或外感病后，痰浊未清，持续咳嗽；或痰多呕恶，纳呆便溏，凡此脾肺两虚，痰湿不化者，董师每以六君子汤调治。因脾气不足，不能输精于肺，方中二陈汤燥湿化痰，加党参、白术益气培土生金，预防复发乃治未病也，盖痰湿因脾运得健则悉化，胃气充而肺得其养。故六君子汤之扶助胃气，扶正达邪，为小儿善后调理之良方也。

若脾肺两虚而痰涎尚多者，或顽痰胶固难化，则以星附六君子汤标本兼治之法而收效。

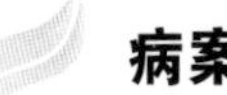

病案

张某，女，2 岁半。

咳嗽低热已有 2 个月，西医诊断为不吸收性肺炎、佝偻病。症见咳嗽不爽，痰多黏浊，胃纳不馨，质薄神萎，舌苔白腻，脉象濡滑。先拟化痰止咳，予二陈汤加桔梗、苦杏仁、牛蒡子、白前、枳壳、竹茹，2 剂。

药后咳爽，苔薄有痰，低热尚有，方已应手，原法追踪。予二陈汤加紫菀、款冬花、苦杏仁、竹茹、谷芽，2 剂。三诊时低热已退，胃呆尚咳，形色不华，舌淡苔白，脉象虚软。显见脾虚肺弱之象，法须健脾养肺以化痰，方用星附六君子汤加青皮、淮山药、木香，5 剂。经复查肺炎痊愈出院。此因脾胃虚弱，土不生金，致肺气难复，肺炎迁延不愈。初复诊时投化痰止咳剂，标症虽和，虚象渐露，是脾肺两虚，痰涎不化。故三诊时改投星附六君子汤，以培土生金而收功。

三、金水六君煎的应用

本方为二陈汤加当归、熟地黄。《景岳全书》指其功用："治肺肾虚寒，水泛为痰或年迈阴虚血气不足，外受风寒咳嗽，呕恶多痰喘急等证神效。"《医学衷中参西录》认为："痰饮病轻则治肺脾，重则治肾。以虚痰之本源于肾，肾气虚则闭藏失职，上见饮泛为痰，下呈不约为遗，故加熟地黄、当归使令肾气得充，厚其闭藏之力，则水湿运化，痰之本源清也。"肺为水之上源，上源得清，金水相生，肾气振复，固摄有权则遗漏自止。故前哲云："脾肾为生痰之源，肺胃为贮痰之器，议从肺、脾、肾三经合治，补金、水、土三虚，上能化痰止咳，中能温运健脾，下能益肾固涩。"此本方之妙旨也。吾师于临床治小儿咳喘遗尿，食欲不振，肺、脾、肾三经同病者，每获药到病除之效。

病案

张某，男，4 岁。1982 年 12 月 8 日就诊。

经常咳喘气急，痰阻不化，时有遗尿，病情缠绵，形瘦面㿠，舌边红，苔心腻。症属肺肾不足，拟金水同治。方用金水六君煎加款冬花、紫菀、苦杏仁、缩泉丸。

1983年1月5日二诊：上药连进2周，咳嗽已减，但尚未断，遗尿次少，胃纳欠佳，舌苔浮腻，便干转润，形神略振，姑拟化痰健脾和胃，方予二陈加苦杏仁、竹茹、神曲、谷芽、缩泉丸。1月12日，咳瘥苔薄，胃纳转佳，但小溲不约，时有遗漏，再拟肺肾同治。二陈汤加龙骨、牡蛎、紫菀、菟丝子、桑螵蛸、白莲须。2月2日，上法服用2周，尿漏夜遗均和，咳痰已止，唯又见舌心苔腻，纳谷仍少，再拟六君子汤加石斛、谷芽、淮山药、神曲等调扶而愈。

通过本例，可见董师在不同情况下运用各种二陈类方的精熟功力。初拟痰湿不清，肺肾两虚，投予金水六君煎，使痰咳、遗尿均减，然苔腻纳少脾胃纳运失司，故改以二陈汤加味，化痰养胃；后以咳差痰少，但遗漏不约，即用二陈加龙骨、牡蛎、菟丝子、桑螵蛸、莲须诸品，滋肾缩尿以固下，化痰和中开胃，实属金水六君之变法；最后则以六君子汤加味，得获全功，是为培土生金，以善其后也。

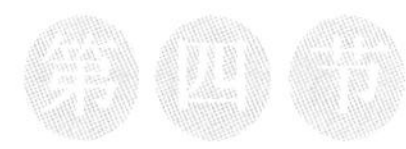

中医药异病同治儿童精神神经疾病的体会

儿童精神神经系统疾病包含有儿童注意缺陷多动障碍、抽动障碍及癫痫等多种以精神神经症状为主的儿童期特有的疾病。症状各有异同。病情复杂顽固，且互有交叉。病久年长，至学龄期却大都表现为智能发育迟缓，学习困难，为现代儿科常见的疑难病症。数十年来继承导师董廷瑶教授宝贵经验，研习中医典籍，历代医家精粹，并结合西医学发展，多年来临床专心证治上述疑难病症，以智力低下、学习困难为主要表现的学龄期患儿为多。发现其症状表现虽各有侧重，而病因病机证型却互有相同之处。故以西医辨病结合中医辨证，重在辨证分型论治，异病同治或同病异治。兹试述个人临床证治体会，浅见陋识有谬误之处，敬请同道指教以匡正。

一、先天禀赋异常，后天发育迟缓

此类病儿之病因以先天禀赋不足为主，如父母遗传缺陷或胎孕不足，孕期调摄失宜或罹病用药不慎，损伤胎元，以致精血虚耗，胎儿发育欠佳。后天因素有因产娩损伤、窒息缺氧；或产伤瘀阻脑络；或新生后罹患疾病，如高热、脑炎、惊风等损伤心脑；或食哺喂养不当，不能充养脑髓，滋养筋骨肌肉；或痰瘀交阻，窍道不通，心脑失养，神机不运，精明为之失聪，渐见神经精神发育迟钝，呈现立迟、行迟、语迟等五迟证。随着年龄增长衍变为注意力不能集中、智能偏低及学习困难；亦有表现为儿童多动症及抽动秽语综合征，或继发癫痫等。

二、实证清心平肝豁痰，虚证补肾填精开窍

本病病位在脑窍。病机为心脾气虚，肝肾精亏，髓海不充，与心、脾、肝、肾诸脏的虚损相关，故以虚证为多；然亦有虚实兼挟，如心肝火旺，湿热内蕴，痰浊上蒙清窍，以致痰瘀阻络，神机失运，病后遗留智力发育障碍，出现精神神经症状。

临床首分虚实。实证有因心肝邪热、痰火扰神，症见烦躁易怒好动、面红脉数、口舌碎痛，舌红苔薄，尿赤便干等，选用《伤寒论》半夏泻心汤或导赤散加减，加珍珠母、龙齿、石菖蒲、远志；或痰湿较重，久郁化火，内扰心神，证见苔腻脉滑，食少泛恶，喉痰鸣响，时有抽搐或多动，心神不宁或神志呆钝，则投黄连温胆汤加石菖蒲、远志、龙齿、钩藤、琥珀等。兼有癫痫发作者则加皂角、明矾、天竺黄、胆南星、天麻、珍珠粉等涤痰开窍镇惊。

虚证分气阳亏虚证；常见患儿面白少华，四肢清冷，神情淡漠，语少智弱，纳少便溏，小溲清长，腿软行迟，舌苔淡润，脉微细软，治拟人参养荣汤、右归丸之类，酌加石菖蒲、远志、龙骨、牡蛎等；阴精亏虚证，症见舌红少苔或花剥，脉沉细数，口渴欲饮，津少便干，心神不宁好动，眠少梦多惊扰，语迟或词不达意，学习困难等。选用左归丸、三甲复脉汤加减；阴阳两虚证，上述两证症状互见。以脏腑分，又有心脾气血两虚和肝肾阴精匮乏。然临床却多见虚实兼挟，尤以阴阳两虚兼挟肝风、痰浊、瘀阻而现肢体抽搐，或痫证发作。首投豁痰清心平肝息风，兼以滋肾扶元。

三、痰热化风扰神，泻心镇肝为先

抽动秽语综合征、儿童多动症患儿，临床常见肢体抽搐多动不宁，耸肩摇头眨眼，喉发怪声，上课注意力不能集中，小动作多，易激惹发怒，动作不协调，舌红苔腻，脉弦滑带数等症。证属肝风痰火内扰，元虚心神失养，其标在风火痰浊，其

本为肾虚精亏。诊治当先豁痰泻心宁神，兼以滋肾平肝息风。首选半夏泻心汤或黄连温胆汤，待心火降风痰蠲后，改用百合地黄汤或甘麦大枣汤，合左归饮、右归饮之类，滋水涵木，补肾填精养脑，常能异病同治而获效。

四、产伤脑病动风，镇息滋养兼顾

癫痫及儿童多动症，病因都复杂而尚未完全清楚，中医学概括为先天禀赋不足是内因，后天失调、产伤或他病所伤，或教育不当、环境刺激，逐渐形成阴阳偏颇、脏腑失调，进而引发。简言之，以肾精不足为其本；虚阳浮越，心肝火盛，积痰动风为其标，从而发生抽风、神昏或冲动任性、神态异常等病症。而痫证尤以痰扰风动、心神失主为多，都从痰风火论治。产伤后心脑受损，髓海空虚，痰浊趁虚上蒙清窍而致病。清心豁痰开窍，痰祛风息后，智弱精亏之本象显现，当益智宁心充养脑髓以治病本。

五、元精虚耗心神失养，育阴潜阳养心为要

儿童多动症又称轻微脑功能失调症，其病因往往与小儿稚阴稚阳禀体有关。脑为元神之府，心主神明，均有赖于肾精上输。小儿发育未全，肾水未充，精气不足，常导致心肾两虚而神气涣散。心神以阴血为物质基础，心阴亏少则神气必弱，且阴亏则肝火偏亢，扰动心神，心神更难以聚集，神明失主而现是症。实证以痰热为主，治拟黄连温胆汤加减，心肝火盛者加龙胆草、竹叶、龙齿等；痰湿蕴阻为甚则去黄连，加胆南星、白附子、天竺黄等峻化顽痰。虚证因髓海不充多采用左归、右归之类，阴精亏乏则合百合地黄，更重用龟甲、鳖甲；肾阳虚弱则加鹿角、益智仁、紫河车等。随方均加入九节菖蒲、远志、龙齿、柏子仁、琥珀粉等化痰通窍，养心益智。

六、体会

临床就诊的儿童多动症、抽动秽语综合征、癫痫、智力低下等患儿，其诊断病名虽各异，症状亦有不同，然病因病机发展又有类同之处，病久每多导致智能发育迟缓，学习困难。故病因虽有先天后天之分，气血阴阳之虚，但临床常显痰热内郁，化火生风，上扰清窍而出现精神神经症状，本虚标实。按中医学辨证以肝

肾阴精亏虚，心脾气血不足为本；心肝火旺，痰浊壅盛化火动风为标。针对病因病机的错综复杂，病情缠绵，病程久长，阴阳虚实、本虚标实相互转化，治疗亦应辨证求因，明晰证候，辨证分型为基础，不必受病名框限。若见症状表现类似，可采用异病同治法则。但须随病情之变化，标本虚实孰重孰轻，先治其标后图其本，故往往一个病例的诊治，先后选用几法及不同的方药投治，方能获效。当同一病种出现不同证候时，则须随症情变化，立法方药亦应随之而变，切不可一方统治到终。此为同病异治。

辨证见有痰火壅实者，常选半夏泻心汤去干姜、人参；或黄连温胆汤加减。竹沥半夏加强其下痰之力，加入天竺黄、胆南星、皂角刺、石菖蒲、远志等重在豁痰开窍，痰浊蠲则窍道通；掺入珍珠母、竹叶、龙齿、琥珀、钩藤等平肝息风安神，此为第一阶段，常能痰浊化而风阳平。第二阶段则根据痰化火平后之舌质舌苔，脉象症情显露为心脾气虚，或肝肾阴亏，或阳弱肾元不足，而选用人参养荣汤、百合地黄汤、左归丸或右归丸为主方，滋肾养血填精达到养心补脑、平肝宁神，促进智能发育。第三阶段症减病情向愈，唯智质尚弱，记忆力差，则继予河车大造丸或龟鹿二仙胶，酌加健脾益气之品，脾肾双调益气扶元，峻补肾元而不碍脾运，使髓海充盈，心脑智能日进。

对常用益智宁神中药的认识：石菖蒲入心，豁痰开窍。《本草正义》谓其："开心窍，补五脏者，亦以痰浊壅塞而言；荡涤邪秽，则九窍通灵，而脏气自得其补益……且清芬之气，能助振精神，故使耳目聪明，九窍通利。"故能久服不忘，益心智；《本草纲目》记载远志"功专于强智益精，治善忘"。石菖蒲、远志同用，则有肾气上通，心气下降之妙，自能运其神机而开窍醒脑益智。故于各阶段方中每每加入二品。

龟甲滋阴补肾健骨，《本草蒙筌》曰其"专补阴衰，善滋肾损"，有通补任脉之义，具开合张翕之机；鹿角咸温入肝肾，熟用温肾补虚，强精活血，有通补督脉之功，其阳刚启机之性，使阳神充足，鹿龟相配育精化神，故能益智强志，振发神明。

龙齿味涩凉，入心肝经，镇惊安神除烦热，治惊痫癫狂，烦热不安，失眠梦多。《别录》谓其"养精神，定魂魄，安五脏"。青龙齿质量较好。竹叶甘寒入心，清热除烦，《重庆堂随笔》谓其"内息肝胆之风，外清温暑之热，故有安神止痉之功"。两味相配治小儿惊痫、抽风、烦躁、心神不定等症效佳。

上述药味能针对儿童神经精神症状，因而在各方中常加入，而能加强镇惊宁心安神、滋肾生髓通窍作用。

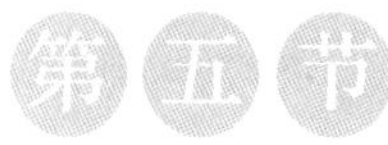

辨治小儿单纯性乳房早发育经验

小儿乳房早发育是小儿性早熟的重要体征之一，由于女童真性性早熟与假性性早熟首先都表现出乳房的早发育。在临床常以女孩乳房早发育而就诊性早熟多见，部分乳房早发育女孩如不及时治疗可以演变成真性早熟或青春期提前，使第二性征提前出现，骨骼生长加速，骨骺提前融合，成年后身材将比正常人矮小，家长见状十分担心。因此早期治疗乳房早发育，有预防女童性早熟之效，是相当重要的。

一、对病因病机的认识

1. 阳明胃火，煽助肝旺　足阳明胃经行贯乳中，足厥阴肝经上膈，布胸胁绕乳头而行，故有女子乳头属肝、乳房属胃之说。小儿亦然。随着人民生活水平的提高，目前独生子女的营养问题越来越受到人们的重视，偏食、过食、蛮补现象日趋严重，其饮食多以荤菜为主，蔬菜进食量少，而鸡、鸭、鱼、牛、羊等均为血肉有情之品。然肠胃为市，无物不受。加之胃为多气多血之腑，多食厚味，培补太过，必致胃气壅盛。所谓“气有余便是火”。火热囤积于胃，循足阳明胃经上攻，煽助肝经余热，滞留乳中，故见乳核肿硬、疼痛。认为小儿乳房早熟乃是肝胃火热攻窜为害。

2. 肾阴不足，水亏火盛　小儿乃“稚阴稚阳”之体，且心肝常有余，肺脾肾常不足。而肾居下焦，内寄相火。由于小儿先天不足后天失养，造成肾阴不足，阴难制阳，相火妄动，阴阳失衡，水火失济，遂成阴虚火旺之证。可见小儿骨蒸、潮热、盗汗，舌红少苔，尺脉数而有力之象；肝肾同源，水能涵木，若肾阴不足损及肝阴，肝阳偏亢，随经脉上攻，则有两胁不舒，乳核肿大、疼痛，口干、口苦等症。又《素问·上古天真论》曰：“女子七岁，肾气盛，齿更发长；二七天癸至，任脉通，太冲脉盛，月事以时下，故有子。”是证阴虚为本，火旺为标，且阴愈虚而火愈炽；火愈炽而阴愈损，二者互为因果，促天癸早至而乳房早发育，继之性早熟。

3. 痰湿为患，循经上注　痰饮既是某些疾病的病理产物，又是某些疾病的致病因素。前者是因病而生痰，后者是因痰而生病。小儿乳核之疾两者兼而有之。王霞芳结合其诊治该病的多年经验总结出因病生痰虚者多，以脏腑功能失调，水液运布失职，津液停聚常见。小儿肺脾肾常不足，脾失健运，生湿酿痰积于乳络，日积月累渐成肿块，故有乳核肿胀。正如《素问・至真要大论》病机十九条中云："诸湿肿满，皆属于脾。"因痰生病实者多，以火热内盛常见。火热内盛，灼津炼液为痰，凝聚于上则乳核增大、胀痛、不可触。亦如《素问・至真要大论》病机十九条中云："诸病胕肿，疼酸惊骇，皆属于火。"虚实二证皆是痰作祟。

二、对治法治则的体会

1. **降胃火，清肝热** 对于阳热偏亢患儿，治以降胃火，清肝热。损其余气，衰其亢盛之势，消其肿胀。然小儿纯阳之体，其生长全赖少阳生发之性如草木方萌，与脾胃阳气助运如土生万物。若对其清泄太过可致木败土溃，影响小儿正常生理发育。王霞芳强调运用该法时选药不可太过苦寒。要求泻火而无凉遏之弊、散火而无升焰之虑。其常在处方中加入柴胡、黄芩、太子参、生姜、大枣诸药，融以小柴胡汤法。在清肝降火的同时须顾及少阳、阳明肝脾之阳的基本生理功能。同时配以科学合理的饮食指导、心理疏导，常获良效。

2. **滋肾水，迟天癸** 小儿乳房早熟与天癸早至不无关系。天癸是指肾中精气充盈到一定程度体内出现的具有促进人体生长、发育和生殖的一种阴精物质。天癸源于先天，藏之于肾，受后天水谷精微滋养。然而天癸的到来与相火偏亢、肾水充盈二者相互作用有关。若肾水充盈不足，则阴不制阳，阳气虚亢，促天癸早来。天癸早至使小儿生长发育提前，更加需要肾水为其不断提供阴精物质来充百骸、实四肢。故治疗上以滋养肾水、涵制相火，以迟天癸、勿使生长发育提前为法则。力争在天癸到来之前尽力使肾中阴精充盈，为日后正常生长发育打下基础。再者运用中药作用使天癸迟至，从根本上解除其早熟之弊。

3. **化痰湿，通络道** 也有乳核肿胀、疼痛乃痰湿壅滞为患。通则不痛，不通则痛。乳络不通、经络不通、气血不通、血脉不通，皆为祸。治疗上以化痰通络、佐以健脾理气为法则。使脾土健运，脾健则运化水湿得力；气机调畅则津液输布有道，痰湿自化。正如《外证医案汇编・乳胁腋肋部》云："治乳症不出一气字定之矣，若治乳从一气字著笔，无论虚实、新久、温凉、攻补各方之中挟理气疏络之品，使其乳络舒通……自然壅者易通，郁者易达，结者易散，坚者易软。"关于通络之法，王霞芳认为选药除健脾化痰、疏肝利气之外，也选虫类、藤类通络之品，走窜软坚散结。

三、对药应用经验

1. **夏枯草配昆布，清肝化痰消肿散结** 夏枯草辛、苦、寒，归肝、胆经。辛能行能散，苦能降能泄，是药能清肝、消肿、散结。正如《本草纲目》云其：“能解内热，缓肝火”，又《生草药性备药》曰：“去痰消肿。”昆布咸寒，归肝肾胃经。功长于消痰散结，利水消肿，《本草经疏》谓：“昆布咸能软坚，其性润下，寒能除热散结。”对于治疗小儿乳核之患，王霞芳将两药配伍运用，专取其清肝、化痰、散结。尤对痰火亢盛，肝经火旺者适用。

2. **浙贝母配伍牡蛎，清热平肝，软坚散结** 浙贝母苦寒开泄，清火化痰散结力大，《本草正》云其：“最降痰气，善开郁结，解热毒。”牡蛎咸涩微寒，归肝、肾经，能平肝潜阳，软坚散结。两药相伍乃出于《医学心悟》之消瘰丸。王霞芳指导与上药对不同，此药对运用时有其润、滋、收的一面。润能缓其邪热亢盛、滋能滋下焦而疗其本、收能敛相火迟天癸。此药对合三法于两药，王霞芳常喜用之。

3. **炙穿山甲片配伍皂角刺，活血通络，托里消肿** 炙穿山甲片咸寒，主归肝经，其走窜之性无微不至，内通脏腑，外透经络，达于病所。《本草纲目》言其：“通经脉，下乳汁，消痈肿，排脓血，通窍杀虫。”皂角刺辛温，入肝、胃经，长于消肿托毒搜风，其性亦走窜，通利诸络，善蠲胶结之痰核。二药配伍，可透窜络道，消除胶结之痰核。然穿山甲现为国家一级保护动物，禁止私人捕杀和食用；皂角刺有小毒，应中病即止，不宜久用。

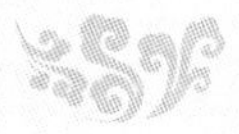

第六章

匠心传承篇

王霞芳名医工作室成员

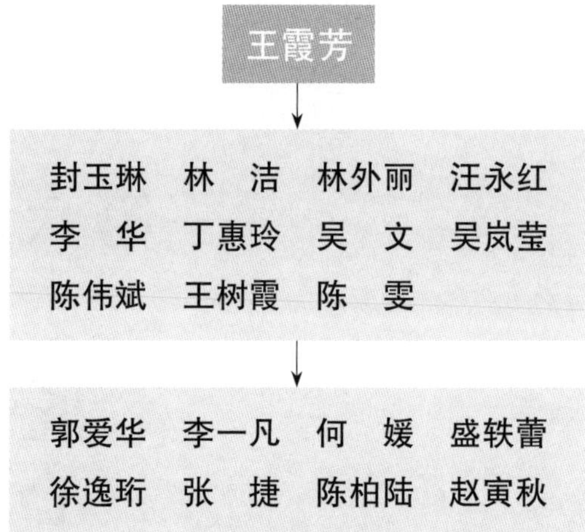

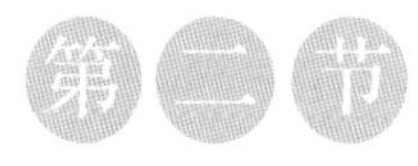

跟师心得体会

封玉琳跟师心得体悟

董氏儿科历史源远悠久，至今已七代，第四代传人董廷瑶被全国中医儿科界誉为当代中医儿科之泰斗，是董氏儿科的奠基人。王霞芳老师是董氏儿科的代表性传承人，继承和发扬了董氏儿科的学术思想和诊疗特色，有幸跟随王霞芳老师参加董氏儿科继承组学习，收益颇丰。

1987 年 8 月，我从上海中医学院中医系毕业，通过面试进入上海市中医门诊部儿科工作，当时门诊部大学生不多，领导们很重视我们这些新进的大学生，给予很大的希望，遂让我跟随王霞芳老师门诊，当时王老师还是中医门诊部的副主任，分管科研等工作，每周二、三、五门诊；每周一、四、六我跟随当时的儿科主任张永老师门诊。当时对王老师的印象是高个清瘦，举止文雅，虽然是80年代，但王老师衣着讲究，注重仪表，和蔼可亲。每次门诊都要看60～70人，她说以前没人抄方，她就用复写纸（处方下垫复写纸，病卡上就不用再重新抄一遍），节省时间，经常看病超过中午12点，甚至更晚，她中间从不停下吃点心，我当时年轻很好奇，说不饿吗？王老师细声说道，全神贯注看病，一点也不会觉得饿的。是呀，后来随着年资增长，病人越来越多，我也深深体会到，专心致志看病，不会觉得饿，不会觉得渴，这就是废寝忘食吧。

当时王老师正在进行“董廷瑶老中医诊治婴儿吐乳（火丁按压法）专长的临床研究及其机理探讨”的课题研究，临床观察部分需要去第六人民医院放射科（当时在北京西路）观察，每周一下午王老师带我各骑自行车，不管严寒酷暑，风吹雨淋，坚持了半年多，终于完成了临床观察病例。王老师认真敬业的工作作风，深深感染了我，我暗暗下决心，一定以王老师为榜样，做一名优秀的儿科医生。

王霞芳老师自幼体弱多病，1956年高中毕业，因肺结核空洞未钙化，不能报考医学院继续求学，困守在家休养。但她酷爱中医，有浓厚的兴趣，之后经过老中医带徒班、电视大学及上海市中医文献馆举办的中医研究班等，系统学习中医知识，终于实现理想，学成一名中医师。

1991年国家提出为全国首批500位著名中医药师配备继承人，抢救国家瑰宝，发扬名家流派特色。王霞芳老师被核准为董氏儿科的学术继承人，入选第一届全国名老中医继承班，再度正式拜师，紧随董廷瑶教授临诊研习深造，全面继承董氏儿科精湛奥妙的学术。王霞芳老师跟随董廷瑶教授习医经历40余年，万分珍惜这得来不易的学习机会，在理论上刻苦学研，尽得真传，在临诊时精心为患儿诊治，全面继承了董师家学渊源丰富的学术理论和临床经验，不负老师的期望，成为一代名医。

王霞芳老师行医50余年，在漫漫业医路上，一贯以《黄帝内经》的“天人相应”“阴阳五行”“整体观”等经典理论指导临床，四诊辨证为先，治病必求其因；熟谙掌握伤寒、金匮及温病学等的理法方药，擅用经方治疗现代儿科常见病及疑难顽症，遣方用药均有出处；崇尚钱乙《小儿药证直诀》、李东垣《脾胃论》的学术理论，将董氏儿科顾护脾胃的临床经验传承发扬光大；尤其在肺系、脾系病的诊治上创用了多种内外合治的治疗方法，取得佳效，使董氏儿科在疾病的治法上有所创新。按患儿体质及病因病机，脾肺同治，辨证分三期施治，形成“肺脾同病，治肺为先，健脾为要”和“分证分期，内外兼治”等学术观点。成功创建了小儿厌食专科，被评为上海市中医特色小儿厌食专科的学科带头人，从而在中医儿科界有较高知名度。

2005年后，王霞芳老师当选第三、四批全国老中医药专家学术经验继承工作指导老师和上海市西学中高级研修班导师，她更全身心投入教学工作，悉心传承带教，从一名学术经验继承人成功转变为指导带教引领者，担起了董氏儿科承上启下的重任，先后为上海市中医、中西医结合儿科界培养了一批又一批高级人才，因出色完成传承教育任务，而荣获第四批全国老中医药专家学术经验继承班的"优秀指导老师奖"。

王霞芳老师兢兢业业，不辞辛劳，培养了一批中医儿科高级人才，在上海市具有较高的学术影响。因此获批成立了上海中医药大学名中医王霞芳工作室，王霞芳被聘为客座教授；担任世界中医药联合会儿科分会名誉会长；第一批全国名老中医董廷瑶学术经验的继承人，结业后获得"高徒奖"；第三、四批全国老中医药专家学术经验继承工作指导老师，荣获"优秀指导老师奖"，从学徒到导师，潜心苦学，悉心传教，全身心地投入传承重任；同时被评为"上海市名中医"；2011年批准建设全国名老中医王霞芳传承工作室；2012年成为上海市董氏儿科流派建设总基地的学科带头人。我作为工作室负责人及流派总基地的秘书，经常要向王老师汇报工作进展情况，王老师每次都仔细询问，每个细节都耐心指导。

王霞芳老师始终满怀激情、矢志不渝地投身于儿童健康发展的事业中。虽然年已耄耋，但仍然坚持每周门诊坐诊，她曾说过她最开心的事情就是看到孩子们恢复健康，天真活泼地从医院走出去。王霞芳老师对于每一位患儿家长提出的问题始终耐心回答、尽力沟通，耐心地向患儿家长传授科学的护养方法，细心指导预防儿病，始终乐此不疲。她时常教导学生们作为儿科医生，对孩子，要像幼儿园老师一般循循善诱，耐心仔细。王老师觉得自己老有所学，老有所为，老有所乐，一片善心能使家长们增进科学健康意识，学能致用，对社会尚有贡献，不但不觉得累，而且深深体会到"工作着是幸福的"。

王霞芳老师心怀大爱，坚持慈善义举20年，每当遇到需要帮助的学生和有志青年，她都非常愿意帮助他们实现梦想，能够帮助他人常常使她感到乐在其中。自2004年起，她每年向上海市慈善基金会捐赠，共计10余万元，2008年捐献7万元，用于治疗先天性耳聋患儿复聪，获首届晨报慈善爱心特别奖和"晨报慈善爱心大使"荣誉称号。2020年初，在抗击新冠肺炎疫情的日子里，王霞芳老师主动提出要将毕生积蓄100万元捐出来，为培养医药卫生领域的人才作出自己的一份贡献。她希望不要以她个人名义捐款，而且不要对外宣传。经协商，农工党上海市委特在上海市慈善基金会设立账户，匹配100万元，共计200万元资金，专门资助考取医学院校的边远山区贫困学生。20年前王霞芳老师就决定百年之后捐献遗体，用于医学院校学生的教学研究。她说："是国家培养了我，将个人财产还给国家、反哺社会，是我可以做的最后贡献。"

王霞芳老师常说在年轻时有幸能拜名师学习，她非常珍惜，不仅学到了何为良医，更学到了何为良师。她在有生余年之中立誓要完成一个心愿——全力悉心带教好学生，把董氏儿科的宝贵经验，尽其所能悉数传授给他们，希望他们有所进步、有所创新，成为发扬中医儿科理论的新生力量；更成为能治愈儿病，保障儿童健康的好医生。王老师常常说，治愈一个孩子的病，能够幸福三个家庭（爷爷奶奶，外公外婆，爸爸妈妈）。

2011年，王霞芳老师不幸罹患了白血病。虽然身患重病，但她在住院化疗期间依然心系病患，心系海派中医流派的传承工作，学生们每每去病房探望王老师时，她总会详细地询问每一位学生的学习和工作情况，还依然在病床上帮助学生们修改论文，学生们怕打扰老师休息很是不好意思，可王老师却说你们的进步是治疗我疾病的良药。疾病是折磨人的，化疗过程是痛苦的，但王霞芳老师始终保持乐观豁达的精神状态，凭借坚强的毅力，经过一年的积极治疗，终于重返了工作岗位，努力传、帮、带，全面传承了董氏儿科精湛玄妙的学术经验，按时完成了海派中医董氏儿科流派的三期建设任务，继承发扬海派中医董氏儿科诊疗特色技术。积极参加全国中医儿科学会各项学术活动，每次参会，她都聚精会神，全程听讲，重点摘录，回医院后我们在工作室例会上还要进行讨论，为中医儿科学术领域倾心尽力，并毫无保留地为大家讲授自己的临床体会和经验，被海内外同道所崇敬和爱戴。她主编出版了海派中医董氏儿科专著7部，发表论文40余篇，完成科研课题8项，分别获得了国家中医药管理局及上海市科委、上海市卫生局医学科研进步奖三等奖，她培养的学生大多成为中医儿科的学科学术带头人。王霞芳老师经常督促学生们重视医案的研读和撰写，每当门诊时间，王老师会毫无保留地将自己的诊疗体会和经验传授给学生，并将自己以前的学习笔记和文摘卡带来给学生们参考，并要求学生们将病案记录进行总结，写出自己的体会，她会逐一批阅，并用红蓝色标注，提出修改意见。即便休息在家，王老师也常常耐心细致地修改学生论文，甚至逐字逐句修改，为给学生们夯实中医经典基础，常不顾高龄身体久坐备课，并请学生到家中集中讲授，学生备受感动鼓舞，都坚定扎根中医儿科临床的信念。

现已86岁高龄的王霞芳老师早已不需要再承担带教任务了，但她始终未曾停止对推动中医发展事业进行的思考。为培养中医儿科医生，上海市卫生健康委员会、上海市中医药管理局合办，成立了上海市海派中医流派传承人才培养项目。在此背景下，有两位青年医师多次积极要求跟她结对学习中医，她就报名继续当研修班导师。尽管高龄多病，但她始终坚持备课带教，指导论文写作及课题申报。

在王霞芳老师主持和带领下的工作室团队，经常开展各类学术交流活动，继续努力学研董氏学术经验，承前启后，发扬名家流派特色，使中医儿科的继承发扬发挥了持续性的拓展和进步创新的后劲；使中医中药在调理儿童常见病、多发病的防治方面起到了重要作用，减少了儿童常用抗生素类药物的副作用，为保障儿童健康发育发挥了中医药治疗的显著功效。

王霞芳老师追求崇高职业理想，秉持认真负责的职业态度，敬业奉献，堪当表率。她甘于无私奉献，勇于创新创造，在中医儿科学科领域和海派中医学术传承领域发挥了引领示范作用。她一路走来，满怀对患儿、家长、学生，对中医药事业，对整个社会的无私大爱，深深感动着我们。因医德高尚、医术精湛，王霞芳老师获评上海市三八红旗手并获上海市女医师协会白玉兰医学巾帼成就奖。

“幼吾幼以及人之幼”是对王霞芳老师的真实写照。作为中医儿科医生，她不仅专注于中医药事业继承与发展，还是一名有温度、有情怀、有崇高人道主义精神的人文医家。

林洁跟师心得体悟

1991 年 7 月从上海中医学院毕业后，我被分配至上海市中医门诊部(即现上海市中医医院石门路分院)儿科，开始跟随王霞芳老师学习，学做人，学做事，慢慢地自己开始成长起来，渐渐成为一个合格的儿科医生，一名主任医师。一路走来，王老师就像是一盏明灯，一直在前面引领着我；又像是一个助力器，不断在背后推我向前，所以对于王老师，我只有“感恩”二字；对于自己，必须“坚持”，坚持继承发扬王老师留下的宝贵学术理论和经验，唯有“坚持”才是对老师最好的回报。

记得刚工作时，自己虽已经历了一年多的临床实习，但才从大学出来，懵懵懂懂的学生样还是没变，对于人生的想法、事业的期许都是单纯而幼稚的，觉得一切都是顺理成章的，自己只要按部就班，就可以成为一名合格的中医师。工作没多久，王老师突然生病住院了，我赶去医院看望她，记得她对我说的第一句话就是:“小林啊,平时一定要抓紧时间,你看我这一病,还有好多事没来得及做呢!”我回说:“您慢慢治病,别着急事情呀!”她又说:“我这是拿我的失误来提醒你呢,拖延症要不得噢。现在我好些了,我想在住院期间把卫健委招标的项目标书填好,我们不投的话,董廷瑶老师传承的项目可能要被别的单位抢去了,那多对不起董老对我们的信任啊!”之后几日,每天下了班,我就去她住的医院,在病床边协助她一起把标书填完,并上交投标。这是我工作后第一次目睹了王老师对于事业的勤奋刻苦和不懈追求,她拖着病体,却非常拼,这是为什么呢?从此我开始萌生了对王老师从医经历的好奇。

经过一段时间的了解,我渐渐知道,王老师自幼体弱多病,没有非常正规的学历。但多病的经历也让她开始对医学特别关注,由于她患的是慢性疾病,西医西药治疗后,虽有疗效,但需长期用药,且药物副作用很大,身体越来越弱,于是家人和她开始寻求中医的帮助,在服用一段时间中药后,王老师的身体开始好转,她也因此迷上了中医中药。1962 年她加入了中医带徒班的学习,拜师包括中医儿科“泰斗”董廷瑶教授在内的多位前辈,她勤学苦读,并于 6 年后顺利结业。1982 年,她又考取了上海市卫生局主办的中医研究班,再次获得进修机会,正式拜董廷瑶教授为师,从此归队中医儿科。3 年后结业时,由董廷瑶教授推荐调入上海市中医门诊部儿科工作,开始了真正的中医儿科临床工作,此时她已年届 47 周岁,年事渐高,体力渐差,但王老师凭着惊人的毅力、坚韧不拔的意志,认真带领“董氏儿科继承小组”从临床开始,全面继承董老的学术经验,并进行科研研究,以证实揭示“董氏经验”的有效性、安全性和作用机制。由于工作出色,获破格晋升职称,还被提拔为医院领导,主持医院的科研教学管理等行政工作,令许多与她同龄的科班医生刮目相看。通过了解王老师的学医、从医经历,我开始审视自己,与王老师相比,自己的学医从医经历顺利许多,但怎么才能将所学知识运用好,并把临床工作做好,是摆在我面前的头等大事。

进入中医门诊部儿科后,我开始了正式的跟师和临床实践。在王老师的安排下,我每周跟随董廷瑶教授门诊一天,这是非常难得的学习机会,记得董老当时弟子很多,每每门诊时,都有许多学生围坐在旁,王老师把我推荐给了董老,并手把手地教我如何收集、整理、总结病例,当时她还把自己的笔记本拿来给我看,有好多本,每本的封面上都标注了所收集病例的病种,分门别类非常清楚,每个病例有初诊复诊日期、病史、诊断、症型、用药、药量等项记录,都是表格式的,一目了然。我如法炮制,也准备了几本本子,画好表格,开始记录起跟随董老门诊时遇到的病例。几年的随诊一晃过去了,但病例收集是相当多的,随着董老年事渐高，门诊减少至停诊，当时收集的这些病例更显珍贵，之后在王霞芳老师的指导和帮助下，自己先后拿这些验案实例撰写论文，并参编、主编医学论著出版，可谓收获颇丰。尝到了甜头，在跟随王霞芳老师以及其他各位专家老师时，我都拿出这个法宝，及时总结，并应用于自己的临床实践，门诊病人也慢慢开始多了起来。

作为“董氏继承小组”的成员，我在王霞芳老师带领下参加了董氏独特手法“火丁”指压法课题的病例收集和整理工作，记得课题的级别挺高的，要求也高，当时王老师曾说：“我们门诊部科研力量薄弱，但老专家的宝贵经验不能就这么不整理不研究，我们应该走出去寻求帮助。”她带着课题走访多位专家，最后上海中医药大学、第六人民医院放射科都加入了我们“火丁”课题的研究行列，结题后“火丁”课题获国家级、省部级及卫生健康委员会多个奖项，通过这个课题让我初次体验到搞科研是怎么回事，尤其是中医药的科学研究。之后，王老师还先后设计完成科研课题 7 项，并将董老的宝贵经验、资料总结编写成册，主编出版多部医著，使董氏儿科的宝贵学术精华能以文字形式流传于后世，2007 年王霞芳老师因在继承董氏儿科学术理论上的杰出贡献而荣获“全国首届中医药传承高徒奖”。

在临诊时，王霞芳老师继承了董氏儿科的理论特色，以经典理论指导临床，四诊辨证为先，治病必求其因；并将董氏儿科顾护脾胃的临床经验传承发扬光大；尤其在肺系、脾系病的诊治上创用了多种内外合治的治疗方法，取得佳效，使董氏儿科在疾病的治法上有所创新。病患也因其诊病往往药到病除，且多用外治，免除患儿汤药之苦，近悦远来，门诊常常应接不暇，诊病时间经常一延再延。我当时每周也有多日跟随王霞芳老师门诊，平时病人虽多，但王老师对每位患儿都认真接待，问诊、查体亲切仔细，从无遗漏，中药的煎法服法也都一一详述，最后医嘱更是详尽，从不马虎。有时听我少嘱咐两句，她都会及时补充，事后，她还会非常正式地向我提出这个问题，她总说：“小林啊，我知道病人少的时候，你能仔细嘱咐病人的，但我希望你在病人多时也要做到这点。其实医嘱非常重要，尤其儿科，如果孩子厌食，中药治疗病情好转，但家长不注意饮食宜忌，一味以膏肥厚腻、零食饮料、滋补之品喂食，孩子的厌食又会加重，我们不就前功尽弃了吗？所以我希望你对每个病人都要不厌其烦，哪怕嗓子哑了，也要仔细嘱咐，这其实也是我们治疗的一部分噢！”熟悉王霞芳老师的人都知道，她经常是哑着喉咙也要把该嘱咐病人的事认真说完。她总是说：“我做医生不为名不为利，看好一个孩子，能幸福三个家庭，这就是我最大的心愿。”她是这么说的，也是这么做的。

1997年经选拔，我获得了上海市卫生健康委员会出资的中医跨世纪人才培养项目——“中医希望之星”的培养机会，明确王霞芳老师作为我的带教老师，我们原本的师徒关系又更进了一步，王老师对我的要求也越来越高，她不仅要求我做好临床，还提出要求，让我在人才培养的3年里，每年必须发表1篇论文，她觉得，医生看好病是基础，但在看好病人的基础上，一定要及时总结，加以提炼提升，再回到临床，只有这样，才能知其然，并知其所以然，医技才会不断长进，否则哪怕看好一万、十万个病人都还是稀里糊涂，心里没底。同时，她还鼓励我：“你们年纪轻，现代医学理论扎实，要开动脑筋搞科研，把我们董氏儿科的许多古老特色经验进行科学研究，总结疗效，探寻揭示作用机制，这是董老和我都非常期望的。”一方面是严格的要求，另一方面是不遗余力的帮助，按照培养计划规定，我必须赴外地跟随当地的专家老师学习半年，王霞芳老师就多方帮我联系外地的前辈同道，最后在她的引荐安排下，我得以赴南京江苏省中医院儿科跟随汪受传教授进修学习，汪教授当时已是博导，一般不带教本科毕业的医生，王霞芳老师努力向汪教授介绍了我的详细情况，在她的积极争取下，终于让我圆了跟师的梦。3年学习结束后，我开始重返临床，没多久，我投标的院内制剂董氏开胃散的课题得到了上海市科学技术委员会的立项，并获20万元的资助；我们儿科也获得了上海市卫生健康委员会的中医临床特色小儿厌食专科的建设项目。王霞芳老师又向院部提出要加大科内年轻医生培养力度，希望我们这些本科生能进一步深造，提高知识层次，尤其是提高科研水平和能力，为特色专科建设打好基础。院部大力支持，组织层层选拔，我有幸成为最后入选的5位临床医生之一，开始了为期3年的同等学力在职学习硕士历程，跟随虞坚尔教授、朱盛国教授研读中医儿科临床硕士学位，学习期间我完成了科委立项的课题，这三年的研读也为之后自己成为上海中医药大学儿科教研室的老师和硕导打下了扎实的基础。

3年后，我完成了学业，获得了学位，此时王霞芳老师也当选第三批全国老中医药专家学术经验继承工作指导老师，开始指导带教中医儿科临床医师学习中医儿科，她开始更严格地要求自己：“以前跟董老学习，我是海绵吸水，力求全部掌握；现在我要带教学生了，才觉得自己好像什么都没学到、没学会。常言道，要想给别人一碗水，自己就得有一桶水。我从没正式做过老师，自己又是带徒班学成的，学问底子太薄了，不努力的话，要耽误学员们的。”她开始自己重新研读中医经典，及时认真批改学员们的作业，进行点评，对学员所撰写的论文也是反复推敲，几经修改，才最后定稿。就这样第一批学员顺利结业了，由于指导带教工作出色，王老师又被推选为第四批全国老中医药专家学术经验继承工作指导老师，以及上海市西学中高级研修班导师，从此她更全身心投入教学工作，悉心传承带教，从一名学术经验继承人成功转变为指导带教引领者，担起了董氏儿科承上启下的重任，先后为上海市中医、中西医结合儿科界培养了一批又一批高级人才，因出色完成传承教育任务，而荣获第四批全国老中医药专家学术经验继承班的“优秀指导老师奖”。

王霞芳老师是一位好医师、好老师，同时也是一位非常睿智的“病人”，由于年事已高，忘我工作，王老师的身体不堪重负，疾病接踵而来，自幼体弱多病的她有一套非常独特的与“病”共处的方法，她相信科学和西医学，同时她又觉得自己的身体离不开中医中药，她总是说：“我的身体本虚是根本，好多脏器都有问题，要是一味地攻伐，恐怕坚持不了多久，所以我的各类治疗都必须在中药扶正的基础上进行。”就这样，王老师的病体一次又一次奇迹般地康复，每次疾病好转，王老师都要感慨万分：“你们看，中医中药的伟大之处在我身上是最好的体现，我庆幸自己与中医结缘，是中医中药帮我渡过了重重难关。”

在我的印象里，王老师一直是一个真诚善良、乐于帮助他人的人，平时她总说：“我自己虽没有子女，但我觉得我活得非常开心踏实，因为我遇到了好多愿意帮助我们老两口的人。”帮助往往是互相的，王老师的付出其实远大于得到的帮助。遇到烦恼的事，我们都会告诉王老师，当我发现女儿患有罕见病时，王老师第一时间的安慰和鼓励我还牢记在心，她拿自己作例子，让我帮助女儿树立信心，还特意借了《霍金传》给我，让我向女儿传递她的关切和关爱，真不愧是一位好老师、好前辈，关心他人细致入微，令人心生敬意；邻居找她寻医问药，她也总是非常热心，帮她们出谋划策，导医答疑，从不嫌烦；80 多岁高龄时，捐赠 100 万元给她所在的中国农工民主党，希望农工党能够用此基金培养更多的青年医学人才。

2011 年起随着“全国名老中医王霞芳传承工作室”和“海派中医董氏儿科学术流派传承基地”的建设，王老师虽已至耄耋之年，但仍坚持主持每周的工作室活动和流派传承门诊工作，我们怕她身体吃不消，她却总是笑着说：“王老师工作了一辈子，闲在家里不大习惯，每周能来工作室，和你们一起交流讨论让我忘记了自己的年龄；参加门诊工作，和孩子们在一起，为他们把脉诊病，让我的思路不断活跃；总之，工作使我忘却烦恼，感觉快乐！”为培育中医儿科人才，她继续结对新徒，传授董氏学术经验，她常对学员说：“我们这辈人现在年纪大了，讲话都很累了，但还是想把董氏儿科的经验全部分享给大家，我们编书，把经验都写出来，与你们分享，你们一定要继承、传承下去，发挥中医中药在调理儿童常见病、多发病防治方面的重要作用，为现代儿童的健康成长保驾护航，这才是孩子们的福音呀，也是我们这些老医生最大的愿望。”

断断续续地写下了我与王霞芳老师之间这些零碎的片段，想到哪写到哪，可能还有许多遗漏，以后还会再续。人有的时候真的需要回头看看，因为只有这样才能让我们更好地发现自己一路前行时，帮助自己推动自己的力量来自何方；也才能更好地继续走下去，永不迷途。

重温师恩，感谢恩师！

王树霞跟师心得体悟

2018 年，我因参加“上海市海派中医流派传承人才培养项目”结缘王老师，有幸呈拜师贴入恩师门下，一直追随王老执着于中医学的科研和临床应用。

王老师择一事而终一生，将毕生奉献于中医学事业，她从未离开过病人，从未离开临床一线。即使在罹患白血病、积极与病魔抗争期间，她也坚持带病修改学生论文，关心学生学习、工作，可谓名副其实的中医临床家。虽然王老师生来体弱多病，求学之路颇为不易，但老师对中医学，尤其是董氏儿科的热爱和执着精神值得我们学习。

因材施教，知行合一，创新带教模式。我本科是中医学专业，研究生就读于上海交通大学医学院新华医院中西医结合儿科临床专业。在中西医结合儿科临床专业求学期间，我接触了西医儿科诊疗模式和科研体系，一度认为西医有精细的检查、规范的诊断和详尽的治疗指南，而且急诊抢救思路清楚，抢救操作清晰。与中医“异病同治”“同病异治”这个“慢郎中”相比，我认为西医的指南更加实用。基于这个“偏颇”的认知基础，我的研习一度转移到西医系统，所以对中医学的研究因有所懈怠而不够深入了。此后，虽然在工作中积攒了一定的临床经验，但我对中医的认知仍然较为浅薄，这也导致了我的执医生涯遇到一定瓶颈。

跟师学习期间，王老师在充分了解并分析我的学习历程和对中医的认知基础上，为我量身设计了中医学习规划，她认为我最需要的是扭转以前对中医的“偏见”，通过夯实中医基础来提高对中医经典的认识，进而提升中医学方面的自信。为了快速帮助我筑牢中医基础，扭转医学思维，老师不顾年届 70 多岁高龄，大病初愈就开始修改、完善授课讲稿，身体状况略有好转就迫不及待给我们上课。为此，我既心疼老师，更万分愧疚，因为我的基础薄弱，令老师如此辛劳。但老师却不以为意，她认为“为师者，传道授业”。《黄帝内经》《伤寒杂病论》《金匮要略》《温病条辨》，就这样一句句、一条条、一段段讲下来，不知疲倦。老师循循善诱，授之以法，她每讲一个理论，都会结合最新的典型临床病例分析其应用。老师通过理论与实践结合的独特教学法一步步引导我在应用中体会中医经典的精髓要义。

老师常常给我们普及中医学的传统精神和当代传承智慧，她说："这些中医经典不仅是知识和智慧，也包含民族特有的精神价值，现代中医还是要从经典的理论和经验中去再创造、再发展。"而当每每提到中医经典的习得要诀，老师总是叮嘱："要做到口到、心到、手到。"感召于老师严谨的治学态度，我在中医学习中丝毫不敢懈怠，严格遵照老师的教导，不折不扣做到"三到"。课程之余，我潜心熟读、诵读，遇到经典条文即背诵，口到；诵读过心，做到联系前后，务求理解原文意思，心到；重点条文我都随手记录，随身携带，随时随地拿出来读诵，手到。在王老师的指导下，五年的"三到"苦功修炼，换来了我"认知——理论——诊断"全方位的"脱胎换骨"。我不仅建立了中医药的文化自信，重构了中医学理论基础，还在临床诊断中主动运用中医学进行病情分析，每一次都做到诊断明确，施药从容。每当我攻克一个疑难杂症，圆满完成一个科研项目，最想致敬的就是王老师：没有恩师春夏耕耘，何来我秋日硕果。我不是最出色、最卓越的学生，却是老师最惦记、寄望最厚的学生。

循循善诱，毫无保留传授诊疗技道。初跟师门诊，我还不能及时转变思维，常惯用西医思维。家长带孩子来求诊，如有带检验结果来的，我都会兴致勃勃地跟老师说："这个检查是支原体感染，这个是细菌感染。"老师总是不置可否，只是朝我笑笑，然后请患儿坐下，先行问诊查体。老师尽可能详细地询问孩子的病情反应，耐心地解答家长提出的问题，诊后详尽地交代患儿家属中药的煎法、服法。

半天门诊结束后，老师顾不上疲惫，继续"问诊"我。她先直入主题，指出我就诊的问题："中医和西医学的理论体系不同。中医根据中医理论指导来诊断和治疗，不论是针灸推拿外治，还是口服中药内治，都有完整的理论体系指导。我们中医看病不可完全依赖实验室检查指标，物理化学的化验结果不能作为中医施治值的依据，还是要回归中医根本的四诊辨证论治。家长来看中医，希望我们通过中医诊断，发现孩子病理反应的深层原因，从而实现根本上的疗愈。如果我们没有望、闻、问、切，就先行以之前物理化学的化验结果先入为主，患儿家长难免失望。"王老师继续提点我道："你要转变思维，不要一看到病人大脑里面立马出现西药，而要通过四诊获得信息进行辨证论治。你得刻意要求自己用中医思路看病，要对中药有信心。尤其不能因为对中药没信心就妄加西药，最后患者病情转归过程中也不知是西药作用，还是中药作用，反而更是一把糊涂账了呀。”

门诊常遇到反复呼吸道感染患儿，每每生病后根据病原学检测结果抗感染、抗病毒治疗后，能热退病愈，不久遇气候、饮食、衣着调护不当又卷土重来，如此反复更伤小儿正气，正气即伤，则虚邪贼风更猖獗横行，以致形成不良循环，而成久病。实际其反复发作的根源并未解决，王师认为治病需求本。

病案

王某，女，4 岁。因“反复发热，咳嗽 3 年”就诊。每月发病，上月发热 2 次，今微咳伴痰，咽痒打嚏流涕，动则汗出，盗汗淋多，纳呆食少，大便干结，隔日 1 次。舌质红，苔薄白，脉细小滑。诊断：反复呼吸道感染、久咳。辨属肺气不固，营卫失调，脾虚痰生。治宜益肺固卫，健脾化痰。以桂枝汤加味调和营卫。

桂枝 3 克，白芍 10 克，红枣 5 枚，生姜 3 片，甘草 3 克，辛夷 9 克，蝉蜕 10 克，桔梗 5 克，炒牛蒡子 10 克，炒莱菔子 10 克，连翘 10 克，炒枳壳 6 克，7 剂。

二诊：药后纳增食爽，知饥索食，大便尚调，涕少咳和，面黄少华，盗汗减少，舌红苔薄腻。证属久病脾肺俱虚，治宜益气健脾，脾肺同治。桂枝汤合参苓白术散。

桂枝 3 克，白芍 10 克，红枣 5 枚，生姜 3 片，甘草 3 克，太子参 10 克，白术 10 克。白扁豆 10 克，茯苓 10 克，湘莲 10 克，炒莱菔子 10 克，连翘 10 克，7 剂。

三诊：邪化不咳，偶嚏涕少，纳增颊红，面转清润，二便均调，已无盗汗。舌红苔润。继以益气健脾，巩固治疗。

太子参 10 克，茯苓 10 克，炒白术 10 克，白扁豆 10 克，陈皮 6 克，湘莲 10 克，山药 10 克，砂仁 3 克，炒薏苡仁 30 克，桔梗 3 克，炒白芍 10 克，黄芪 10 克，7 剂。

随访 3 个月，未再感冒发热咳嗽反复。

【按语】反复呼吸道感染是儿童十分常见的临床现象，顾名思义，反复发作，咳嗽病程迁延，经常服药，对儿童食欲、健康、生长发育，以及家庭的生活秩序产生负面影响，西药难收理想疗效，常改求中医治疗。王师辨证求因，考虑患儿经常感冒咳嗽，导致厌食，脾虚生化乏源，气血不能上供，肺气不足，腠理疏松，反复发病，指出病标在肺，而病本却在脾，故属脾肺同病，当“治肺为先，健脾善后”，脾运健则肺气充，故能预防复发。董氏儿科创用桂枝汤治疗纳呆厌食之属于脾胃虚弱、营卫失调的易感儿，故初诊王师以桂枝汤加味以调和营卫，振奋脾阳，调中开胃，而能散精上输于肺，则肺气自复。后以参苓白术散加黄芪、芍药，益气生津补脾胃，补中益肺以固卫，巩固疗效，预防复发。

通过病例学习体会，方体悟到什么是真正应用中医药理论来指导临床。老师不仅讲授儿童诊疗的“技法”，还传授她几十年行医的“心法”，她说：“孩子生病，往往牵动着爸爸妈妈、爷爷奶奶，还有外公外婆的心，我们多一点耐心，解释得越清楚、叮嘱得越细致，就越能让一群人都松弛下来，就能让孩子疗愈后能够持续得到更科学的照顾，这是我们诊疗很重要的环节。”医者仁心，老师一生没有生育自己的儿女，却有着世界上最朴实、真实的母爱。不论是临床救治病人，还是幕后传薪育人，王老师那温柔的坚定、执着的坚持，都无声浸润了我。

授人以渔，耳提面命，亲传临证经验。王老师临证善思考、勤总结。这样的治学方法，老师也建议我如是去做。她嘱咐我：“只有多思考和总结病例，才能在临床诊治和与家长沟通时心有定数。仔细探寻病因、审慎遣方用药与家长的喂养指导三者合一，才能达到最佳疗效。”在老师的启发下，我通过跟师门诊案例，对现代儿童多发呼吸道疾病病因进行了归纳，发现父母养育观念误区、儿童期饮食结构改变以及空调使用不当是当下儿童呼吸道疾病频发的三大主因。

第一，幼儿期发病除了与自身“脾常不足、肺常弱”的生理特点外，还与现代父母养育观念走入误区密切有关。随着网络信息发达，年轻父母吸收西方育儿方式，认为奶制品是幼儿主要的营养来源，因而长期大量以奶粉为主，不及时添加、转换成五谷果蔬类主食，营养不均衡，量多日久，导致乳积生痰，停滞不化，损伤脾胃，痰浊内生，幼儿则容易感冒咳嗽反复不愈；第二，在儿童期，因家庭经济水平提高，饮食结构改变，父母及祖父母隔代抚养多溺爱，儿童进食以鱼肉油炸食品为主，多食巧克力、蛋糕、甜食等高热量、高糖食品，久之则损伤脾胃，酿痰化热而致病。现代幼儿嗜食冰激凌等冷饮，寒饮直伤脾胃，上袭肺卫，引发肺系疾病。《素问·咳论》曰：“寒饮食入胃，从肺脉上至于肺，则肺寒，肺寒则外内合，邪因而客之，则为肺咳”之理诚是。第三，空调使用不当，夏天孩子多汗，怕热贪凉，腠理疏松，寒温不适，风邪自毛孔侵袭，常致感冒发热咳嗽，反复发病。针对以上病因，王师临证强调必须重视医嘱，对患儿家属进行饮食宜忌、科学喂养及生活养护指导，力求祛除病因，配合药物治疗，才能达到佳效、缩短疗程、预防复发的目的。《三因极一病证方论》曰：“凡治病，先须识因，不知其因，病源无目。”王师根据患儿临床表现，结合气候变化、起居环境、饮食调护等整体情况，强调辨证求因，掌握标本先后主次，立法选方用药施治，切中病机，效如桴鼓。

在总结梳理的过程中，通过对每个病例的病因深入仔细探究，我逐渐领悟了王老师临证对医嘱极其重视的责任感，理解了她对患儿家属饮食宜忌万千叮咛的医者心，一切只为力求祛除病因，缩短疗程，预防复发。

春蚕到死丝方尽，蜡炬成灰泪始干。王师潜心治学，有信念，是奋斗；王师治病祛痛，有温度，是奉献；王师悉心育人，有情怀，是传承。王师“幼吾幼以及人之幼”的仁心大爱，为未来中医学开一生面的人生理想，亦是我心怀热爱、毕生追随奔赴的终点。

附篇

一、团队发表主要论文

[1] 陈柏陆，封玉琳，王霞芳. 王霞芳从脾论治小儿慢性肠炎之经验[J]. 江苏中医药，2022，54(9)：29－32.

[2] 李颉，李华，李乐，等. 王霞芳运用气机理论辨治儿科疾病经验撷英[J]. 上海中医药杂志，2021，55(11)：42－45，49.

[3] 陈雯，王树霞，王霞芳. 王霞芳运用百合地黄汤治疗儿童精神神经系统疾病验案4则[J]. 江苏中医药，2021，53(2)：55－57.

[4] 王树霞，陈伟斌，王霞芳. 王霞芳从整体观、气机理论论治小儿耳病顽疾经验[J]. 中医儿科杂志，2020，16(6)：4－6.

[5] 王树霞，陈伟斌，王霞芳. 王霞芳从脾肺论治小儿肺系疾病验案4则[J]. 江苏中医药，2020，52(8)：55－56.

[6] 杜琳麟，汪永红，王霞芳. 从小儿哮喘的辨治探讨董氏儿科流派的传承与发展[J]. 上海中医药杂志，2020，54(3)：36－38.

[7] 陈雯，王霞芳. 王霞芳从脏腑辨证治疗儿童癫痫病的经验探析[J]. 江苏中医药，2019，51(10)：22－25.

[8] 徐逸珩，封玉琳，王霞芳. 王霞芳运用对药治疗小儿神经精神疾病的经验[J]. 天津中医药大学学报，2019，38(4)：318－320.

[9] 王霞芳，林洁. 研学中医医案是流派传承人习得名师学术经验的最佳途径[J]. 中医儿科杂志，2019，15(2)：8－11.

[10] 徐文斐，王霞芳. 王霞芳重用桔梗益气升清治疗小儿五官疾病经验[J]. 山东中医杂志，2019，38(3)：254－257.

[11] 丁惠玲，王霞芳. 王霞芳辨证论治儿童多动症验案3则[J]. 江苏中医药，2019，51(1)：53－55.

[12] 陈雯，王霞芳. 益气升清法治疗小儿难病顽症[J]. 内蒙古医科大学学报，2018，40(S1)：225－228.

[13] 汪永红,封玉琳,林外丽,等.崇尚经典,赏用经方——名老中医专家王霞芳临证经验浅谈[J].中医儿科杂志,2018,14(5):14-16.

[14] 侍鑫杰,王霞芳.王霞芳辨治小儿癫痫经验[J].山东中医杂志,2018,37(9):751-752,757.

[15] 汪永红,封玉琳,林外丽,等.培土生金法辨治小儿呼吸系统疾病的思路及临证应用——董氏儿科传人王霞芳经验总结[J].上海中医药杂志,2018,52(3):2-5,1.

[16] 侍鑫杰,王霞芳.王霞芳论中医承上启下三境界[J].中医儿科杂志,2018,14(1):8-11.

[17] 侍鑫杰,王霞芳.王霞芳分期辨治小儿癫痫经验[J].北京中医药,2018,37(1):57-59,65.

[18] 侍鑫杰,王霞芳.王霞芳审因论治小儿癫痫经验[J].浙江中医杂志,2017,52(7):479-480.

[19] 钟臻,封玉琳,王霞芳.基于B/S和.NET架构的中医传承平台的开发与设计[J].电子设计工程,2017,25(7):19-23.

[20] 刘斐,林洁,王霞芳,等.董氏指压法治疗小儿呕吐的临床观察研究[J].世界中医药,2016,11(12):2692-2696.

[21] 封玉琳,王霞芳.董廷瑶自《内经》论"治病求因"[J].中医文献杂志,2017,35(1):35-37.

[22] 王云霞,陈伟斌,王霞芳.王霞芳"肺肠同治"治疗发作期小儿哮喘[J].光明中医,2016,31(11):1540-1542.

[23] 陈伟斌,封玉琳,王霞芳.王霞芳运用"和法"治疗儿科疾病经验——附验案4则[J].江苏中医药,2015,47(7):21-23.

[24] 王霞芳.小儿腹泻顽疾的辨治[J].中医儿科杂志,2014,10(4):5-8.

[25] 李华,王霞芳.王霞芳运用四逆散治疗小儿脾胃病经验举隅[J].上海中医药大学学报,2014,28(4):1-4.

[26] 陈雯,王霞芳.王霞芳运用经方治疗儿童抽动症验案5则[J].江苏中医药,2014,46(7):52-54.

[27] 丁惠玲,王霞芳,景晓平.荆蝉祛风汤结合中药外洗治疗婴儿湿疹临床观察[J].上海中医药杂志,2014,48(6):70-71.

[28] 丁惠玲,王霞芳,景晓平.辨证分型治疗儿童多动症临床观察[J].上海中医药大学学报,2014,28(3):43-46.

[29] 吴岚莹,封玉林,王霞芳.王霞芳运用桂枝汤及其类方治疗小儿疾病经验[J].辽宁中医杂志,2014,41(5):1034-1036.

[30] 李华,王霞芳.王霞芳治疗小儿反复呼吸道感染经验[J].上海中医药杂志,2014,48

(5)：1－3.

[31] 丁惠玲，景晓平，王霞芳.泻心宁神汤治疗儿童多动症（心肝火旺型）临床观察[J].辽宁中医杂志，2013，40(10)：2040－2042.

[32] 李华，王霞芳.宣肺通络平喘汤治疗小儿哮喘发作期临床研究[J].辽宁中医杂志，2013，40(7)：1400－1402.

[33] 丁惠玲，王霞芳.王霞芳论治小儿口疮四法[J].上海中医药杂志，2013，47(3)：19－20.

[34] 李华，王霞芳.王霞芳应用苓桂术甘汤治疗小儿咳喘经验[J].中国中医药信息杂志，2012，19(11)：86－87.

[35] 李华，王霞芳.宣肺通络平喘汤治疗小儿哮喘发作期（寒热夹杂型）[J].中国实验方剂学杂志，2012，18(18)：272－274.

[36] 李华，王霞芳.王霞芳治疗小儿肾性血尿的经验[J].中国中西医结合儿科学，2012，4(4)：289－291.

[37] 吴岚莹，封玉林，王霞芳.王霞芳治疗小儿哮喘经验[J].辽宁中医杂志，2012，39(8)：1476－1477.

[38] 李华，王霞芳.王霞芳治疗小儿外感咳嗽的经验[J].江苏中医药，2012，44(7)：9－11.

[39] 李华，王霞芳.王霞芳从肝论治小儿胃脘痛经验[J].中医杂志，2012，53(3)：198－199，204.

[40] 丁惠玲，王霞芳.王霞芳辨治小儿肺系疾病的经验[J].辽宁中医杂志，2012，39(1)：45－47.

[41] 李华，王霞芳.王霞芳从肝论治儿童多发性抽动症经验[J].陕西中医，2011，32(12)：1644－1646.

[42] 李华，王霞芳.王霞芳治疗小儿湿疹经验[J].四川中医，2011，29(11)：1－2.

[43] 李华，王霞芳.王霞芳治疗小儿多发性抽动症经验[J].中国中医药信息杂志，2011，18(10)：89－90.

[44] 李华，王霞芳.辛开苦降法治疗小儿胃脘痛[J].新中医，2011，43(10)：134－135.

[45] 李华，王霞芳.王霞芳运用四逆散异病同治验案[J].辽宁中医杂志，2011，38(10)：2067－2069.

[46] 封玉琳，王霞芳."董氏指压法"治疗婴儿吐乳症 80 例[J].上海中医药杂志，2011，45(8)：55－56.

[47] 李华，王霞芳.王霞芳治疗过敏性鼻炎经验[J].四川中医，2011，29(7)：11－13.

[48] 李华，王霞芳.王霞芳运用二陈汤类方诊治儿科疾病经验[J].上海中医药杂志，2011，45(7)：7－9.

[49] 李华,王霞芳.王霞芳运用止嗽散经验[J].中国中西医结合儿科学,2011,3(2):128-129.

[50] 李华,王霞芳.王霞芳运用宣肺通络平喘汤治疗发作期小儿哮喘经验[J].上海中医药杂志,2011,45(1):6-8.

[51] 丁惠玲,王霞芳.王霞芳治疗小儿胃脘痛经验[J].上海中医药杂志,2010,44(8):10-12.

[52] 王霞芳.小儿热病的辨治和剖析[J].中医儿科杂志,2010,6(1):15-17.

[53] 封玉琳,王霞芳.王霞芳治疗小儿热病验案三则[J].中医文献杂志,2009,27(6):43-45.

[54] 李华,王霞芳.王霞芳治疗小儿哮喘的经验[J].中国中西医结合儿科学,2009,1(2):144-146.

[55] 王霞芳,封玉琳."董氏指压法"治疗婴儿吐乳症的实验及规范化研究[J].中国中西医结合儿科学,2009,1(1):88-90.

[56] 侍鑫杰,王霞芳.王霞芳辨治咳嗽变异性哮喘经验[J].上海中医药杂志,2008(3):20-21.

[57] 侍鑫杰,王霞芳.王霞芳治疗小儿咳嗽经验[J].中医儿科杂志,2007(5):1-2.

[58] 吴岚莹,王霞芳.董氏开胃散穴位敷贴结合四缝穴治疗小儿厌食症[J].上海中医药杂志,2007(9):63-64.

[59] 王霞芳,丁惠玲.厌食灵颗粒治疗儿童厌食症 112 例[J].浙江中医杂志,2007(5):276.

[60] 侍鑫杰,王霞芳.王霞芳治疗儿科疾病对药应用经验[J].上海中医药杂志,2007(4):52-54.

[61] 王霞芳.中医儿科泰斗董廷瑶学术经验[J].中医儿科杂志,2006(5):1-4.

[62] 汪永红,张亦群,王霞芳,等.董氏指压法治疗婴儿吐乳症随机对照临床研究[J].上海中医药杂志,2006(8):44-45.

[63] 林洁,王霞芳,夏以琳,等.董氏开胃散治疗小儿厌食症的临床试验[J].中成药,2005(11):1284-1287.

[64] 林外丽,王霞芳.董氏指压法治疗婴儿吐乳症[J].中医文献杂志,2005(4):53-54.

[65] 林外丽,王霞芳.五苓散加味治疗婴儿泄泻疗效观察[J].辽宁中医杂志,2004(7):582-583.

[66] 王霞芳.热病四则治验[J].现代中医药,2003(4):19-20.

[67] 林洁,夏以琳,封玉琳,等.咳喘散敷贴治疗支气管哮喘的疗效观察[J].中成药,2002(9):81-82.

[68] 王霞芳.活婴福幼八十载——儿科泰斗董廷瑶[J].中医文献杂志,2001(2):

23 - 24.
[69] 王霞芳，林洁. 董廷瑶治疗小儿癫痫经验[J]. 中医文献杂志，2001(2)：32 - 33.
[70] 王霞芳. 董廷瑶教授活血化瘀论治小儿疑难重证[J]. 陕西中医学院学报，2000(4)：27 - 28.
[71] 王霞芳，林洁. 董廷瑶治疗小儿癫痫经验[J]. 湖北中医杂志，1997(5)：6 - 8.
[72] 王霞芳. 董廷瑶教授治痫 5 法[J]. 中国农村医学，1997(7)：37.
[73] 王霞芳. 董廷瑶推理论病治验二则[J]. 辽宁中医杂志，1996(4)：181 - 182.
[74] 王霞芳，林洁，封玉琳. 董氏手法治疗婴幼儿吐乳症的临床观察[J]. 中国中西医结合杂志，1995(8)：489 - 490.
[75] 王霞芳，陈家树，林洁，等. 按压“火丁”治婴儿吐乳症的机理探讨——附 337 例疗效评估[J]. 辽宁中医杂志，1994(3)：115 - 116.
[76] 夏以琳，胡文蓉，王霞芳，等. 呼吸道反复感染儿童头发微量元素的分析[J]. 辽宁中医杂志，1991(7)：6 - 8.
[77] 王霞芳，封玉琳. 顿咳 31 例治验[J]. 上海中医药杂志，1990(8)：15 - 16.
[78] 宋知行，王霞芳，张永. 辨证治疗小儿情感性交叉两腿摩擦症 32 例[J]. 中国医药学报，1988(4)：36 - 37.
[79] 王霞芳，张永，胡文蓉，等. 辨证治疗疳证 359 例临床小结[J]. 上海中医药杂志，1988(5)：16 - 18.
[80] 王霞芳. 董廷瑶应用二陈汤类方的经验[J]. 上海中医药杂志，1987(7)：24 - 25.
[81] 宋知行，张永，王霞芳，等. 婴幼儿山根色诊的临症分析——附 80 例报告[J]. 江苏中医杂志，1985(8)：20 - 22.
[82] 张永，王霞芳，宋知行. 董廷瑶老师诊治婴儿火丁吐乳的经验[J]. 辽宁中医杂志，1985(5)：1 - 2.
[83] 宋知行，王霞芳.《伤寒论》三阴病方在儿科临床的运用[J]. 吉林中医药，1985(1)：17 - 18.
[84] 王霞芳. 审于分部知病处——略论《内经》分部面诊及其在儿科的应用[J]. 上海中医药杂志，1984(11)：33 - 35.
[85] 王霞芳，张永，夏以琳. 治疗小儿暑病的证治体会——附 73 例报告[J]. 辽宁中医杂志，1984(5)：19 - 21.
[86] 张永，宋知行，王霞芳. 儿童行为障碍 2 例治验[J]. 辽宁中医杂志，1983(12)：54.

二、团队主编专著

[1] 王霞芳，邓嘉成. 中国百年百名中医临床家丛书・董廷瑶[M]. 北京：中国中医药

出版社,2001.

［2］ 王霞芳,倪菊秀,董幼琪.海派中医・董氏儿科[M].上海:上海科学技术出版社,2017.

［3］ 汪永红,林外丽.王霞芳论治小儿脾胃病[M].上海:上海中医药大学出版社,2008.

［4］ 封玉琳.王霞芳儿科临床经验撷英[M].北京:中国中医药出版社,2015.

［5］ 封玉琳,林洁,邓嘉成.董廷瑶临证撷英[M].北京:中国中医药出版社,2018.

［6］ 林洁,封玉琳,陈伟斌.王霞芳医案医论医话科普访谈集[M].北京:中国中医药出版社,2022.

三、团队获奖

［1］ 董氏指压法治疗小儿吐乳症的临床规范化研究与应用,中国民族医药学会科学技术奖二等奖,2017年。

［2］ 董廷瑶老中医诊治婴儿吐乳(火丁按压法)专长的临床研究及其机理探讨,上海市卫生局中医药科技进步奖三等奖,1993年。

［3］ 董廷瑶老中医诊治婴儿吐乳(火丁按压法)专长的临床研究及其机理探讨,国家中医药管理局中医药科学技术进步奖三等奖,1994年。

参考文献

［1］ 封玉琳，王霞芳. 董廷瑶自《内经》论“治病求因”［J］. 中医文献杂志，2017，35(1)：35－37.

［2］ 许莉，倪菊秀. 董氏金粟丹防治小儿高热惊厥［J］. 上海中医药杂志，2017，51(2)：24－26.

［3］ 王霞芳. 中医儿科泰斗董廷瑶教授学术思想撷要［C］//中华中医药学会儿科学分会. 第 28 次全国中医儿科学术大会暨 2011 年名老中医治疗(儿科)疑难病临床经验高级专修班论文汇编. 上海市中医医院，2011：3.

［4］ 封玉琳，王霞芳. “董氏指压法”治疗婴儿吐乳症 80 例［J］. 上海中医药杂志，2011，45(8)：55－56.

［5］ 王霞芳，封玉琳. “董氏指压法”治疗婴儿吐乳症的实验及规范化研究［J］. 中国中西医结合儿科学，2009，1(1)：88－90.

［6］ 王霞芳. 董廷瑶教授从脾胃论治儿科病证［J］. 中医儿科杂志，2008(2)：1－3.

［7］ 王霞芳. 活婴福幼八十载——儿科泰斗董廷瑶［J］. 中医文献杂志，2001(2)：23－24.

［8］ 陈家树. 董廷瑶儿科临证“九要”浅识［J］. 中医文献杂志，2001(2)：25－26.

［9］ 陈柏陆，封玉琳，王霞芳. 王霞芳从脾论治小儿慢性肠炎之经验［J］. 江苏中医药，2022，54(9)：29－32.

［10］ 陈雯，陈柏陆，封玉琳. 王霞芳教授治疗儿童发育行为疾病经验举隅［J］. 中国中西医结合儿科学，2021，13(6)：540－542.

［11］ 王树霞，陈伟斌，王霞芳. 王霞芳教授从整体观、气机理论论治小儿耳病顽疾经验［J］. 中医儿科杂志，2020，16(6)：4－6.

［12］ 王树霞，陈伟斌，王霞芳. 王霞芳从脾肺论治小儿肺系疾病验案 4 则［J］. 江苏中医药，2020，52(8)：55－56.

［13］ 陈雯，王霞芳. 王霞芳从脏腑辨证治疗儿童癫痫病的经验探析［J］. 江苏中医药，2019，51(10)：22－25.

［14］ 徐逸珩，封玉琳，王霞芳. 王霞芳运用对药治疗小儿神经精神疾病的经验［J］. 天津

中医药大学学报，2019，38(4)：318－320.

[15] 徐文斐，王霞芳. 王霞芳重用桔梗益气升清治疗小儿五官疾病经验[J]. 山东中医杂志，2019，38(3)：254－257.

[16] 汪永红，封玉琳，林外丽，等. 崇尚经典，赏用经方——名老中医专家王霞芳临证经验浅谈[J]. 中医儿科杂志，2018，14(5)：14－16.

[17] 汪永红，封玉琳，林外丽等. 培土生金法辨治小儿呼吸系统疾病的思路及临证应用——董氏儿科传人王霞芳经验总结[J]. 上海中医药杂志，2018，52(3)：2－5，1.